Urologische Rehabilitation

Michael Zellner · Thomas Seyrich
Hrsg.

Urologische Rehabilitation

Praxisbuch für die interdisziplinäre Behandlung

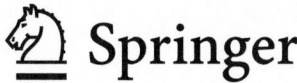

Hrsg.
Michael Zellner
Abteilung Urologie | Neurourologie
KWA Klinik Stift Rottal
Bad Griesbach, Deutschland

Thomas Seyrich
Urologische Abteilung
Reha- und Präventionszentrum Bad Bocklet
Bad Bocklet, Deutschland

ISBN 978-3-662-63783-8   ISBN 978-3-662-63784-5   (eBook)
https://doi.org/10.1007/978-3-662-63784-5

Die Deutsche Nationalbibliothek verzeichnet diese Publikation in der Deutschen Nationalbibliografie; detaillierte bibliografische Daten sind im Internet über http://dnb.d-nb.de abrufbar.

© Der/die Herausgeber bzw. der/die Autor(en), exklusiv lizenziert an Springer-Verlag GmbH, DE, ein Teil von Springer Nature 2022
Das Werk einschließlich aller seiner Teile ist urheberrechtlich geschützt. Jede Verwertung, die nicht ausdrücklich vom Urheberrechtsgesetz zugelassen ist, bedarf der vorherigen Zustimmung des Verlags. Das gilt insbesondere für Vervielfältigungen, Bearbeitungen, Übersetzungen, Mikroverfilmungen und die Einspeicherung und Verarbeitung in elektronischen Systemen.
Die Wiedergabe von allgemein beschreibenden Bezeichnungen, Marken, Unternehmensnamen etc. in diesem Werk bedeutet nicht, dass diese frei durch jedermann benutzt werden dürfen. Die Berechtigung zur Benutzung unterliegt, auch ohne gesonderten Hinweis hierzu, den Regeln des Markenrechts. Die Rechte des jeweiligen Zeicheninhabers sind zu beachten.
Der Verlag, die Autoren und die Herausgeber gehen davon aus, dass die Angaben und Informationen in diesem Werk zum Zeitpunkt der Veröffentlichung vollständig und korrekt sind. Weder der Verlag noch die Autoren oder die Herausgeber übernehmen, ausdrücklich oder implizit, Gewähr für den Inhalt des Werkes, etwaige Fehler oder Äußerungen. Der Verlag bleibt im Hinblick auf geografische Zuordnungen und Gebietsbezeichnungen in veröffentlichten Karten und Institutionsadressen neutral.

Planung/Lektorat: Susanne Sobich

Springer ist ein Imprint der eingetragenen Gesellschaft Springer-Verlag GmbH, DE und ist ein Teil von Springer Nature.
Die Anschrift der Gesellschaft ist: Heidelberger Platz 3, 14197 Berlin, Germany

Vorwort

Urologische Tumorerkrankungen und konsekutiv invasive Therapie mit passageren oder dauerhaften Beeinträchtigungen der Gesundheit stellen eine biografische Zäsur dar. Ebenso wie die initiale Tumortherapie muss gerade in der frühen Phase nach einer Radikalintervention für eine professionelle und kompetente, fachspezifisch urologische Behandlung der objektiven und subjektiven Beeinträchtigungen, z. B. Inkontinenz, erektile Dysfunktion, metabolische Störungen, Stomaversorgung und vieles andere mehr, Sorge getragen werden. Der akut versorgenden Klinik sind für eine umfassende postoperative Versorgung sehr oft infrastrukturelle, personelle und administrative Grenzen gesetzt. Im Bereich der ambulanten Urologie sind es nicht zuletzt budgetierte Ressourcen die ein umfassendes, qualifiziertes Therapiekonzept nahezu unmöglich werden lassen. Aber auch fehlende Kenntnisse der postinterventionellen Pathophysiologie und der Möglichkeiten einer fachspezifisch qualifizierten Rehabilitation verhindern häufig eine qualifizierte Rehabilitation mit konsekutiv optimierter Lebensqualität und Teilhabesicherung. Durch eine unmittelbar postinterventionelle, fachspezifisch urologische Rehabilitation können negative Folgen der Erkrankung und/oder invasiver Therapieverfahren in optimaler Weise gemindert, die Erwerbsfähigkeit oder die Selbstständigkeit und Wiedereingliederung in das bisherige soziale Umfeld des Betroffenen und seine Teilhabe zeitnah und möglichst weitgehend realisiert werden. Längst hat sich die urologische Rehabilitation zu einer anspruchsvollen, wissenschaftlich ausgerichteten Subdisziplin innerhalb der Urologie mit weiterer Verbesserung des Rehabilitationspotenzials entwickelt. Dabei gilt es, die somatischen, seelischen und sozialen Beeinträchtigungen umfassend zu diagnostizieren. Voraussetzung einer qualitätsorientierten Umsetzung ist die ausschließliche Betreuung in adäquat personell und infrastrukturell ausgerichteten Behandlungseinrichtungen unter Federführung qualifizierter und erfahrener hauptberuflicher Rehabilitationsurologen (fachspezifisch urologisches Rehabilitationszentrum). Eine nicht fachspezifische Rehabilitation, der „rehabilitative Kramerladen", muss endlich auch von den Kostenträgern, als nicht mehr zeitgemäß erkannt werden. Für das „Gesamtoutcome" invasiv behandelter urologischer Tumorpatienten muss diesem Thema ein weiter wachsender Stellenwert innerhalb der urologischen Aus-, Fort- und Weiterbildung beigemessen werden. Auch hier besteht dringlicher Handlungsbedarf von Seiten der urologischen Fachgesellschaft. Es darf nicht (schon wieder) der Fehler begangen werden, aus unbedachter Interesse- und Teilnahmslosigkeit diese wichtige urologische Subdisziplin anderen Fachgruppen widerstandslos zu überlassen. Der interdisziplinäre Autorenstab wünscht sich, dass durch dieses Buch mitgeholfen werden kann, lange, bedrückende und meist unnötige Leidenswege zu verkürzen, erneute Operationen zu vermeiden sowie Teilhabe und Lebensqualität zu optimieren.

Bad Füssing und Bad Bocklet Michael Zellner
Oktober 2021 Thomas Seyrich

Inhaltsverzeichnis

1 **Gründe für eine fachspezifische urologische Rehabilitation**............. 1
  Michael Zellner

2 **Medizinische Rehabilitation – Harninkontinenz**...................... 11
  Michael Zellner

3 **Medizinische Rehabilitation – Gestörte Sexualfunktion**................ 41
  Michael Zellner und David Ridderskamp

4 **Medizinische Rehabilitation – Spezifische Veränderungen
  nach Zystektomie und Harnableitung**............................. 61
  Michael Zellner

5 **Instrumentelle Harnableitung und Urostomieversorgung
  (Stoma Care)**.. 85
  Michael Zellner

6 **Allgemein roborierende Maßnahmen in der Rehabilitation**............. 89
  Julia Weingärtner und Thomas Seyrich

7 **Lymphabflussstörungen nach urologischer Lymphadenektomie**......... 101
  Christian Ure

8 **Psychoonkologische Rehabilitation**............................... 115
  Marlene Troch

9 **Bewegungstherapie in der uroonkologischen Rehabilitation**........... 129
  Jenny Hoffart, Freerk T. Baumann und Nadine Reimer

10 **Sozialmedizin in der uro(onko)logischen Rehabilitation/Beurteilung
   der Leistungsfähigkeit im Erwerbsleben**.......................... 155
   David Ridderskamp

11	**Ernährung und gesunde Lebensweise – Essenzielle Therapiesäule für Primär-, Sekundär- und Tertiärprävention** 167
	Michael Zellner
12	**Rehabilitation und Berufskrankheit** 201
	Olaf P. Jungmann, Wolfgang Schöps, Klaus Golka und Michael Zellner

ANHANG 215

Stichwortverzeichnis 217

Autorenverzeichnis

Univ.-Prof. Dr. Freerk T. Baumann Klinik I für Innere Medizin, Universitätsklinik Köln, Köln, Deutschland

Prof. Dr. med. Klaus Golka Klinische Arbeitsmedizin, IfaDO – Leibniz-Institut für Arbeitsforschung an der TU Dortmund, Dortmund, Deutschland

Jenny Hoffart Institut für Sportwissenschaften, Johann Wolfgang Goethe-Universität, Frankfurt am Main, Deutschland

Olaf P. Jungmann Urologische Klinik Lindenthal, St. Hildegardis Krankenhaus Köln-Lindenthal, Köln, Deutschland

Nadine Reimer AG Onkologische Bewegungsmedizin, Köln, Deutschland

Dr. med. David Ridderskamp Abteilung Urologie I Neurourologie, KWA Rehaklinik Stift Rottal, Bad Griesbach, Deutschland

Dr. Wolfgang Schöps St. Augustin-Niederpleis, Deutschland

Dr. med. Thomas Seyrich Urologische Abteilung, Reha- und Präventionszentrum Bad Bocklet, Bad Bocklet, Deutschland

PD Dr. Marlene Troch Ärztezentrum Wien, Wien, Österreich

Prim. Dr. Christian Ure Innere Medizin & Angiologie, Lymphklinik Wolfsberg, im LKH, Wolfsberg, Österreich

Julia Weingärtner Therapieleitung, Kliniken Bad Bocklet AG, Bad Bocklet, Deutschland

Dr. med. Michael Zellner Abteilung Urologie I Neurourologie, KWA Klinik Stift Rottal, Bad Griesbach, Deutschland

Über die Herausgeber

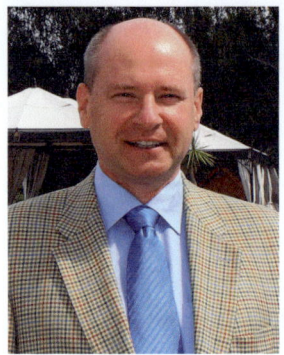

Herr Dr. med. Michael Zellner ist Chefarzt der Abteilung Urologie/Neurourologie KWA Klinik Stift Rottal, Bad Griesbach und beschäftigt sich seit vielen Jahren mit der qualifizierten konservativen Therapie urologischer Funktionsstörungen. Während seiner Tätigkeit an der Urologischen Klinik und Poliklinik, Klinikum Großhadern der Ludwig-Maximilians-Universität München hat er eine der ersten Spezialsprechstunden für Blasenfunktionsstörungen inauguriert und geleitet. 1996 hat er die fachspezifische urologische Rehabilitation, v. a. nach invasiver uroonkologischer Intervention, in Deutschland mitbegründet. Dabei haben ganzheitliche und vor allem ernährungsmedizinische Aspekte für ihn einen besonderen Stellenwert. Weiterer Schwerpunkt seiner Tätigkeit ist die Behandlung und gutachterliche Beurteilung von Betroffenen mit urologischen Funktionsstörungen bei neurologischen Erkrankungen, nach Unfällen und bei Berufskrankheiten mit Folgen auf urologischem Fachgebiet. Er ist Autor zahlreicher urologischer und ernährungsmedizinischer Fachpublikationen und Buchbeiträge sowie regelmäßig als Referent auf nationalen und internationalen Kongressen und Fortbildungsveranstaltungen tätig.

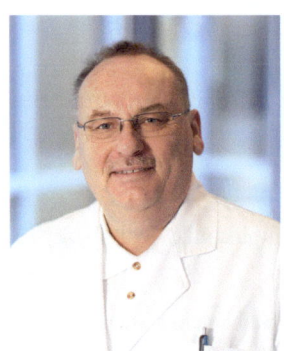

Herr Dr. med. Thomas Seyrich hat an der Universität Halle/Wittenberg Humanmedizin studiert und von 1992–1997 seine urologische Facharztausbildung u. a. an der Reuter-Klinik in Stuttgart absolviert. Nach seiner Facharztanerkennung hat er eine urologische Praxis mit Belegarzttätigkeit an gleicher Stelle geführt und regelmäßige fachurologische Fortbildungen im Großraum Stuttgart organisiert. Im Jahr 2012 wechselte er an das Rehabilitations- und Präventionszentrum Bad Bocklet, wo er die urologische Abteilung aufgebaut hat, deren leitender Oberarzt er bis heute ist. Für die Ausgestaltung und die inhaltliche Ausrichtung der Abteilung erhielt er zu Beginn von Michael Zellner wertvolle Hinweise, wofür er ihm dankbar ist.

Herr Dr. Seyrich hat zu Themen der urologischen Rehabilitation und der Behandlung der erektilen Dysfunktion Artikel publiziert und hält dazu regelmäßig Vorträge vor Ärzten und Patienten bzw. deren Angehörigen.

Gründe für eine fachspezifische urologische Rehabilitation

Michael Zellner

Inhaltsverzeichnis

1.1 Rehabilitationsbedarf – Aus Sicht der primär behandelnden Urologie 5
1.2 Rehabilitationsbedarf – Bedürfnisse Betroffener 6
Literatur 9

Nicht nur, aber gerade eine urologische Tumorerkrankung stellt oft eine erhebliche Zäsur für den Lebensablauf eines Menschen dar. Gemäß Definition der WHO ist Gesundheit der Zustand völligen körperlichen, geistigen, seelischen und sozialen Wohlbefindens. Diagnose und konsekutive Therapie können, zumindest passager, eine erhebliche Beeinträchtigung für eine oder mehrere dieser Entitäten der Gesundheit bedeuten. Niemand wird in Frage stellen, dass nach dem Verdacht auf eine Malignomerkrankung, eine weitergehende Differenzialdiagnostik und in der Regel auch eine invasive Therapie angeschlossen werden sollte. Dafür finden sich weitgehend standardisierte Prozesse: Nach Diagnostik und klinischer Bestimmung des Tumorstadiums wird den Betroffenen ein kuratives oder palliatives, konservatives, minimalinvasives oder radikal kuratives Vorgehen nahegelegt. In einigen Fällen werden sicherlich auch (echte) alternative oder (adjuvante) komplementäre Vorgehensweisen diskutiert. Längst etabliert und bewährt hat sich die Zusammenarbeit von Radioonkologie, internistischer Onkologie und Urologie in interdisziplinären Tumorboards, um den Betroffenen einen optimalen und vielseitigen Kenntnisstand zukommen

M. Zellner (✉)
Abteilung Urologie | Neurourologie, KWA Klinik Stift Rottal,
Bad Griesbach, Deutschland
e-mail: zellner-michael@kwa.de

© Springer-Verlag GmbH Deutschland, ein Teil von Springer Nature 2022
M. Zellner, T. Seyrich (Hrsg.), *Urologische Rehabilitation*,
https://doi.org/10.1007/978-3-662-63784-5_1

zu lassen und nicht zuletzt Therapieentscheidungen weitgehend von Sekundäranreizen frei zu halten (Albers et al. 2017).

Aus der Perspektive einer evidenzbasierten und qualitätsorientierten urologischen Medizin stellt dieses Vorgehen professionelle Routine dar. Mit statistischer Sicherheit können Behandlungsergebnisse, Folgen und Komplikationen beziffert werden. Zunehmend subtilere Behandlungs- und Operationsverfahren lassen die Folgen und Komplikationen immer geringer werden.

▶ Obwohl sehr häufig eine echte Heilung der urologischen Tumorerkrankungen realisiert werden kann, darf nicht übersehen werden, dass gerade in der frühen Phase nach einer Radikalintervention mehr oder weniger ausgeprägte Folgen bestehen (müssen), die nicht nur zu objektiven, sondern mitunter auch zu starken subjektiven Beeinträchtigungen der Gesundheit und Funktionsstörungen führen können.

Typische Folgen nach radikaler urologischer Tumorintervention (Auswahl)
- Gestörte Blasenentleerung
- Inkontinenz
- Libidoreduktion
- Erektile Dysfunktion
- Partnerprobleme
- Schwäche
- Depressive Verstimmung
- Appetitlosigkeit
- Metabolische Störungen
- Hitzewallungen
- Darmfunktionsstörungen
- Lymphabflussbehinderung
- Wundheilungsstörung

Auch darf nicht übersehen werden, dass es nicht zuletzt durch gesetzliche Vorgaben und Entgeltregelungen (z. B. Diagnosis Related Group, DRG) zu einer zunehmenden Verkürzung des stationären Aufenthaltes kommt. So hat sich der fallbezogene Krankenhausaufenthalt von durchschnittlich 13,4 Tagen im Jahr 1990 auf 6,3 Tage 2018 mehr als halbiert (Augurzky et al. 2019). Knappe Ressourcen im Bereich der Versorgung durch niedergelassene Kollegen schränken die Möglichkeit einer optimalen postinterventionellen Versorgung weiter ein. Der akut versorgenden Klinik sind für eine umfassende postoperative Versorgung sehr oft infrastrukturelle, personelle und administrative Grenzen gesetzt. Im Bereich der niedergelassenen Urologie sind es nicht zuletzt budgetierte Ressourcen (Physiotherapie, Heilmittel!), die ein umfassendes, qualifiziertes Therapiekonzept ambulant nahezu unmöglich werden lassen. Daher verwundert auch nicht, dass

1 Gründe für eine fachspezifische urologische Rehabilitation

bei einer Befragung von knapp 1000 Patienten ein Jahr nach radikaler Prostatektomie zwischen 16 % und 20 % noch immer eine hohe Beeinträchtigung durch Harninkontinenz und zwischen 75 % und 80 % durch erektile Dysfunktion angeben (Schlenker et al. 2012). Daraus resultiert eine nicht zu vernachlässigende Beeinträchtigung der Aktivitäten des täglichen Lebens, der sozialen und funktionellen Rollenerfüllung sowie der gesundheitsbezogenen Lebensqualität im Vergleich zu einer nichtbetroffenen Referenzpopulation (Waldmann et al. 2009).

Durch die Einleitung einer postinterventionellen, fachspezifisch urologischen Anschlussheilbehandlung oder Rehabilitationsmaßnahme können negative Folgen der Erkrankung und/oder invasiver Therapieverfahren in optimaler Weise gemindert, die Erwerbsfähigkeit oder Selbstständigkeit und die Wiedereingliederung in das bisherige soziale Umfeld des Betroffenen zeitnah und möglichst weitgehend realisiert werden.

▶ Dabei gilt es, die somatischen, seelischen und sozialen Beeinträchtigungen umfassend zu diagnostizieren und durch ein qualifiziertes, interdisziplinär kooperierendes Behandlungsteam zu therapieren.

In diesem Kontext ist insbesondere zu berücksichtigen, dass die Überlebenswahrscheinlichkeit dank moderner Behandlungstechniken immer besser geworden ist (Abb. 1.1) und maligne Erkrankungen als langjährige, chronische Erkrankungen verstanden werden sollten.

▶ Es sollte nicht akzeptiert werden, dass Betroffene zwar immer länger überleben, aber unter relevanten Behandlungsfolgen leiden, die durch fachspezifische Rehabilitationsmaßnahmen oftmals zu lindern oder zu beseitigen sind.

	5 Jahre		10 Jahre	
	♂	♀	♂	♀
Malignome (gesamt) (C00 - 97 ohne C44)	59 %	65 %	54 %	61 %
Prostata	89 %		88 %	
Hoden	97 %		97 %	
Niere	76 %	77 %	69 %	70 %
Harnblase	55 %	45 %	49 %	41 %

Abb. 1.1 Relative 5- und 10-Jahres-Überlebenswahrscheinlichkeit urologischer Krebspatienten in Deutschland im Zeitraum 2013/2014. mod. n. RKI - Bericht zum Krebsgeschehen in Deutschland, zitiert nach https://de.statista.com/statistik/daten/studie/651230/uUmfrage/5-jahres-ueberleben-von-krebspatienten-in-deutschland-nach-krebsart-und-geschlecht/ https://de.statista.com/statistik/daten/studie/651263/umfrage/10-jahres-ueberleben-von-krebspatienten-in-deutschland-nach-krebsart-und-geschlecht/ abgerufen 26.12.2021)

Als nicht akzeptabel müssen daher Rehabilitationsraten unter 50 % nach radikaler Tumorintervention (z. B. 18–48 % der Betroffenen mit Prostatakarzinom) (Schlenker et al. 2012) bewertet und dringlich gesteigert werden. Im Anschluss an die Rehabilitation wird die weitere fachspezifische Tumornachsorge und fortgesetzte Betreuung mit höchster Qualität durch den niedergelassenen Urologen sichergestellt.

Qualifizierte Rehabilitation muss sich an Patientenbedürfnissen orientieren
Die Wandlung in den Strukturen des Gesundheitswesens erfordert auch ein Umdenken in den Anforderungen an eine qualifizierte Rehabilitation. Bisher mussten Betroffene bestimmte Grundvoraussetzungen an körperlicher und seelischer Leistungsfähigkeit erfüllen, um den Genehmigungskriterien der Kostenträger für die Aufnahme in die Rehabilitation zu entsprechen, z. B. Abheilung von Wunden, weitgehende Kontinenz, Fehlen von Harnableitungen, Sicherheit im Umgang mit Stomata etc.

▶ Eine moderne, professionelle, fachspezifische urologische Rehabilitation muss sich jedoch gerade an diesen Bedürfnissen der Betroffenen orientieren. Gerade diese Folgen und Komplikationen sind es u. a., die einer qualifizierten und kompetenten, fachspezifisch urologischen Rehabilitation zugeführt werden müssen, um eine rasche Rekonvaleszenz und soziale Integration in Beruf, Familie und Gesellschaft sicherzustellen.

Gute Rehabilitation erfordert urologisches Fachwissen
Voraussetzung für eine an den modernen Bedürfnissen und urologischen Erkenntnissen ausgerichteten Anschlussheilbehandlung und Rehabilitation ist die Erfüllung der minimalen Struktur- und Prozessqualitätsvorgaben, wie sie von dem Arbeitskreis Rehabilitation urologischer und nephrologischer Erkrankungen der Akademie der Deutschen Urologen bereits 2005 publiziert wurden (Vahlensieck et al. 2005) (s. nachfolgende Übersicht). Wegen der hohen Spezialisierung innerhalb des Fachgebietes fordert der Arbeitskreis für die Durchführung einer fachspezifischen urologischen Rehabilitation unabdingbar die Leitung durch einen hauptberuflichen Facharzt für Urologie. Die spezifischen urologischen Funktionsstörungen dieser Patienten erfordern zur indikationsgerechten Versorgung eine eigenständige urologische Abteilung mit mindestens 30 Betten sowie eine adäquate diagnostische und therapeutische Infrastruktur neben speziell urologisch qualifizierten und erfahrenen Pflegekräften und Therapeuten. Nur der Facharzt für Urologie ist mit allen Aspekten urologischer Erkrankungen, insbesondere Therapiefolgen und Komplikationen, sowie deren Verlauf vertraut. Dies erfordert zwingend eine gleichzeitige, vollschichtige Beschäftigung von mindestens zwei Fachärzten für Urologie mit Erfahrung in der Behandlung, Nachsorge und Rehabilitation urologischer Erkrankungen unter besonderer Berücksichtigung des Managements von Fachkomplikationen (Vahlensieck et al. 2005).

> **Strukturelle Voraussetzungen für eine moderne urologische Rehabilitation**
> - Eigenständige urologische Abteilung/Klinik mit mindestens 30 Betten
> - Mindestens zwei vollschichtig beschäftigte, rehabilitationserfahrene Fachärzte für Urologie
> - Adäquate diagnostische/therapeutische Infrastruktur
>   - Labor für Blut- und Urinuntersuchung (einschließlich Blutgasanalyse und Urinzytologie)
>   - Urosonografie einschließlich Endosonografie
>   - Farbdopplerduplexsonografie
>   - Urologische Endoskopie (Video!)
>   - Uroradiologie (digital)
>   - Uroflowmetrie und großer urodynamischer Messplatz
>   - Option für interkurrente Akutinterventionen
> - Erfahrene Physiotherapeuten (Kontinenztraining!)
> - Erfahrene Psychoonkologen

Das betrifft v. a.

- Störungen der Blasen- und Sexualfunktion,
- die spezifische Situation verschiedener Harnableitungsverfahren nach Zystektomie,
- spezifische Fragen zur Operation,
- Fragen zur stadienorientierten Folgetherapie und Prognose,
- die Urostomieversorgung u. v. a. m.

Die qualitätsorientierte Umsetzung einer ziel- und symptomorientierten Behandlung erfordert daneben die Zusammenarbeit zahlreicher verschiedener Berufsgruppen (z. B. Psychologen, Internisten, Neurologen, Orthopäden, Stoma- und Physiotherapeuten, Pflegeexperten etc.). Wegen der mitunter weit im Vordergrund stehenden Fragestellungen auf urologischem Gebiet ist die ständige Präsenz eines rehabilitativ erfahrenen Facharztes für Urologie als Conditio sine qua non einer urologischen Rehabilitationseinrichtung zu fordern.

1.1 Rehabilitationsbedarf – Aus Sicht der primär behandelnden Urologie

Der geringe Kenntnisstand auf dem Gebiet des Rehabilitationswesens zeigt sich nicht zuletzt an der noch immer häufig synonym verwendeten Begrifflichkeit von „Kur", „Rehabilitation" und Anschlussheilverfahren (selbst bei vielen Kostenträgern!). Als eher unbedeutend und oft belächelt wird dieser „Urlaub zu Lasten einer Krankenversicherung" unter dem Bild „Morgens Fango – abends Tango" als therapeutisch wenig bedeutsam kategorisiert. Noch immer wird diese elementare dritte Therapiesäule nach Diagnostik und interventioneller Therapie nicht allerorten als unabdingbarer dritter Therapiebestandteil in die Behandlungsroutine integriert. Oft wird das Heilverfahren nicht proaktiv angeboten, sondern muss der Wunsch von dem Versicherten selbst artikuliert werden. Von Unverständnis zeugende Aussagen primär behandelnder Ärzte sind noch immer nicht Vergangenheit, z. B.: „Weshalb wollen Sie auf Kur? Ich habe Sie doch gesund operiert! Fahren Sie lieber in die Toskana, da können Sie sich besser erholen, als wieder unter lauter Kranken." Ziel dieses Buches soll daher nicht zuletzt sein, das Verständnis für die Bedeutung einer fachspezifisch urologischen Rehabilitation weiter zu verbreiten.

1.2 Rehabilitationsbedarf – Bedürfnisse Betroffener

Nach radikaler urologischer Tumorintervention kommt es zu charakteristischen psychophysischen Veränderungen (Abb. 1.2), die einer intensiven Behandlung bedürfen. Vor allem nach radikalen Interventionen im Bereich von Prostata und Blase (insbesondere nach radikaler Prostatektomie und radikaler Zystektomie mit den verschiedenen Formen der Harnableitung) stehen häufig zunächst eine gestörte Blasen- und (meist später) eine gestörte Sexualfunktion im Vordergrund. Zwar haben die modernen Operationstechniken durchaus zu einem geringeren Ausmaß postoperativer Kontinenzstörungen geführt, dennoch ist die subjektive Belästigung auch weiterhin hoch. Und auch die Sexualfunktion tritt häufig nicht unmittelbar im Anschluss an „neuroprotektiv" durchgeführte Radikaloperationen in Erscheinung.

Unabhängig von der Durchführung bedingt jedes radikale interventionelle Verfahren eine bedeutende postinterventionelle Katabolie. Die hohe Häufigkeit der Durchführung radikaler Operationen, begleitet durch eine professionelle anästhesiologische und intensiv-

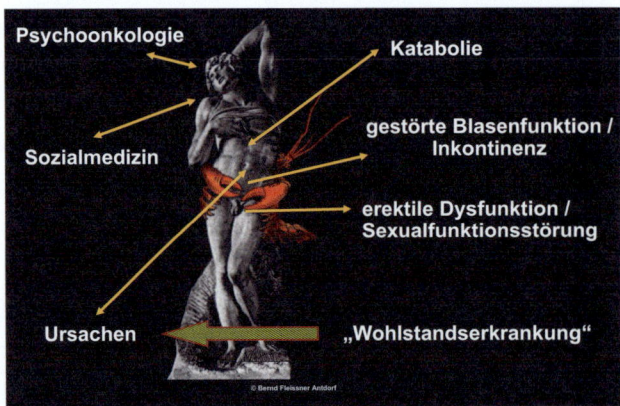

Abb. 1.2 Rehabilitationsbedürfnisse nach radikaler urologischer Tumorintervention

medizinische Begleitung, lässt häufig vergessen, dass es sich bei urologischen Operationen oft um große und sehr große chirurgische Eingriffe handelt. Unabhängig von der Art der Intervention, auch bei sog. minimalinvasiv durchgeführten Eingriffen, kommt es postoperativ zu regelhaften, pathophysiologischen Veränderungen der Katabolie und (mitunter gestörten) Wundheilung. Klinisch erleben Patienten diesen Zustand oft als körperliche, nicht selten auch als seelische und kognitive Schwäche.

▶ Dabei darf nicht übersehen werden, dass urologische (Tumor-)Erkrankungen überwiegend ältere, häufig multimorbide Patienten betreffen, bei denen die Rekonvaleszenz einer intensiven Begleitung bedarf.

Eine Reihe von Interventionen führt nicht nur zu einer veränderten Wahrnehmung des Körperbildes mit Interventionsbedarf, sondern erfordert eine intensive Beratung und Schulung im Umgang mit neuen Begebenheiten, z. B. Stomaversorgung, Verhalten nach Anlage von Pouch oder Neoblase. Die Harnableitung über Darmsegmente erfordert eine (lebenslange) intensive stoffwechselmedizinische Begleitung, beginnend unmittelbar im Anschluss an die erfolgte Intervention. Hier darf nicht auf eine umfassende Haushaltung des Organismus, z. B. mit Vitalstoffen und auf einen optimalen Ernährungsstatus des Patienten vertraut werden, sondern müssen entsprechende diagnostische und erforderlichenfalls therapeutische Maßnahmen rasch postoperativ eingeleitet werden. Daneben gilt es, charakteristische postoperative Komplikationen, z. B. Lymphödeme und Lymphozelen nach Lymphadenektomie, zu prävenieren und die Rückbildung bestehender Befunde zur Vermeidung ernster Komplikationen, z. B. tiefe Beinvenenthrombosen und konsekutive Lungenembolien, voranzutreiben.

Psychoonkologische Begleitung
Die Tumordiagnose an sich, der weitere Verlauf und die Prognose (unabhängig von einer noch so subtil erfolgten Aufklärung), die invasive, ggf. komplizierte invasive Therapie, neu aufgetretene körperliche Funktions- und Stoffwechselveränderungen, verändertes Körperschema, Unsicherheiten hinsichtlich beruflicher und privater Zukunft, unklare soziale Sicherung und das Gefühl der existenziellen Bedrohung sind Indikation für eine psychoonkologische und sozialmedizinische Begleitung des Betroffenen.

In dieser „vulnerablen" Krankheitsphase, stellen viele Betroffene die Frage nach potenziellen Ursachen der Erkrankung. Zwar werden sich selten konkrete Antworten dafür finden lassen, dennoch sollten die zwischenzeitlich statistisch für etwa 70 % aller Krebsursachen erkannten, vermeid- und veränderbaren Hauptursachen (Fehlernährung, Bewegungsmangel, Entspannungsdefizite) (Béliveau und Gingras 2005) angesprochen und eine entsprechende Verhaltensmodifikation initiiert werden.

Zusammenfassung
Zusammenfassend lassen sich die Gesundheitsstörungen nach invasiver uroonkologischer Therapie vier großen Störungskomplexen zuordnen (Abb. 1.3):

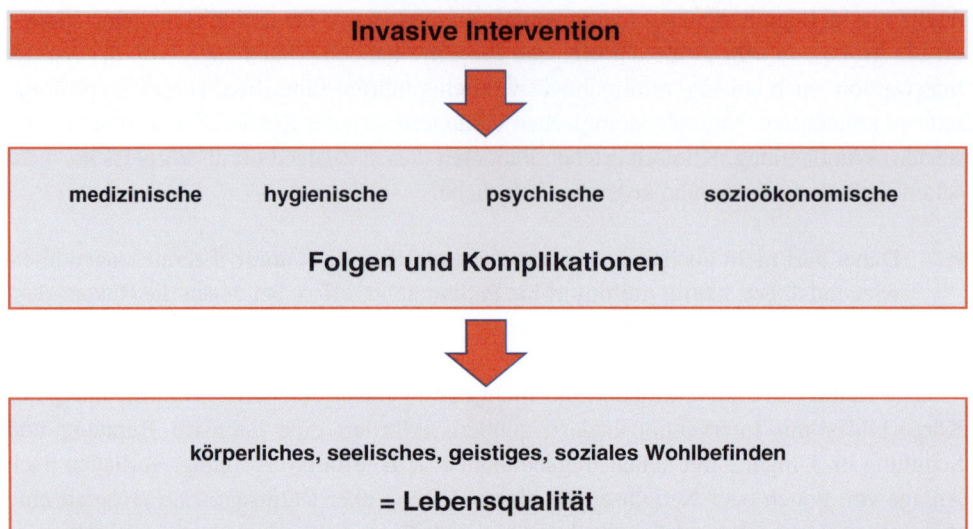

Abb. 1.3 Postinterventionelle Morbidität. (Mod. n. Zellner et al. 2008) Quelle: Zellner M, Zellmann K, Strätz M Uro-Onkologische Rehabilitation in: Manual Urogenitale Tumoren W. Zuckschwerdt Verlag, München 2008

1. medizinische,
2. hygienische,
3. psychoonkologische und
4. sozialmedizinische Störungen.

Aus diesen meist typischen somatischen und psychosozialen Folgen, Komplikationen und konsekutiven Beeinträchtigungen ergeben sich klar formulierte Rehabilitationsziele. Gemeinsam mit dem Rehabilitanden werden diese Ziele nach den individuellen Gegebenheiten definiert und ein zielführendes Behandlungskonzept festgelegt. Im Vordergrund stehen dabei die individuelle Schädigung bzw. das Schädigungsmuster (Impairment), Fähigkeitsstörungen zur Ausführung zweckgerichteter Handlungen (Disability) und Störungen der sozialen Stellung oder der Rolle des Betroffenen zur Teilnahme am gesellschaftlichen Leben im Sinne einer sozialen Beeinträchtigung (Handicap) (Schmid et al. 2003). Dies geschieht nach einer von der WHO vorgeschlagenen internationalen Klassifikation

Rehabilitationsziele nach invasiver Tumorintervention
- Erlernen eines multimodalen Kontinenztrainings
- Ggf. Optimierung der bisherigen Hilfsmittelversorgung
- Ggf. Erlernen der selbstständigen Stomaversorgung

- Sexualmedizinische Beratung, ggf. im Beisein der Sexualpartnerin/des -partners
- Erlernen und selbstständiges Anwenden der Behandlungsoptionen bei erektiler Dysfunktion
- Steigerung der allgemeinen Leistungs- und Ausdauerfähigkeit
- Screening auf bisher unbekannte Risikofaktoren
- Beeinflussung bestehender Risikofaktoren
- Psychische Stabilisierung nach Krebsdiagnose und invasiver Therapie
- Sozialmedizinisches Screening und ggf. Hilfestellung bei der beruflichen Rehabilitation

der Funktionsfähigkeit, Behinderung und Gesundheit (International Classification of Functioning, Disability and Health, ICF) (Schuntermann 2007).

Die Rehabilitation von Patienten mit urogenitalen Tumoren nach invasiver Therapie verfolgt 3 Zielsetzungen, die je nach zugrunde liegendem Tumor und konsekutiven Funktionsbeeinträchtigungen/Teilhabestörungen akzentuiert angeboten werden müssen.

Grundsätzliche Zielsetzungen der qualifizierten Rehabilitation
1.) Medizinische Rehabilitation durch Information, Anleitung, Training und spezifische Therapieverfahren
2.) Psychoonkologische Rehabilitation unter Berücksichtigung spezifischer Belastungsfaktoren und Interventionsmöglichkeiten
3.) Sozialmedizinische Beratung und ggf. berufliche Rehabilitation

Literatur

Albers P, Lorch A, Gschwend JE (2017) Urologie kompakt. Schattauer, Stuttgart ISBN 978-3-7945-3072-4

Augurzky B, Decker S, Hentschker C, Mensen A (2019) Barmer GEK Krankenhausreport. zweiband.media GmbH, Berlin ISBN 978-3-943-74480-4

Bericht zum Krebsgeschehen in Deutschland. de.statista.com, https://de.statista.com/statistik/daten/studie/651230/umfrage/5-jahres-ueberleben-von-krebspatienten-indeutschland-nach-krebsart-und-geschlecht/https://de.statista.com/statistik/daten/studie/651263/umfrage/10-jahres-ueberleben-von-krebspatienten-indeutschland-nach-krebsart-und-geschlecht/. Zugegriffen am 26.12.2021

Béliveau R, Gingras D (2005) Les aliments contre le cancer. Éditions du Trécarré, Outremont

Schlenker RU, Bitzer EM, Drougias A (2012) BARMER GEK Report Krankenhaus. https://www.barmer.de/blob/36928/d298e2a87e975f6e7106b0414d4c89c7/data/pdf-digitale-pressemappe-zum-report-krankenhaus-2012.pdf. Zugegriffen am 12.04.2020

Schmid L, Zellmann K, Liedl B, Clemm C, Weber B (2003) Rehabilitation. In: Urogenitale Tumoren – Empfehlungen zur Diagnostik, Therapie und Nachsorge Tumorzentrum München. W. Zuckschwerdt, München/Wien/New York

Schuntermann MF (2007) Einführung in die ICF. Grundkurs, Übungen, offene Fragen. Ecomed Medizin, 2. Aufl. Verlagsgruppe Hüthig Jehle Rehm GmbH, Landsberg

Vahlensieck W, Gäck M, Gleißner J, Liedke S, Otto U, Sauerwein D, Schindler E, Schultheis H, Sommer F, Templin R, Zellner M (2005) Struktur- und Prozessqualität der stationären urologischen Rehabilitation. Urologe A 44:51–56

Waldmann A, Rhode V, Bremner K, Krahn M, Kuechler T, Katalinic A (2009) Measuring prostate-specific quality of life in prostate cancer patients scheduled for radiotherapy or radical prostatectomy and reference men in Germany and Canada using the Patient Oriented Prostate Utility Scale-Psychometric (PORPUS-P). BMC Cancer 9:295. https://doi.org/10.1186/1471-2407-9-295

Zellner M, Zellmann K, Strätz M (2008) Uro-Onkologische Rehabilitation in: Manual Urogenitale Tumoren W. Zuckschwerdt Verlag, München

Medizinische Rehabilitation – Harninkontinenz

Michael Zellner

Inhaltsverzeichnis

2.1 Physiologie von Kontinenz und Pathophysiologie postinterventioneller Harninkontinenz   11
2.2 Hilfsmittelversorgung bei postinterventioneller Harninkontinenz   14
2.3 Multimodales Kontinenztraining   16
2.4 Lebensstiländerung: Hoher Stellenwert für die Inkontinenzbehandlung   35
Literatur   36

2.1 Physiologie von Kontinenz und Pathophysiologie postinterventioneller Harninkontinenz

Nach radikalen Interventionen im Bereich des kleinen Beckens (z. B. Zystektomie mit Neoblasenbildung und radikaler Prostatektomie) kommt es nahezu unvermeidlich zu Störungen der Blasenfunktion. Die Inzidenz einer postoperativen Inkontinenz, z. B. ein Jahr nach radikaler Prostatektomie und Zystektomie mit Neoblasenanlage, wird in der Literatur nach wie vor mit einer erheblichen Streubreite zwischen ca. 6 % und 68 % angegeben. Ursächlich hierfür sind sicherlich unterschiedlich angewandte Definitionen der Harninkontinenz ebenso wie die subjektiven Bewertungen durch therapiebeteiligte und -unbeteiligte Beobachter (zitiert in: Zellner 2003; Ahmadi et al. 2013; Jemtzik et al. 2012). Ebenso kontrovers diskutiert werden Ursachen und Einfluss einer Neuroprotektion für die postoperative Inkontinenz (Abrams et al. 2002). Defizite in der Funktion von externem Sphinkter

M. Zellner (✉)
Abteilung Urologie | Neurourologie, KWA Klinik Stift Rottal,
Bad Griesbach, Deutschland
e-mail: zellner-michael@kwa.de

© Springer-Verlag GmbH Deutschland, ein Teil von Springer Nature 2022
M. Zellner, T. Seyrich (Hrsg.), *Urologische Rehabilitation*,
https://doi.org/10.1007/978-3-662-63784-5_2

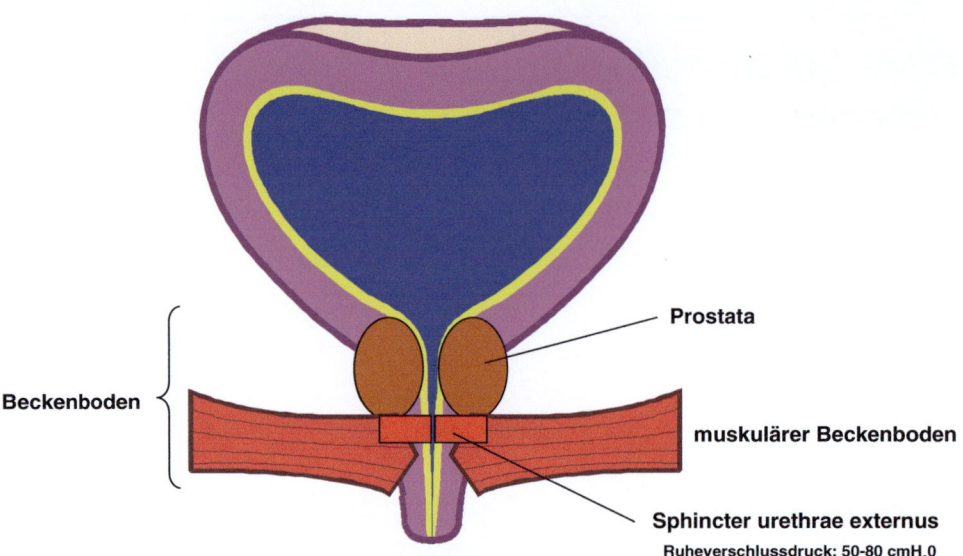

Abb. 2.1 Physiologie der Kontinenz unter Ruhebedingungen

und Beckenboden werden ebenso angenommen wie Detrusorhyperaktivität, Reduktion der Blasenkapazität und neurovaskuläre Läsionen bzw. kombinierte Ursachen. Ein nach radikaler Prostatektomie nicht seltenes, meist innerhalb von Wochen regredientes Syndrom der überaktiven Blase, überwiegend mit Pollakisurie, imperativem Harndrang, vereinzelt mit Urge-Inkontinenz sowie Nykturie, ließe sich allein auch durch irritative Beschwerden im Rahmen der Wundheilung hinreichend erklären. Daneben findet sich ebenfalls nicht selten ein überprotektives Verhalten der Betroffenen, die aus Sorge vor unkontrollierbarem Urinverlust nahezu jede Gelegenheit zur Blasenentleerung wahrnehmen. Für die funktionelle Erklärung einer meist im Vordergrund stehenden Belastungsinkontinenz hat sich das Transmissionskonzept der Kontinenz bewährt.

Kontinenz im Ruhezustand

Wesentlich für die Kontinenz unter Ruhebedingungen (z. B. unbewegtes Sitzen und Liegen) ist dabei der tonisierte Sphincter externus, mit einer Verschlusskraft unter ungestörten, physiologischen Bedingungen von ca. 50–80 cmH$_2$O (Abb. 2.1). Urodynamisch nachweisbares Korrelat hierfür ist das Urethradruckprofil unter Ruhebedingungen (Abb. 2.2).

Kontinenz bei Belastung

Während die Ruhekontinenz durch den Tonus des Sphincter externus urethrae sichergestellt wird, wird die Kontinenz unter physiologischen Bedingungen bei intraabdomineller Druckerhöhung dadurch erreicht, dass dieser Druck über Prostata und dem aus muskulären und bindegewebigen Strukturen und Bändern gebildeten Beckenboden passiv komprimierend auf die Urethra übertragen wird. Bei Männern wird ein Großteil dieses Transmissionsdruckes durch die Prostata vermittelt. Eine aktiv reflektorische Kontraktion der Beckenbodenmuskulatur verstärkt bei beiden Geschlechtern die Drucktransmission aktiv

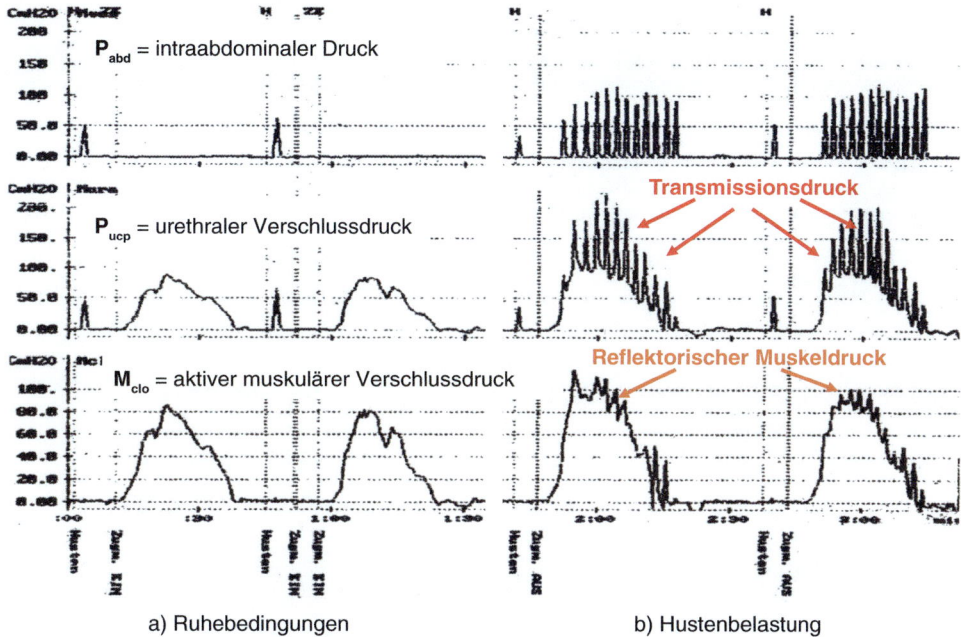

Abb. 2.2ab Urethradruckprofil: **a** unter Ruhebedingungen, **b** bei Belastung

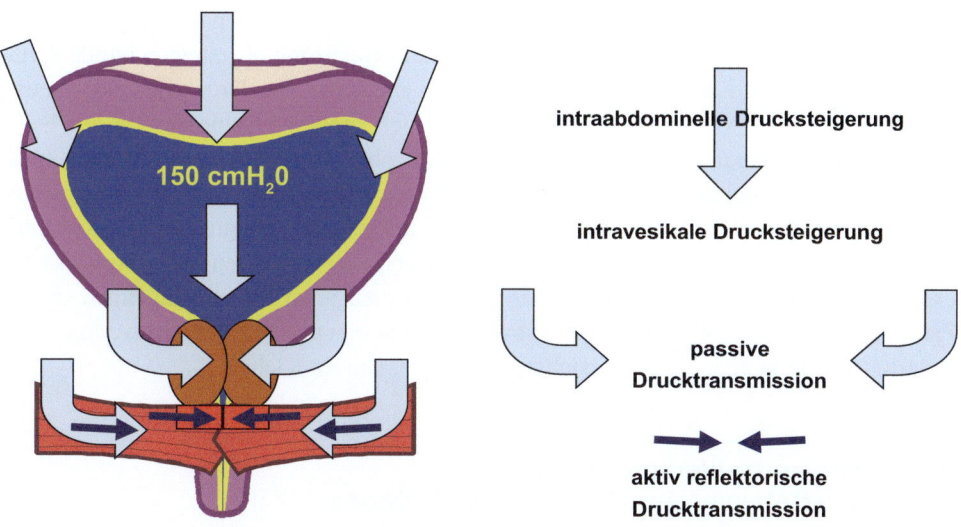

Abb. 2.3 Physiologie der Kontinenz unter Belastung

(Abb. 2.3). Gemessen werden können aktive und passive Drucktransmission z. B. unter Hustenbelastung im Urethradruckprofil (Abb. 2.2). Nach Resektion der Prostata fehlt das wesentliche Element der Drucktransmission. Zusätzlich besteht häufig, ebenso wie bei Frauen, eine begleitende funktionelle und/oder muskuläre Beckenbodeninsuffizienz.

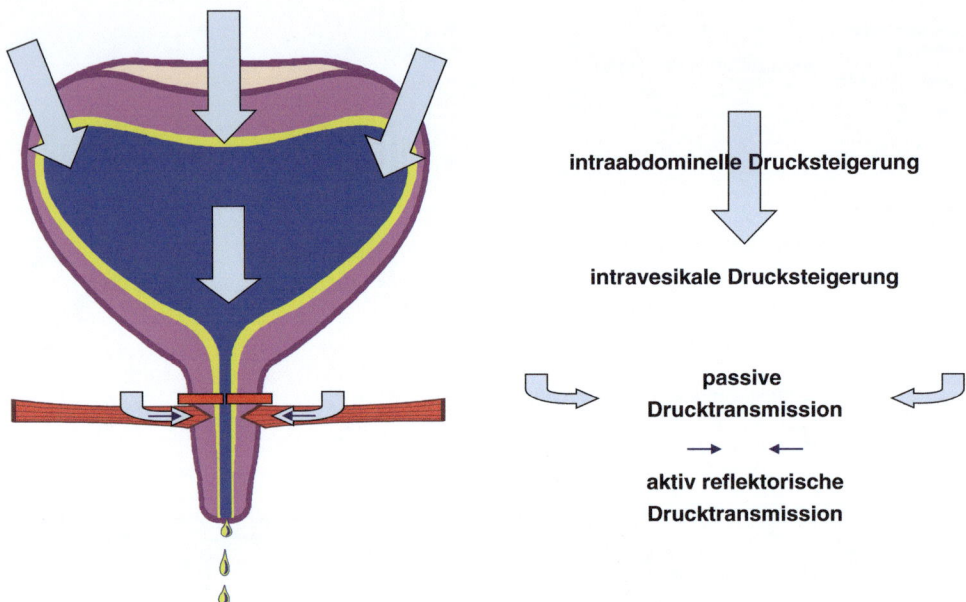

Abb. 2.4 (Postoperative) Belastungsinkontinenz bei Beckenbodeninsuffizienz

Diese resultiert sowohl aus einer inadäquaten Koordination der Muskelkontraktion unter Belastung als auch aus einem Mangel an Kraft und Ausdauer, u. a. bedingt durch fehlende adäquate körperliche Aktivität, schwere körperliche Tätigkeit, fehlendes Körperbewusstsein, Übergewicht und Bindegewebsschwäche. Unter Belastung übersteigen intraabdomineller und konsekutiv auch intravesikaler Druck den aus passiver Drucktransmission und aktiv reflektorischer Muskelkontraktion resultierenden Urethraverschlussdruck. Die Folge ist ein unkontrollierbarer, ungewollter Urinverlust (Abb. 2.4). Klinische Bestätigung findet dieses Modellkonzept der Kontinenz bei betroffenen Patienten nach radikaler Prostatektomie oder Zystektomie mit Anlage einer Neoblase unter Ruhebedingungen tagsüber (ausreichender Verschlusstonus des externen Sphinkters). Sie berichten typischerweise bei exakter Exploration eine (nahezu) vollständige Kontinenz unter Ruhebedingungen und die Fähigkeit zur Unterbrechung des Harnstrahls, jedoch einen sofortigen Urinverlust unter Belastungsbedingungen, z. B. Aufstehen, Hinsetzen, Husten, Gehen.

2.2 Hilfsmittelversorgung bei postinterventioneller Harninkontinenz

Gerade in der frühen postoperativen Phase sollte versucht werden, durch eine individuelle und situationsadaptierte Versorgung mit aufsaugenden (Vorlagen, Einlagen, Tropfenfängern) oder sammelnden Hilfsmitteln (Kondomurinalen) eine vorübergehende Erleichterung der behindernden und die Teilhabe limitierenden Situation zu erreichen. Keinesfalls

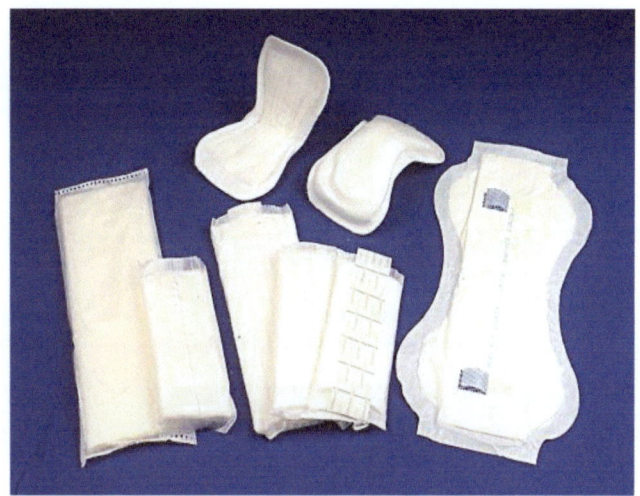

Abb. 2.5 Aufsaugende Hilfsmittel zur Inkontinenzversorgung

darf die Optimierung der Hilfsmittelversorgung das Ziel einer kausalen Therapie behindern oder sie gar ersetzen. Von vielen Patienten werden v. a. aufsaugende Hilfsmittel („Windeln") ohnehin als außerordentlich lästig und diskriminierend empfunden (psychologisches Phänomen der Regression, der Zurückversetzung auf die Versorgungsstufe eines Kleinkindes!).

▶ Größtes Augenmerk ist daher auf eine dynamische, d. h., an den erreichten Kontinenzgrad angepasste Versorgung hinsichtlich Größe, Qualität (v. a. Saugfähigkeit durch gelbildenden Kern und rücknässeschützende Oberfläche, Profilierung zur raschen Ableitung bei Anflutung größerer Urinmengen, ggf. geruchsbindende Zusätze), Passform, Tragekomfort u. ä. zu richten (Abb. 2.5). Einheitsgrößen, Flockenwindeln oder eine „Zellstoffwindel von der Rolle" (Abb. 2.5) sollten endgültig aus dem Versorgungsrepertoire verbannt werden.

Entscheidend für die Versorgung ist daneben eine Anleitung für den sachgerechten Umgang und ein Training der regelrechten Handhabung. Oftmals verwenden Betroffene aus falsch verstandener Sparsamkeit zusätzlich zu den verordneten Qualitätsprodukten wenig geeignete Hilfsmittel (z. B. Papiertaschentücher, Toilettenpapier), um „nicht zu viele" der verordneten Produkte zu verbrauchen. Feuchtigkeitsbedingte Hautirritationen, intertriginöse Ekzeme und mikrobielle Infektionen können die unangenehmen (meist vermeidbaren) Folgen sein. Voraussetzung für die erforderliche individuelle Versorgung ist die Kenntnis verschiedener Produkte innerhalb der Produktgruppen aufsaugender Hilfsmittel (z. B. Vorlagen, Tropfenfänger, Windelhosen), ableitender Systeme (z. B. einteilige oder mit Haftstreifen verwendbare Kondomurinale) (Abb. 2.6) und ggf. bei spezieller Indikation instrumenteller Harnableitungen (z. B. Katheter für den intermittierenden Katheterismus, transurethraler Dauerkatheter, suprapubische Blasenfistel). Für eine zielgerichtete,

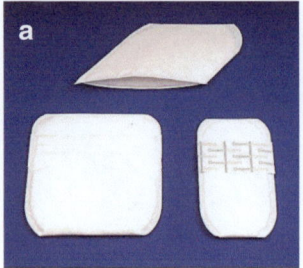 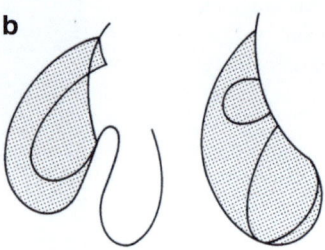

Auswahl verschiedener
Tropfenfängerformen und Größen

Anwendung ohne und mit
Einbezug des Skrotums

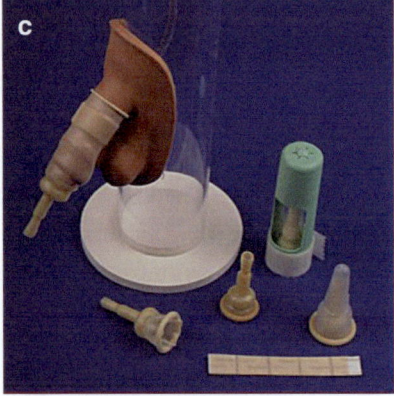

Auswahl ein- und zweiteiliger
(Haftstreifen) Kondomurinale

Abb. 2.6 **a, b** Tropfenfänger und deren Anwendung; **c** Kondomurinale

individuelle Versorgung sollte neben speziell geschulten Pflegekräften („continence care") eine breite Palette verschiedener Produkte und Saugstärken vorgehalten werden. Bewährt hat sich daneben die Zusammenarbeit mit Fachkräften aus Sanitätshäusern, über die ggf. speziell erforderliche Produkte beschafft und die häusliche Weiterversorgung gebahnt und organisiert werden kann.

2.3 Multimodales Kontinenztraining

Für die Beurteilung der spontanen Kontinenzrate wird in der Literatur eine postoperative Latenz von einem bis anderthalb Jahren veranschlagt. Durch ein qualifiziertes, multimodales Kontinenztraining (einer Kombination aus qualifizierter Physiotherapie, apparativem Training, z. B. Elektroneurostimulation, apparativem Biofeedback, Ganzkörpervibration, transpelviner Magnetstimulation und Anwendungstraining unter Alltagbedingungen), lässt sich für die Mehrzahl der Patienten diese Zeit auf wenige Wochen bis Monate verkürzen. Durch konsequentes Training der insuffizienten Beckenbodenmuskulatur wird einerseits die Koordinationsfähigkeit, andererseits die muskuläre Ausdauer und Kraft gestärkt.

Voraussetzung für ein erfolgreiches konservatives Kontinenztraining ist die Fähigkeit, den Beckenboden korrekt selektiv und willkürlich zu kontrahieren. Allerdings verfügt nur ein geringer Teil der Patienten über ein ausreichendes Körperbewusstsein. Der größte Teil kann seinen Beckenboden – auch nach sorgfältiger verbaler Instruktion – nicht selektiv kontrahieren. Die meisten Betroffenen setzen (unbemerkt) ungeeignete („artifizielle") Muskelgruppen (Abdominal-, Glutäal- und Oberschenkelmuskulatur) ein und „vergessen" daneben häufig, auch noch zu atmen. Dadurch wird das Training nicht nur als sehr anstrengend empfunden, sondern ist in der überwiegenden Zahl der Fälle nicht zielführend. Durch Anwendung der Prinzipien des Biofeedbacks kann das therapeutische Ergebnis optimiert werden.

2.3.1 Prinzip des Biofeedbacktrainings

Biofeedback ist eine Methode, die durch die zeitgleiche Rückmeldung normalerweise nicht bewusst ablaufender körperlicher Funktionen eine zunehmend bewusste Kontrolle dieser Funktionen ermöglicht, beispielsweise den regelrechten Einsatz der Beckenbodenmuskulatur unter Belastung. Physiologische Afferenzen (z. B. Muskel-, Sehnen- und Gelenkspindeln) übertragen den jeweils aktuellen Funktionszustand der Muskulatur kontinuierlich an das zentrale Nervensystem (ZNS), beispielsweise den motorischen Kortex. Durch Anwendung von Biofeedbackverfahren werden zusätzliche Afferenzen (optisch, akustisch oder taktil) aktiviert. Auf diese Weise wird die trainierte Muskulatur stärker wahrgenommen bei gleichzeitiger Optimierung neuronaler Regelkreise mit konsekutiv verbesserter zentralnervöser Kontrolle (Basmaijan 1989).

Vor allem die derzeitige gesellschaftliche Lebensweise mit überwiegend sitzender Tätigkeit und Bewegungsmangel hat dazu geführt, dass v. a. die Repräsentationsareale gravitativ wirksamer Muskelgruppen (z. B. autochtone Rücken- und Beckenbodenmuskulatur) innerhalb des motorischen Kortex im Vergleich zu denen der Skelettmuskulatur (z. B. Abdominal-, Glutäal- und Oberschenkelmuskulatur) vergleichsweise gering ausgeprägt sind (Abb. 2.7). Da die Intensität des propriozeptiv vermittelten Feedbacks jedoch abhängig ist von der relativen Stärke einer Muskelkontraktion, führt eine ungenügende Willkürkontrolle der Beckenbodenmuskulatur bei gleichzeitiger „kompensatorischer" Kontraktion von Skelettmuskulatur (v. a. Abdominal-, Glutäal-, Oberschenkelmuskulatur) zu einer Maskierung der ohnehin bereits schwachen sensorischen Beckenbodensignale. Zwangsläufig resultiert daraus im ZNS eine verstärkte Kontraktion der artifiziell und kontinenzunwirksam eingesetzten Muskelgruppen („faulty feedback"). Zusätzlich wird dadurch der Druck auf Blase und Schließapparat erhöht mit konsekutiver Verstärkung einer Belastungsinkontinenz (Tries 1990). Ziel eines multimodalen Kontinenztrainings ist die relative funktionelle Vergrößerung der zentralen Repräsentationsareale der Beckenbodenmuskulatur im Vergleich zu der übrigen Skelettmuskulatur (Abb. 2.7).

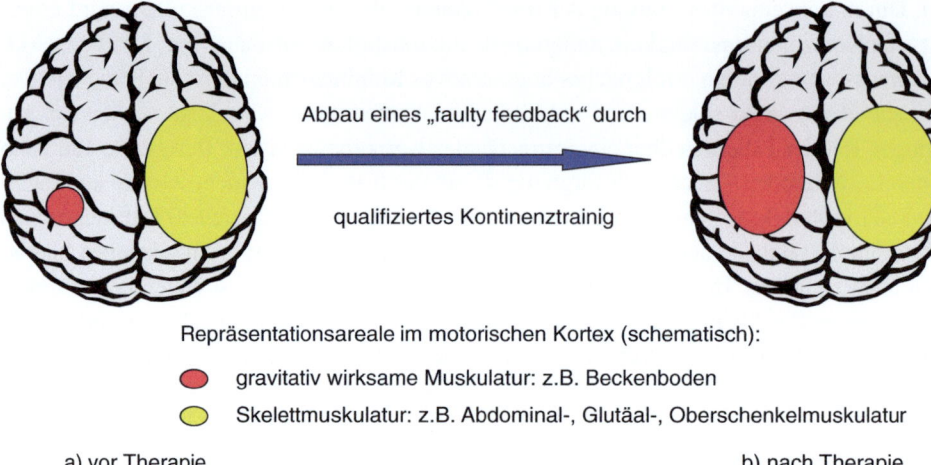

Abb. 2.7 Zentralnervöser Wirkungsansatz des Kontinenzbiofeedbacktrainings

▶ Nach wie vor weit verbreitete Kneifübungen („Kneifen Sie die Gesäßbacken zusammen, bis ein Geldstück die Prägung verliert") unterstützen daher lediglich dieses „faulty feedback". Sie müssen daher endgültig aus dem Repertoire sog. Empfehlungen zur Beckenbodengymnastik eliminiert werden.

Personelles Biofeedback: Physiotherapie

Voraussetzung für ein erfolgreiches Kontinenztraining ist zunächst die Vermittlung basaler anatomischer und physiologischer Kenntnisse sowie die Erhebung eines exakten physiotherapeutischen Befundes. Die Visualisierung der anatomischen Verhältnisse im Bereich des kleinen Beckens und die taktile Begleitung des Patienten (Tastung des eigenen Beckenbodens durch den Patienten und fortlaufende Korrektur durch den Therapeuten während des aktiven Trainings) sind für einen gezielten Abbau des Faulty Feedback wegweisend. Unter qualifizierter therapeutischer Anleitung trainiert der Patient kontinuierlich den bewussten isolierten Einsatz seiner Beckenbodenmuskulatur unter Belastung, z. B. Husten, Heben, Aufstehen, Springen, Treppensteigen etc. (Koordinationsoptimierung). Dadurch lässt sich bereits nach wenigen Tagen des konsequenten Trainings eine spürbare Verbesserung der Kontinenz unter Alltagsbedingungen erreichen.

▶ Dabei ist der erste und entscheidende Schritt einer erfolgreichen Therapie der stete, konzentriert und bewusst kontrollierte, isolierte Einsatz der Beckenbodenmuskulatur vor Ausführung alltäglicher Aktivitäten wie Husten, Aufstehen und Hinsetzen. Nur durch konsequentes Training kann dieser koordinierte Bewegungsablauf in einen unbewussten, reflektorischen Automatismus überführt werden.

Charakteristischerweise berichten die Betroffenen in dieser frühen Trainingsphase über eine Verbesserung v. a. in den Vormittagsstunden, während es nachmittags und auch nach längeren Spaziergängen wieder zu einer deutlichen Verschlechterung käme. Dadurch wird neben der schnell erreichbaren Koordinationsverbesserung (kompetenter Einsatz der Beckenbodenmuskulatur ohne begleitende Hilfsmuskulatur in Belastungsphasen) die Bedeutung eines mehrere Wochen bis Monate fortzusetzenden adäquaten Trainings unter Alltagsbedingungen zur Steigerung von Ausdauer und Kraft der Beckenbodenmuskulatur (neurale Adaption durch Steigerung der Exzitationsfrequenz und der Anzahl rekrutierter Motoreinheiten durch das Training) (Dinubile 1991) mit konsekutiv kontinuierlicher Verbesserung der Kontinenz deutlich.

Nicht selten findet sich postoperativ jedoch ein stark tonisierter bzw. infolge der starken Tonisierung im weiteren Verlauf „übersäuerter" und damit funktionell insuffizienter und dann weitgehend „schlaffer" Beckenboden.

▶ Bei einer derartigen Befundkonstellation mit muskulärer Hypertonie sind zunächst relaxierende Verfahren durch den Physiotherapeuten indiziert. Jede Form von tonisierendem oder Krafttraining, einschließlich apparativer Verfahren (v. a. Elektrostimulation!), wären in dieser Situation kontraproduktiv, da sie zu einer weiteren Überforderung der Muskulatur beitragen würden.

Mit gutem Erfolg kann nach initialer Erhebung des Beckenbodenstatus jedoch auch apparatives Biofeedbacktraining zur Relaxation des Beckenbodens indiziert werden.

Obwohl die Voraussetzung für eine erfolgreiche Therapie die Begleitung des Patienten durch einen qualifizierten Kontinenztherapeuten ist, ist die Ausbildung an deutschen Physiotherapieschulen für diese Indikation vermutlich nach wie vor nicht als zufriedenstellend zu betrachten (Wiedemann und Zumbé 1999). Nur sehr wenige Schulen hatten ein zeitlich und inhaltlich Erfolg versprechendes Ausbildungskonzept in ihren Lehrplan integriert. Verlässliche Daten zur aktuellen Situation sind schwierig zu beschaffen. Zwar bieten zwischenzeitlich auch Physiotherapieverbände eine Weiterbildung zum Beckenbodentherapeuten einschließlich rektovaginaler Tastung an, dennoch ist die Anzahl qualifizierter Therapeuten bei weitem noch nicht als ausreichend zu bezeichnen. Noch immer ist es weitgehend unbekannt, dass eine digitale Anleitung (rektale/vaginale Palpation) für die Vermittlung eines zielführenden Kontinenztrainings von erfahrenen Behandlern als unabdingbar gesehen wird, da die alleinige verbale Instruktion, selbst mit instruktiven Faltblättern, als nicht zielführend bewertet wird (Bump et al. 1991; Caagbay et al. 2017; Dubbelman et al. 2010). Dennoch beziehen auch einige, jedoch kritisch zu hinterfragende Autoren kontrovers dazu Stellung (Moore et al. 2013; Henderson et al. 2008).

Hinweisgebend auf einen geeigneten Therapeuten im Anschluss an eine spezialisierte urologische Rehabilitation im ambulanten Setting kann daher die Frage sein, ob ein digital geführtes Beckenbodentraining durchgeführt wird. Eine intensive Nachschulung und weitere Qualifizierung durch entsprechend erfahrene Zentren und Physiotherapieverbände muss helfen, diese Lücke weiter zu schließen. Insbesondere die Ausbildung in der Technik der manuellen Untersuchung des Beckenbodens und die digitale Kontrolle des Trainings muss intensiv vorangetrieben werden.

Kontinenztraining unter Alltagsbedingungen
Entscheidend für einen dauerhaften Behandlungserfolg ist die Integration der erlernten Beckenbodenkoordination in Alltagssituationen. Wenig sinnvoll ist daher die Konzentration auf wenig realitätsnahe Bewegungsabläufe, z. B. Hüpfen auf Bällen und Bodenübungen, die von den Betroffenen nur schwer in ein alltägliches Lebensumfeld übertragen werden können.

▶ Es gilt, den ungewollten Urinverlust unter Belastungsbedingungen des Alltags, wie z. B. Treppensteigen, Heben von Gegenständen oder sportlicher oder häuslicher Betätigung, zu vermeiden. Durch entsprechende Begleitung des Betroffenen lernt er, auch dieses Verhalten zunehmend weniger bewusst als vielmehr reflektorisch in den Alltag zu überführen.

2.3.2 Apparatives Biofeedbacktraining

Sobald der Patient gelernt hat (und nicht früher!), seinen Beckenboden sicher und selektiv in Belastungssituationen zu kontrahieren, kann das Kontinenztraining durch apparative Biofeedbackanwendungen unterstützt werden. Durch den Einsatz verschiedener apparativer Techniken kann die Effektivität eines optimalerweise durch einen qualifizierten Physiotherapeuten angeleiteten und begleiteten Kontinenztrainings weiter gesteigert und die Anwendungsfrequenz, z. B. durch die Möglichkeit der Durchführung auch unter häuslichen Bedingungen, erhöht werden. In keinem Fall kann es sich dabei jedoch um eine Alternative, sondern ausschließlich um eine Ergänzung eines qualifiziert physiotherapeutisch angeleiteten Kontinenztrainings handeln.

Internes, EMG- oder druckgetriggertes, apparatives Biofeedbacktraining
Bei EMG- oder druckgetriggertem apparativen Biofeedbacktraining werden über rektal oder vaginal eingeführte Sonden die EMG-Aktivität oder eine Druckänderung bei Beckenbodenkontraktion und -relaxation abgeleitet und in optische und/oder akustische Signale umgewandelt. Dabei verdeutlicht entweder eine steigende Anzahl aufleuchtender Signallämpchen oder ein höherfrequent werdendes Tonsignal die zunehmende Beckenbodenkontraktion und umgekehrt. Dadurch erhält der Patient eine zeitgleiche Rückmeldung über den Funktionszustand seines Beckenbodens und lernt im Lauf des Trainings, diesen zunehmend sicherer zu kontrollieren.

Voraussetzung für ein optimales Ergebnis des apparativen Biofeedbacktrainings ist jedoch die Fähigkeit des Patienten, den Beckenboden ohne den Einsatz artifizieller Muskelgruppen („Hilfsmuskulatur") selektiv zu kontrahieren. Anderenfalls wird durch ein Faulty Feedback der Einsatz kontinenzunwirksamer Muskelgruppen verstärkt und das therapeutische Ergebnis in Frage gestellt. Unbedingte Voraussetzung für die Verordnung eines apparativen Biofeedbacktrainings beispielsweise mit kleinen, handlichen Mobilgeräten, die auch für den Einsatz unter häuslichen Bedingungen geeignet sind, ist die Anleitung zu einer sicheren selektiven Beckenbodenkontraktion durch einen erfahrenen Therapeuten. Die Angewohnheit, den Patienten lediglich in die Gerätefunktionen (oftmals lediglich theoretisch durch den Mitarbeiter einer Lieferfirma des Gerätes) einzuweisen zu lassen oder gar auf die initiale Beckenbodenschulung zu verzichten und sich auf akustische oder optische Signale zu verlassen, ist eine wesentliche Ursache für das oft kritisierte (meist von in dieser Technik wenig erfahrenen Anwendern) „Versagen" dieser Therapieform. Optimal für das Training sind mehrkanalige Geräte. Dabei werden neben dem Beckenbodensignal gleichzeitig die Signale einer oder mehrerer artifiziell eingesetzter Muskelgruppen abgeleitet. Ziel des Trainings ist das Erreichen einer höchstmöglichen Signalintensität für den Beckenboden bei möglichst geringer Signalstärke für die abgeleiteten artifiziellen Muskelgruppen. Anwendung finden sowohl stationäre (Abb. 2.8 und 2.9) als auch ambulant einsetzbare Mobilgeräte. Auch unter ambulanten Bedingungen sollten mehrkanalige Geräte zur Visualisierung des Beckenbodens und artifizieller Muskelgruppen indiziert werden (Abb. 2.10).

Externes, druckgesteuertes, apparatives Biofeedbacktraining
Eine weniger invasive Alternative zu Biofeedbackgeräten mit Rektal- oder Vaginalsonde stellt das externe druckgesteuerte Biofeedback dar (z. B. Pelvictrainer®) (Abb. 2.11). Dabei sitzt der Trainierende auf einer Sitzfläche, in die in sagittaler Richtung ein röhrenförmiger Drucksensor eingearbeitet ist. Durch isolierte Anspannung des Beckenbodens (vorherige individuelle Schulung durch den qualifizierten Physiotherapeuten obligat!) wird der zur Kontraktionsintensität proportionale Druck registriert. Zunächst erfolgt eine Kalibrierung der individuellen Kontraktionskraft durch mehrfache, maximal mögliche Kontraktionen. Daran angepasst, sollen in der folgenden Trainingseinheit vorgegebene Kurvenverläufe durch dosiert zunehmende, dann anhaltende und nachfolgend dosiert

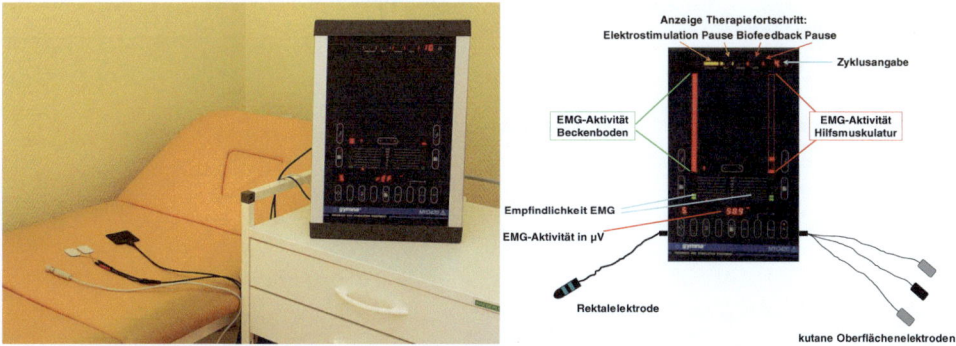

Abb. 2.8 Mehrkanalgerät (Myo 420) zur kombinierten Elektrostimulation und Biofeedbacktherapie der Beckenbodenmuskulatur

Abb. 2.9 Mehrkanalgerät (Myo 200) zur kombinierten Elektrostimulation und Biofeedbacktherapie der Beckenbodenmuskulatur (Nachfolge Myo 420)

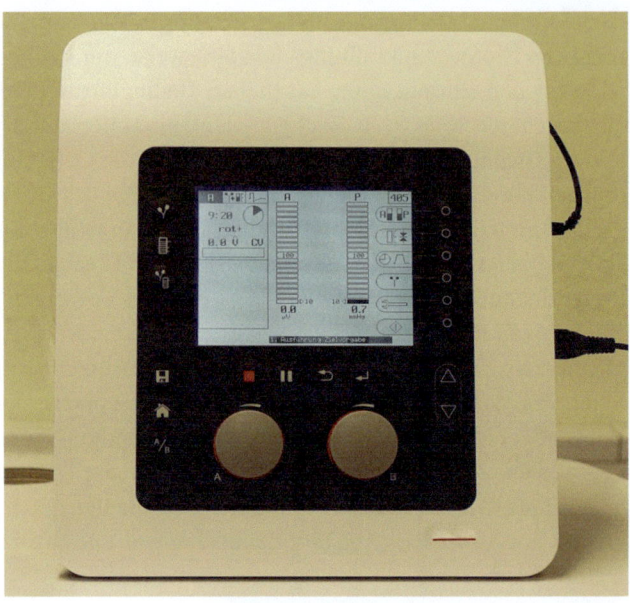

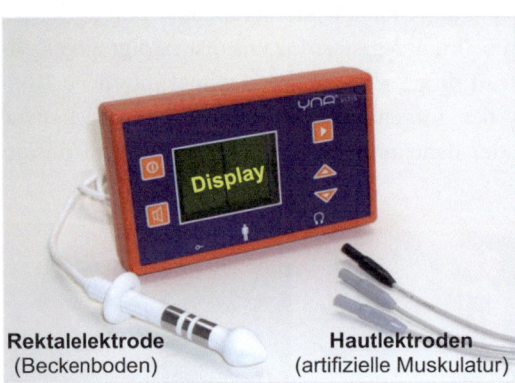

Rektalelektrode (Beckenboden)

Hautlektroden (artifizielle Muskulatur)

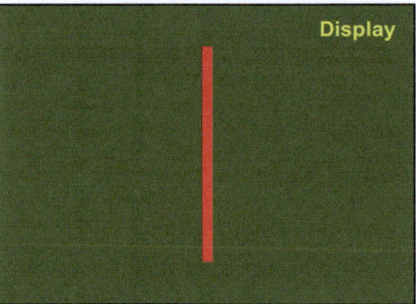

Anzeige bei isoliertem Beckenodeneinsatz

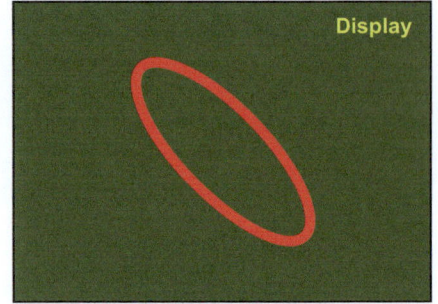

Anzeige bei Einsatz von artifizieller Muskulatur

Abb. 2.10 Zweikanaliges Biofeedbackgerät zum häuslichen Training

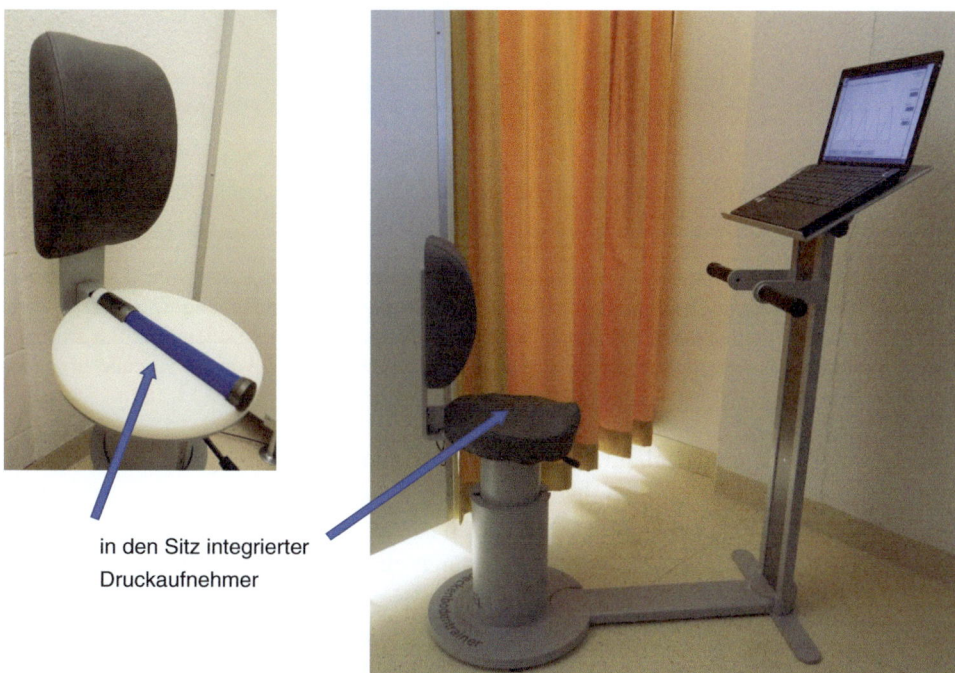

Abb. 2.11 Biofeedback mit externer Druckableitung des Beckenbodens (Pelvic Trainer®)

nachlassende Beckenbodenkontraktionen einer auf einem Monitor dargestellten Schablone nachgezeichnet werden. Charakteristisch für einen (anzustrebenden) isolierten Beckenbodeneinsatz ist ein nahezu linearer Kurvenverlauf (Abb. 2.12). Zunehmend kräftiger Einsatz artifizieller Muskulatur (Hilfsmuskulatur, cave: Faulty Feedback) ruft einen zunehmend stark von der Ideallinie abweichenden, stark gezackten Kurvenverlauf hervor (Abb. 2.12), sodass der Hilfsmuskeleinsatz spielerisch abtrainiert werden kann. Zur Fortsetzung der Therapie unter häuslichen Bedingungen sind mittlerweile nach dem gleichen Prinzip konstruierte, kompakte und einfach über das eigene Smartphone zu bedienende Heimgeräte auf dem Markt verfügbar, z. B. Acticore®, PelvicTool Home & Sport®.

Bei konsequentem Biofeedbacktraining erhöhen sich durch den bewussten und koordinierten Beckenbodeneinsatz in Alltagssituationen Schnelligkeit, Kraft und Ausdauer der Muskelkontraktion. Durch die optimierte reflektorische Kontraktionsleistung des Beckenbodens in Situationen mit Zunahme des intraabdominellen Drucks lässt sich eine Belastungsinkontinenz deutlich verbessern bzw. Kontinenz wiedererlangen (Zellner 2011).

Optisches Biofeedbacktraining

Kommt es innerhalb von etwa 10–14 Tagen konsequentem Kontinenztraining nicht zu einer Verbesserung, hat sich eine Intensivierung der Therapie durch ein ergänzendes, die physiologischen Bewegungsabläufe direkt visualisierendes Biofeedback bewährt. Es empfiehlt sich zunächst jedoch eine exakte Symptomexploration. Häufig klagen die Be-

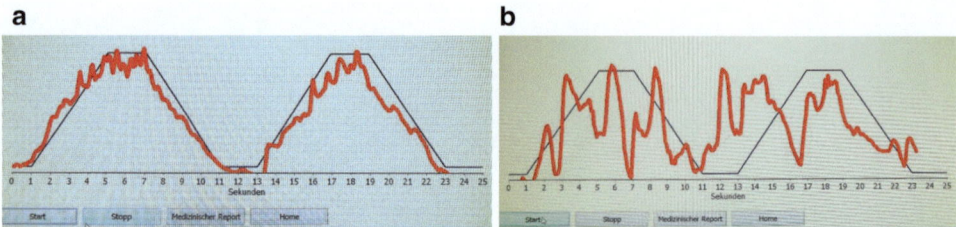

Abb. 2.12a, b Externes druckgesteuertes Biofeedbacktraining der Beckenbodenmuskulatur. **a** Regelrechte Beckenbodenanspannung. Durch isolierte Beckenbodenanspannung folgt die dickere (*rote*) Kurve der Vorgabe (*dünne schwarze Kurve*). **b** Fehlerhafter Hilfsmuskeleinsatz. Bei artifiziellem Muskeleinsatz weicht die Trainingskurve (*dicke rote Kurve*) deutlich von der Vorgabe ab (*dünne schwarze Kurve*)

troffenen über eine unveränderte Inkontinenz. Bei gezielter Nachfrage bestätigen sie jedoch, bei Konzentration auf die selektive Beckenbodenanspannung eine „trockene" Aktivität vollziehen zu können, z. B. aus dem Sitzen aufstehen. Sie „vergessen" jedoch häufig diese bewusste Kontraktion. Ausschließlich durch eine konsequente Umsetzung der bewussten, isolierten Beckenbodenanspannung kann es gelingen, den belastungssynchronen Bewegungsablauf zu automatisieren und in ein reflektorisches Geschehen zu überführen. Langfristige Folge ist dann eine Zunahme von Kraft und Ausdauer der Beckenbodenmuskulatur, sodass auch intensivere Anstrengungen zunehmend sicher kontinent und zeitlich zunehmend bewältigt werden können. Nicht ungewöhnlich ist jedoch auch das Unvermögen von Betroffenen, durch Tastung und Imagination eine kontrollierte, koordinierte Beckenbodenfunktion anzusteuern. Hier kann durch eine zusätzliche Visualisierung der Beckenbodenfunktion (z. B. Videoendoskopie, transrektale Beckenboden- und Blasenauslasssonografie bei Männern, Introitussonografie bei Frauen) eine zusätzliche Hilfestellung erfolgen. Nahezu „schlagartig" können dadurch eine bei vielen Patienten latent vorhandene Angst vor einer intraoperativen Sphinkterläsion beseitigt, eine Optimierung der koordinierten Beckenbodenanspannung in Belastungssituationen mit konsekutiv verbesserter Kontinenz erreicht werden.

Videoendoskopie
Durch die endoskopische Einstellung des Sphincter externus kann der Patient die Tonisierung und den Blasenverschluss unter Ruhebedingungen über die gesamte Zirkumferenz erkennen (Abb. 2.13) und die Möglichkeit zur willkürlichen Verstärkung realisieren. Durch Retraktion des Instrumentes um eine kurze Distanz kann die willkürliche Kontraktion des Beckenbodens optisch wahrgenommen und die anatomische Trennung von Sphinkter und Beckenboden durch willkürliche Kontraktion beobachtet werden (Abb. 2.13). Ursache einer persistierenden Inkontinenz ist in der überwiegenden Zahl der Fälle die fehlende Koordination von Sphincter externus und Beckenboden bei intraabdomineller Drucksteigerung. Folge ist nicht eine für die Kontinenz erforderliche Kontraktion, sondern eine für den Betroffenen nun offensichtliche Relaxation des Verschlussapparates (Sphincter externus und Beckenboden) mit konsekutivem Urinabgang. Unter Sicht wird in der Folge solange trai-

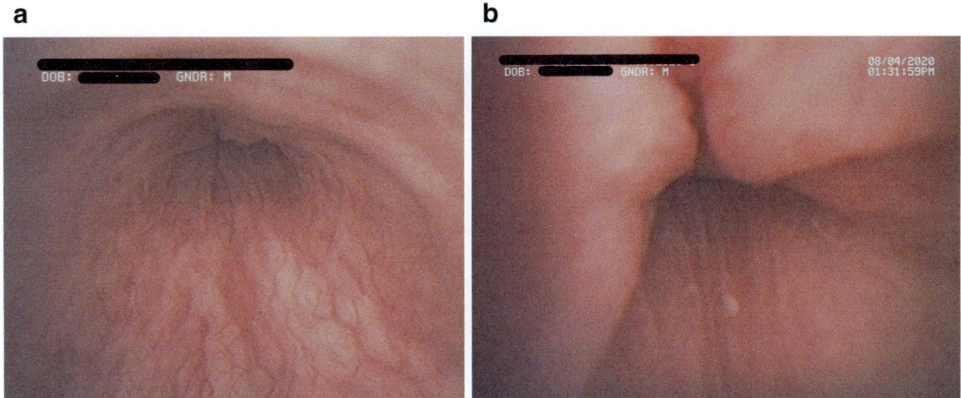

Abb. 2.13ab Optisches Biofeedback mittels Videoendoskopie. **a** Geschlossener Spincter externus, Beckenboden entspannt. **b** Willkürliche Beckenbodenkontraktion

niert, bis der koordinierte Blasenverschluss sicher beherrscht wird. Meist genügt eine einzige Sitzung dieser Art, um eine (deutliche) Verbesserung der Muskelkoordination und damit der Kontinenz zu erzielen. Gelegentlich finden sich endoskopisch auch anderweitige pathologische Veränderungen, die Ursache einer prolongierten Kontinenzstörung sein können, z. B. nicht abgeschlossene Wundheilung, Leckagen, Anastomosenengen u. ä.

Transrektalsonografie
Mit der gleichen Zielsetzung bei deutlich geringerem, methodischen Aufwand kann eine transrektale Sonografie vorgenommen werden. Bei leichter Füllung werden Blase und Beckenboden mit dem Transrektalscanner longitudinal eingestellt. Meist zeigt sich ein klaffender Blasenhals mit proximal leicht geöffneter und distal verschlossener Harnröhre als Beleg der regelrechten Sphinkterfunktion (Abb. 2.14 a, geöffneter Blasenhals). Bei Belastung (z. B. Husten) ohne koordinierten Muskeleinsatz öffnen sich proximale Urethra und Sphinkter bei gleichzeitig ungewolltem (spürbarem) Urinverlust. Im Gegensatz dazu werden bei koordinierter Muskelkontraktion während Belastung (z. B. Hustenstöße) sowohl Beckenbodenkontraktion als auch der konsekutive Verschluss der Harnröhre und damit die Zunahme der funktionellen Harnröhrenlänge (= Transmissionsbereich) für den Patienten offensichtlich (Abb. 2.14 b, optimaler Verschluss).

▶ Bei plötzlich auftretender Verschlechterung einer (im Verlauf bereits gebesserten) Kontinenzsituation, die nicht durch eine passagere Muskelinsuffizienz bei Übertraining zu erklären ist, sind differenzialdiagnostisch komplizierende Faktoren, z. B. progrediente Anastomoseninsuffizienz, akute Harnwegsinfektion, Restharnbildung und nach Neoblasenanlage z. B. Schleimretention auszuschließen (Hautmann et al. 2013). Gelegentlich finden sich urodynamisch jedoch auch komorbide Ursachen einer persistierenden Blasenfunktionsstörung, z. B. vorbestehende neurogene Blasenfunktionsstörungen bei Wirbelsäulendegenerationen oder -verletzungen.

Abb. 2.14ab Optisches Biofeedback mittels Transrektalsonografie. **a** Klaffender Blasenhals und geöffnete proximale Urethra. **b** Vergrößerte funktionelle Harnröhrenlänge durch willkürliche Beckenbodenkontraktion

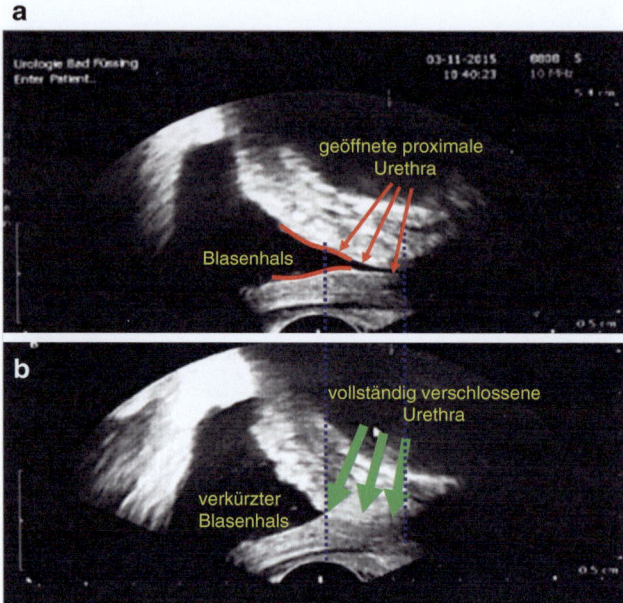

2.3.3 Elektroneurostimulation

Die intermittierende anale, vaginale oder oberflächliche kutane Elektrostimulation des Nervus pudendus führt zu wiederholter Kontraktion der Beckenbodenmuskulatur. Diese Kontraktionen können von den Patienten bewusst wahrgenommen und in der Folge der isolierte Einsatz des Beckenbodens trainiert werden. Daneben dient die Elektrostimulation einem gezielten Krafttraining. Unter physiologischen Bedingungen werden die motorischen Einheiten (= von demselben Motoneuron innervierte Muskelfasern) eines Muskels durch nervale ZNS-Impulse asynchron aktiviert und kontrahieren sich dadurch zu unterschiedlichen Zeiten. Kontraktion und Entspannung verschiedener motorischer Einheiten ermöglichen eine gleichmäßige Kontraktion und Kraftverteilung im Muskel, während sich die nichtkontrahierenden Elemente erholen können. Dadurch wird eine Dauerkontraktion ermöglicht. Eine Kraftsteigerung lässt sich erreichen, indem zusätzlich motorische Einheiten rekrutiert werden oder die nervale Impulsfrequenz erhöht wird. Physiologische Muskelarbeit erfolgt bei niedrigen bis mittleren Impulsfrequenzen (<<50 Hz). Dadurch werden überwiegend motorische Typ-I-Fasern („slow-twitch fibres": kontrahieren weniger schnell und kräftig, ermüden langsam; von dünner Axonfaser versorgt, daher höhere Reizschwelle) angesprochen. Bei hoher Kraft oder Dauerleistung werden durch höhere Impulsfrequenzen (50 Hz) zusätzlich Typ-II-Fasern („fast twitch fibres": kontrahieren schnell und kräftig, ermüden rasch; von dicker Axonfaser versorgt, daher niedrigere Reizschwelle) einbezogen.

Durch Stimulation mit faradischem Strom lassen sich die physiologischen Verhältnisse zur Muskelaktivierung umkehren. Aufgrund der geringeren Reizschwelle werden zunächst Typ-II-Fasern, erst bei entsprechender Erhöhung von Reizfrequenz und -stärke auch Typ-I-Fasern angesprochen. Liegt die Stimulationsintensität (Stromstärke) hoch genug und beträgt die Stimulationsfrequenz mehr als 50 Hz, können sämtliche Muskelfasern erreicht und im stimulierten Areal eine tetanische Kontraktion ausgelöst werden. Um die Beckenbodenmuskulatur zu kräftigen, ist eine maximale, erschöpfende Kontraktion, gefolgt von einer ausreichend langen Erholungsphase, nötig. Nur so können die intramuskulären Energiespeicher aufgefüllt und die Funktion der motorischen Endplatte wieder hergestellt werden. Eine (physiologische) Stimulationsfrequenz um 50 Hz wird als ausreichend angesehen. Höhere Frequenzen führen zu einer rascheren Ermüdung. Um eine Depolarisation und damit eine Kontraktion auszulösen, müssen Impulsdauer und -stärke einen Mindestwert überschreiten. Die Steigerung eines oder beider Parameter verstärkt die Muskelkontraktion. Abhängig von der Ausbildung des Unterhautfettgewebes (Isolation!) werden bei Stromstärken von etwa 100 mA motorische Einheiten angesprochen. Bei noch höherer Stromstärke nimmt die Kraft nicht mehr wesentlich zu (Benton et al. 1981; Cabric und Appell 1987; Plevnik et al. 1986). Zur klinischen Anwendung stehen stationäre Geräte (optimalerweise als Kombinationsgeräte zur Elektro- und Biofeedbacktherapie) (Abb. 2.8 und 2.9) ebenso wie mobile (Heim-)Geräte zur Verfügung (Abb. 2.10).

Kontraindikationen der Elektrotherapie
In der Literatur finden sich wenige Kontraindikationen für die Anwendung elektrostimulativer Verfahren bei Harninkontinenz (Bossert und Vogedes 2019; Cronin et al. 2013; Goats 1990):

- Herzschrittmacher, Defibrillatoren und andere Metallimplantate
- Infektionserkrankungen, Fieber, rheumatisches Fieber, M. Bechterew
- Harnwegsinfektionen
- Bekannte Herzrhythmusstörungen
- Sensibilitätsstörungen
- Strahlenschäden
- Thrombosen
- Floride Tumoren
- Schwangerschaft
- Menstruation, Zwischenblutung
- Uterus myomatosus mit Wachstumstendenz

2.3.4 Medizinisches Ganzkörpervibrationstraining

Frühere Untersuchungen konnten zeigen, dass die Ganzkörpervibration über ein aktives Muskeltraining (Rittweger et al. 2001) zu einer Steigerung von Kraft und Ausdauer der Muskulatur führt (Rehn et al. 2007). Die mechanischen Vibrationen bewirken eine rhythmische Veränderung der Muskellänge. Diese Veränderung wird über sensorische Nerven an das Rückenmark weitergeleitet und ruft dort über die Aktivierung von α-Motoneuronen bei gleichzeitiger Ausführung körperlicher Übungen verstärkte Muskelkontraktionen hervor (Lauper et al. 2009). Mehrere Untersuchungen konnten übereinstimmend die vibrationsbedingte Induktion myoelektrischer Aktivität nachweisen (Krol et al. 2011; Ritzmann et al. 2013; Stania et al. 2015). Lauper et al. konnten klinisch zeigen, dass sich durch eine vibrationsbedingte Beckenbodenaktivierung eine Beckenbodeninsuffizienz bei Frauen statistisch signifikant verbessern ließ (Lauper et al. 2009). Die Wirksamkeit bei der postoperativen Harninkontinenz bei Männern wurde zwischenzeitlich ebenfalls bestätigt (Zellner 2011).

Bei der Vibrationsbehandlung steht oder sitzt der Patient auf einer Schwingungsplatte. Um therapeutisch effektive Schwingungen zu erzeugen, sind eine ausreichende Schwungmasse (ca. 40 kg) und ein entsprechend leistungsfähiger Motor entscheidend. Die Behandlung erfolgt optimalerweise mit einer vertikalen sinusoidalen oder stochastischen Frequenz zwischen 20–60 Hz über einen Zeitraum von 30–60 s, gefolgt von einer Pause von 60 s (Abb. 2.15). Bei der Vibrationsbehandlung werden sämtliche Muskeln des Körpers unbewusst reflektorisch angespannt. Durch definierte Übungen, die von einem Therapeuten angeleitet werden, sollen v. a. die Muskeln des Beckenbodens trainiert und gekräftigt werden. Während bei einem herkömmlichen Fitnesstraining etwa 40 % aller Muskelfasern angesteuert werden, können durch die Vibration 100 % der Muskeln angesprochen werden (Lauper et al. 2009).

▶ Bei einem moderaten Trainingsprogramm aus täglich fünf Übungen mit einer konstanten Frequenz von 20 Hz kann die Behandlung auch bei frisch operierten Patienten (mindestens 3 Wochen postoperativ!) risikolos und ohne Nebenwirkungen vorgenommen werden.

Die Muskulatur versucht die apparativ erzeugten Schwingungen durch eine Gegenbewegung auszugleichen und mit der gleichen Frequenz zu kontrahieren. Es konnte gezeigt werden, dass es durch das Ganzkörpervibrationstraining neben einer Kraftsteigerung v. a. zu einer Verbesserung der Koordinationsfähigkeit, d. h., dem willkürlich dosierten und isolierten Einsatz der Beckenbodenmuskulatur unter Belastungsbedingungen mit konsekutiver Verbesserung von Harninkontinenz und Lebensqualität kommt (Zellner 2011). Auch bei Symptomen der überaktiven Blase (Urgency, Urge-Inkontinenz) können mit dem Vibrationstraining im Vergleich zu konventionellem Beckenbodentraining vergleichbare Effekte mit Verbesserung der Lebensqualität erreicht werden (Farzinmehr et al. 2015).

Abb. 2.15 Kontinenztraining durch Ganzkörpervibration

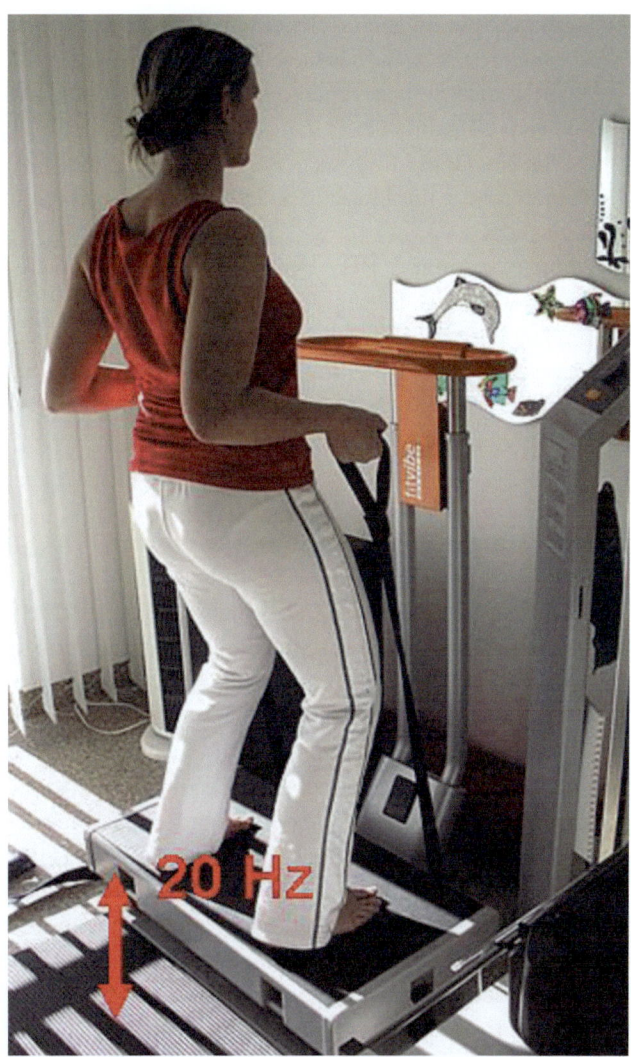

Kontraindikationen der Ganzkörpervibration
(Mod. nach Monteleone et al. 2007, Chambers 2020)

- Akute Entzündungen, Infektionen, Fieber
- Akute Arthropathie, Arthrose
- Akute Migräne
- Akute oder schwere, medikamentös behandelte Epilepsie
- Z. n. frischer Fraktur (bis 6 Wochen nach einfachen Frakturen, 12 Wochen nach Osteosynthese und/oder Implantateinbringung)

- Wirbelsäulenimplantate, chronische Rückenschmerzen nach Frakturen
- Akute/chronische tiefe Beinvenenthrombose
- Akute Bandscheibenerkrankungen/-schäden
- Schwere Osteoprose
- M. Sudeck Grad I
- Tumoren, v. a. mit muskuloskelettaler Metastasierung
- Schwindel
- Akuter Herzinfarkt, Herzrhythmusstörungen, schwere Herzinsuffizienz
- Gallen-, Nieren-, Blasensteine
- Implantate, z. B. Herzschrittmacher, Herzklappenersatz, Stents
- Schwerer Diabetes mellitus mit peripherer Vaskulo- und/oder Neuropathie
- Schwere arterielle Durchblutungsstörungen
- Schwere venöse Insuffizienz mit Ulcus cruris

2.3.5 Transpelvine Magnetstimulation

Die Wirkung der transpelvinen Magnetstimulation (TPM) des Beckenbodens beruht ebenfalls auf den Grundsätzen des allgemeinen muskulären Kraft- und Ausdauertrainings sowie der Verbesserung der Koordinationsfähigkeit des Rumpfbereiches. Unterhalb der Sitzfläche des Behandlungsstuhles (Abb. 2.16) befindet sich eine elektrische Spule. Durch elektronische Steuerung des Stromflusses wird ein intermittierendes Magnetfeld generiert. Dabei nutzt die TPM eine technische Umsetzung eines klassischen physikalischen Prinzips: Durch ein wechselndes Magnetfeld wird ein Elektronen- bzw. Ionenfluss (elektrischer Strom) induziert. Intensität und Eindringtiefe des magnetischen Feldes hängen dabei sowohl von der Kapazität des Kondensators als auch von der Geometrie, Windungszahl und dem Durchmesser der Spule ab. Es erfolgt eine Fokussierung des magnetischen Feldes in Richtung Becken, wobei sich die Magnetfeldintensität exponenziell mit der Entfernung zur Spule reduziert. Bei einer mittleren Intensitätseinstellung (60 %) ist mit einer therapeutisch wirksamen Eindringtiefe von 10–12 cm zu rechnen. Diesbezügliche Messungen wurden an der Technischen Universität München (Messung der magnetischen Flussdichte am PelviCenter in verschiedenen Ebenen) durchgeführt (Abb. 2.17) (persönliche Mitteilung, QRS International AG, 9491 Rugell, Lichtenstein). Die dabei im Gewebe generierten, geringen Ströme sind ausreichend, um eine Depolarisation von Nervenfasern auszulösen (Brusciano et al. 2020). Die erzeugten Nervenimpulse werden über die motorische Endplatte durch Freisetzung von Acetylcholin auf die Muskulatur übertragen. Eine motorische Nervenfaser innerviert abhängig von der Anzahl ihrer Verzweigungen 3–2000 Muskelfasern („motorische Einheit"), je nachdem, ob der Muskel grob- oder feinmotorischen Aufgaben folgt (Markworth 2007). Dabei gilt für alle innervierten quergestreiften Muskelfasern das sog. Alles-oder-Nichts-Prinzip, sodass es nur nach einer ausreichend starken Nervenstimulation („adäquater Reiz") mit nachfolgender Depolarisation zu einer Kontraktion sämtlicher in einer motorischen Einheit zusammengefassten Muskelfasern kommt (Greising et al. 2012). Das Ruhepotenzial peripherer Nervenzellen liegt zwischen −65 mV bis −75 mV. Bereits Änderungen um 10 mV bis 20 mV können eine Depolarisation von Nervenzellen mit nach-

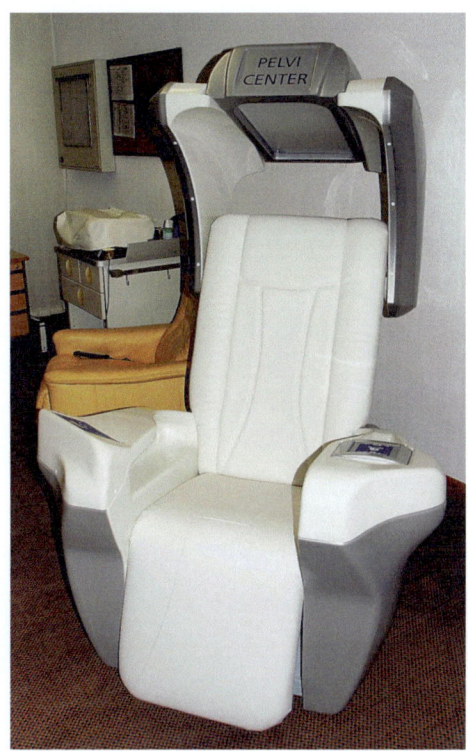
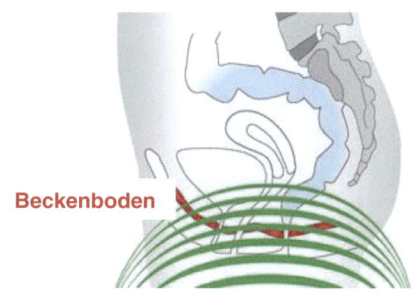

Beckenboden

Abb. 2.16 Transpelvine Magnetstimulation (PelviCenter®). Rhythmische Beckenbodenkontraktion durch Induktion elektromagnetischer Felder

folgender Muskelkontraktion hervorrufen. Diese Potenzialänderung mit konsekutiver Muskelkontraktion wird mittels transpelviner Magnetstimulation mit elektromagnetischer Induktion hoher Intensität („Nadelimpuls") erreicht. Dabei werden vorrangig „dicke" (Durchmesser 10–20 µm), myelinisierte und daher schnell leitende (Leitungsgeschwindigkeit 60–120 m/s) Nervenfasern (Typ Aa) aktiviert. Diese gemischt sensomotorischen Nerven enthalten keine Schmerzafferenzen (C-Fasern) (Gasser 1941). Grundsätzlich werden „dünne" (Durchmesser 0,5–1,5 µm), unmyelinisierte, langsamer leitende (0,5–2 m/s) Schmerzfasern (Typ C) nicht aktiviert, was eine weitgehend schmerzfreie Anwendung der TPM erklärt (Mathis et al. 1995). Ebenso bleiben die sakralen Nervenfasern des Parasympathikus (Typ C) unbeeinflusst. Infolge der im Vergleich zu Nervenzellen ungleich höheren Reizschwelle der Skelettmuskulatur ist eine direkte Magnetstimulation des Muskels ausgeschlossen (Machetanz et al. 1994). Da Magnetfelder das Gewebe (Haut, Knochen, Subkutangewebe) widerstandsfrei und unabhängig von seiner hohen elektrischen Impedanz durchdringen, werden auch tiefer gelegene Nervenstrukturen erreicht. Wirkungslimitierend ist hierbei lediglich die Intensität (Feldstärke/Flussdichte), die sich mit dem Quadrat der Entfernung reduziert. Im Gegensatz dazu sind bei der funktionellen Elektrostimulation tiefer gelegener Nervenfasern wegen der hohen Impedanz des Körpergewebes deutlich höhere Stromstärken erforderlich, die auch zu einer Aktivierung von Schmerzfasern führen können (Brodak et al. 1993; But et al. 2005; Yamanishi et al. 2000, 2019). Über eine TPM-bedingte

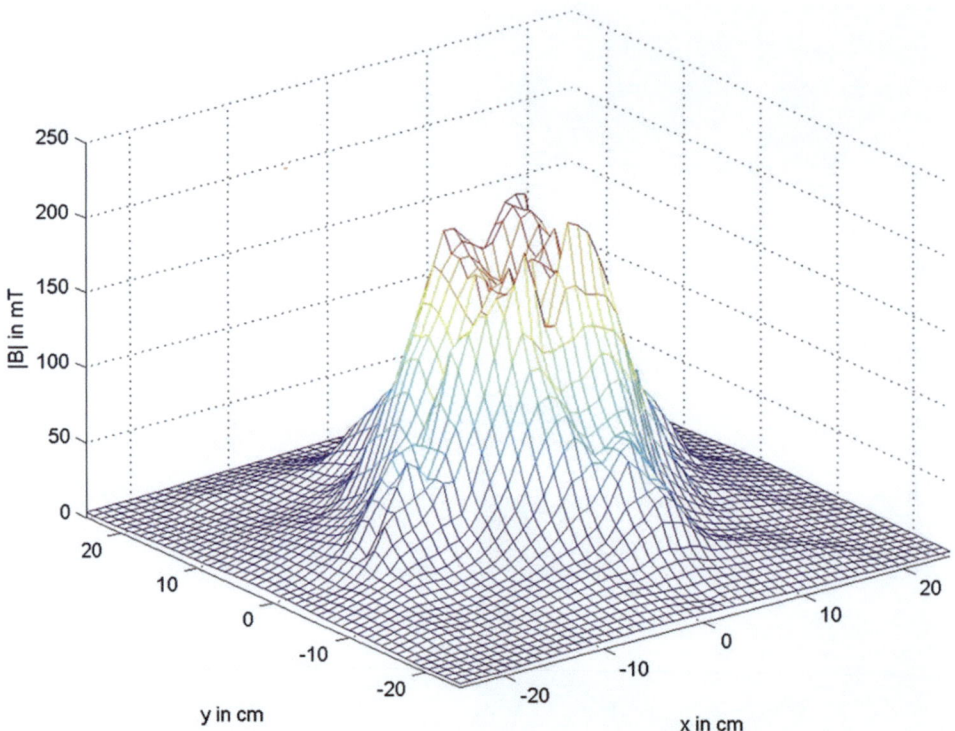

Abb. 2.17 Räumliche Verteilung der magnetischen Flussdichte in der Sitzebene (z = 0) (PelviCenter®). (Quelle: QRS International AG, 9491 Rugell, Lichtenstein, mit freundlicher Genehmigung)

Polarisation wird das Membranpotenzial der Nachbarneurone gesenkt, sodass der Anfangsimpuls kettenreaktionsartig bis zu deren motorischen Endplatten und den versorgten Muskelfasern weitergeleitet wird. Dies führt zu einer kräftigen Muskelkontraktion, die von der Intensität und Frequenz der Impulse abhängig ist. Die optimale Therapiefrequenz liegt zwischen 5 Hz und 50 Hz, abhängig von der Behandlungsindikation. Wie bei der funktionellen Elektrostimulation haben niedrigere Frequenzen (5–10 Hz) eine Detrusorrelaxation zur Folge, während höhere Frequenzen (20–50 Hz) eine effektive Kontraktion des Beckenbodens und den Blasenverschluss auslösen (Yamanishi et al. 2008, 2015). Durch das kontinuierliche TPM-Training wird eine Verbesserung von Kraft und Ausdauer der Beckenbodenmuskulatur erreicht (Brusciano et al. 2020). Durch gleichzeitige Unterdrückung der Reflexmechanismen für die Blasenentleerung werden konsekutiv Blasenkapazität und Blasenauslasswiderstand erhöht (Peng et al. 2019; Koh et al. 2011; Ünsal et al. 2003). In der Zwischenzeit hat auch eine Reihe von randomisierten, doppelblinden und durch Scheinbehandlung kontrollierten Studien und Metaanalysen die gute Wirksamkeit (u. a. bei Belastungs- und Dranginkontinenz, Inkontinenzhäufigkeit, Vorlagengebrauch, Lebensqualität) dokumentiert (Hi et al. 2019; Lim et al. 2015; Mazur-Bialy et al. 2020; Peng et al. 2019; Suzuki et al. 2007; Yamanishi et al. 2014, 2019). Daneben wurde eine signifikante Reduktion der Myostatinspiegel, einem Inhibitor der Myogenese mit potenziellem Einfluss auf Umwandlung und Regeneration der Myofibrillen, bei Patientinnen mit Belastungsinkontinenz nachgewiesen (Weber-Rajek et al. 2018).

Während des Trainings sitzt der Patient bequem in dem Behandlungsstuhl (Abb. 2.16). Das Perineum wird in der Mitte der Sitzfläche im Fokus des Magnetfeldes (Abb. 2.17) positioniert, sodass der maximal mögliche Effekt erreicht werden kann. Bei Geräten der neuesten Generation lässt sich die Position der Spule verändern, um die bestmögliche Behandlungsposition ohne Positionsänderung des Patienten einzustellen. Zwar wird die Behandlung meist als schmerzfrei erlebt, dennoch kommt es nahezu regelhaft zu Behandlungsbeginn, selbst auf der niedrigsten Behandlungsstufe (20 % der Maximalintensität), wegen der bislang schlagartig auf 20 % ansteigenden Intensität zu einer Schreckreaktion der Patienten. Durch einen kontinuierlichen Intensitätsanstieg in der neueren Gerätegeneration konnte die insgesamt gute Behandlungstoleranz weiter verbessert werden. Prinzipiell sollte im Verlauf der Therapieserie versucht werden, möglichst zügig hohe Intensitäten zu erreichen. Erst bei hohen Intensitäten wird die Maximalkraft abgefordert und somit der höchstmögliche Kontraktionsreiz auf die Beckenbodenmuskulatur erreicht. Während das Bewusstsein für den isoliert anzuspannenden Beckenboden bereits nach wenigen Sitzungen gut geschult wird, erfordert die Verbesserung der Kontinenz durch Kraftzunahme eine Behandlungsdauer von mehreren Wochen. Dabei sollten wöchentlich nicht mehr als maximal drei Sitzungen zu je 20 min zur Vermeidung eines Übertrainings erfolgen. Die (meist weitgehend) schmerzfreie Behandlung, die fehlende Notwendigkeit, Sonden in intime Körperöffnungen einzubringen, und die bequeme Behandlung im angekleideten Zustand bedingen hohe Patientenzufriedenheit und Patientenadhärenz. Darüber hinaus kann die Behandlung auch bei kognitiv eingeschränkten und, nahezu uneingeschränkt, ebenfalls bei hochbetagten Patienten vorgenommen werden.

Kontraindikationen der transpelvinen Magnetstimulation

Absolut:
- Schwangerschaft
- Elektronische Implantate (Insulinpumpen, Herzschrittmacher, Defibrillatoren etc.)
- Epilepsie
- Fremdkörper aus Eisen
- Metallimplantate aus Kobalt, Nickel, Gadolinium, Dysprosium und Legierungen aus Kupfer oder Mangan
- Frische Operationen, frische Bestrahlungen im Behandlungsgebiet (<4 Wochen)
- Schwere Herzrhythmusstörungen (ab Lown-Klasse IVb)

Relativ:
- Hüft-TEP-Lockerung („starke Muskelkontraktion")
- Menstruation
- Akuter Harnwegsinfekt
- Intrauterinpessare („Spirale") – Verrutschungsgefahr
- Fieberhafte Infektion
- Schmerzhafte Hämorrhoiden

Metalle und Legierungen der Endoprothetik sind in der Regel nicht ferromagnetisch (z. B. Implantate, Clips, Schrauben aus Titan). Sie gelten daher als unbedenklich. Als recht „junge" Therapiemodalität gilt es jedoch, zu bedenken, dass mit der transpelvinen Magnetstimulation derzeit noch keine Langzeiterfahrungen über 10 Jahre publiziert sind.

2.3.6 Häusliches Kontinenztraining

Im Rahmen des stationären Heilverfahrens müssen den Betroffenen grundlegende, anatomische und physiologische Kenntnisse vermittelt werden, die das Verständnis des Blasenverschlussmechanismus und die Bedeutung des koordinierten Beckenbodeneinsatzes unter Belastungsbedingungen ohne den Einsatz kontraproduktiver Hilfsmuskulatur (Abdominal-, Glutäeal- und Oberschenkelmuskulatur) verständlich machen. Die überwiegende Mehrzahl der Rehabilitanden geht davon aus, dass eine belastbare Kontinenz innerhalb weniger Tage erreicht werden kann. Nach der Erklärung der Grundlagen von Ruhe- und Belastungskontinenz sowie der Erfahrung der rasch zu erlernenden Kontinenz bei Konzentration auf den isolierten Beckenbodeneinsatz bei Husten, Aufstehen und Hinsetzen, mit meist (deutlich) nachlassendem Erfolg in der zweiten Tageshälfte, wird schnell deutlich, dass es für einen belastbaren Therapieerfolg unter allen Alltagsbedingungen der Fortsetzung eines intensiven Kraft- und Ausdauertrainings auch unter häuslichen Bedingungen bedarf. Optimalerweise kann hier eine physiotherapeutische Begleitung (entscheidend: Tastung und Feedback des korrekten Beckenbodeneinsatzes) verordnet werden. Bei gut erlernter Beckenbodenkoordination haben sich für den Aufbau von Ausdauer und Kraft der Beckenbodenmuskulatur kleine, einfach zu bedienende Heimtherapiegeräte zur isolierten Elektrostimulation (vaginale, rektale Elektroden, kutane Klebeelektroden) (Abb. 2.18), mehrkanalige isolierte Biofeedbackgeräte (Vorteil: Rückmeldung des Fehleinsatzes von störender Hilfsmuskulatur) (Abb. 2.18) ebenso wie kombinierte Elektro- und Biofeedbacksysteme bewährt. Während Elektrostimulationsgeräte v. a. bei noch nicht genügend ausgebildeter Koordination zusätzlich die Wahrnehmung des Beckenbodens bei Kontraktion steigern und daneben zu einer Kraftsteigerung führen, sollten Biofeedbackgeräte ausschließlich bei gut erlernter, isolierter Beckenbodenanspannung und idealerweise als mehrkanaliges System zum Einsatz kommen. Eine diskret anzuwendende Möglichkeit des apparativen Biofeedbacktrainings ohne Notwendigkeit von Rektal- oder Vaginalsonden sind druckgesteuerte, über Smartphone zu bedienende Mobilsysteme. Über einen Drucksensor wird die Beckenbodenanspannung auf dem Monitor visualisiert. Druckgesteuert sollen dabei definierte Muster und Aufgaben möglichst deckungsgleich „nachgefahren" werden. Der Fehleinsatz von Hilfsmuskulatur (Bauch-, Gesäß- und Oberschenkelmuskulatur) wird durch starke Abweichungen von der Ideallinie angezeigt und ermöglicht eine rasche Korrektur. Bewährt hat sich die kombinierte Anwendung: Während der stationären Therapie arbeitet der Patient auf dem stationären System und lernt, es sicher zu beherrschen. Für das konsequente, kontinuierliche häusliche Training kann in der Folge das Mobilgerät angeschafft werden. Da das Training bekleidet und ohne subjektive Beeinträchtigung durch rektale oder vaginale Sonden spielerisch erfolgt, erfreut sich diese Therapieform hoher Akzeptanz und Therapietreue.

2.4 Lebensstiländerung: Hoher Stellenwert für die Inkontinenzbehandlung

Von bedeutender Tragweite für den Erfolg einer konservativen Kontinenztherapie sind Veränderungen eines belastenden Lebensstils. Mit steigendem Body Mass Index (und Lebensalter) steigen nicht nur die Wahrscheinlichkeit für das Auftreten einer Harninkontinenz (OR bis 3,59) (Chiarelli und Brown 1997), sondern auch das Risiko einer Vitalstoff-

a

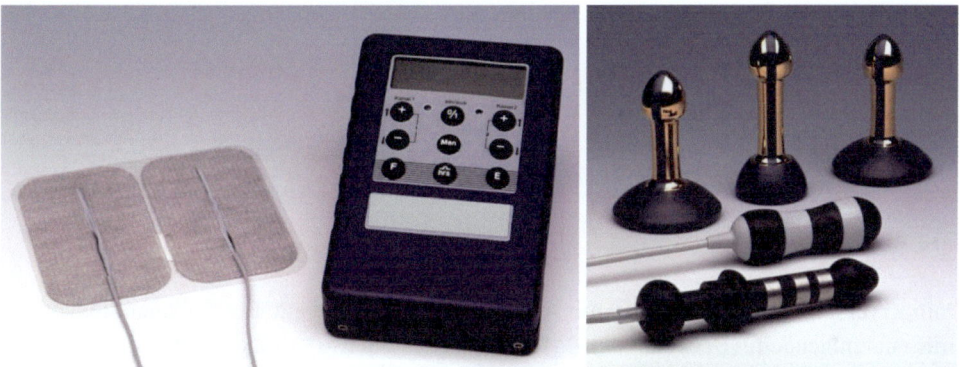

Anwendung mit kutanen Oberflächen-, Rektal-oder Vaginalelektroden

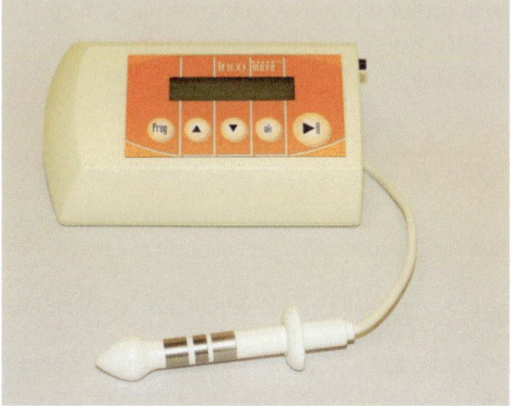

Abb. 2.18 a Mobile Elektrotherapiegeräte, Anwendung mit kutanen Oberflächen-, Rektal- oder Vaginalelektrode. b Mehrkanaliges Biofeedbacksystem

b

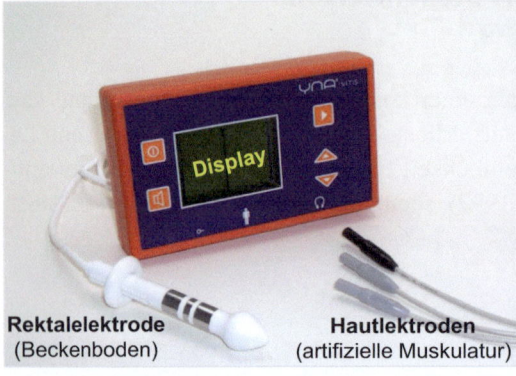
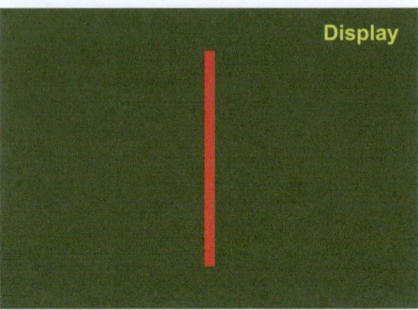

a) Anzeige bei isoliertem Beckenodeneinsatz

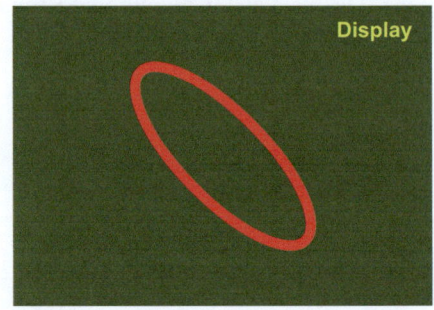

b) Anzeige bei Einsatz von artifizieller Muskulatur

Abb. 2.18 (Fortsetzung)

minderversorgung (Calton 2010) mit konsekutiv ungenügend stabiler Kollagenbiosynthese mit ungenügendem (Beckenboden-)Muskelaufbau. Ebenso erhöhen chronische Obstipation (OR bis 2,9) und Diabetes mellitus (Abdel-Fattah and Rizk 2012; Izci et al. 2009) das Risiko einer Kontinenzstörung mitunter erheblich. Daher sollten individuelle Ernährungstherapie, Gewichtsoptimierung und indizierte orthomolekulare Substitution (s. Kap. 11) ebenso integraler Bestandteil eines zielführenden Kontinenztrainingsprogramms sein, wie wirksame Hilfestellungen zur Raucherentwöhnung.

Literatur

Abdel-Fattah M, Rizk DE (2012) Diabetes mellitus and female urinary incontinence: a time for change. Int Urogynecol J 23:1481–1482

Abrams P, Cardozo L, Khoury S, Wein A (Hrsg) (2009) Incontinence – 4th International Consultation on Incontinence. 4th Edition 2009, Editions 21, Paris

Ahmadi H, Skinner EC, Simma-Chiang V, Miranda G, Cal J, Penson DF, Daneshmand S (2013) Urinary functional outcome following radical cystoprostatectomy and ileal neobladder reconstruction in male patients. J Urol 189:1782–1788

Basmaijan JV (1989) Biofeedback – principles and practice for clinicians. Wiliams and Wilkins, Baltimore/Hong Kong/London/Sydney

Benton LA, Baker LL, Bowman BR, Waters RI (Hrsg) (1981) Functional stimulation – A practical guide. Rancho Los Amigos Rehabilitation Engeneering Centre, California

Bossert FP, Vogedes K (2019) Elektrotherapie, Licht- und Strahlentherapie, 4. Aufl. Elsevier Urban und Fischer, München

Brodak PP, Bidair M, Joseph A, Szollar S, Juma S (1993) Magnetic stimulation of the sacral roots. Neurol Urodyn 152:533–540

Brusciano L, Gambardella, Gualtieri G, Terracciano G, Tolone S, Schiano di Visconte M, Grossi U, del Genio G, Docimo L (2020) Effects of extracorporeal magnetic stimulation in fecal incontinence. Open Med (Wars) 15:57–64. https://doi.org/10.1515/med-2020-0009

Bump RC, Hurt WG, Fantl JA, Wyman JF (1991) Assessment of Kegel pelvic muscle exercise performance after brief verbal instruction. Am J Obstet Gynecol 165:322–329

But I, Faganelj M, Sostaric A (2005) Functional magnetic stimulation for mixed urinary incontinence. J Urol 173:1644–1646. https://doi.org/10.1097/01.ju.0000157336.87781.32

Caagbay DM, Black K, Dangal G, Raynes-Greenow C (2017) Can a leaflet with brief verbal instruction teach Nepali women how to correctly contract their pelvic floor muscles? J Nepal Health Res Counc 15:105–109

Cabric M, Appell HJ (1987) Effect of electrical stimulation of high and low frequency on maximum isometric force and some morphological characteristics in men. Int J Sports Med 8:256–260

Calton JB (2010) Prevalence of micronutrient deficiency in popular diet plans. J Int Sports Nutr 7:24–33

Chambers B. Whole body vibration – contraindications. https://bcvibranthealth.com/whole-body-vibration/contraindications. Zugegriffen am 09.05.2020

Chiarelli P, Brown W (1997) The prevalence of leaking urine in Australien women: sociodemographics, parity and the use of and satisfaction with available healthcare. 50th National Continence Foundation of Australia CFA

Cronin EM, Gray J, Abi-Saleh B, Wilkoff BL, Levin KH (2013) Safety of repetitive nerve stimulation in patients with cardiac implantable electronic devices. Muscle Nerve 47:840–844

DiNubile NA (1991) Strength training. Clin Sports Med 10:33–62

Dubbelman Y, Groen J, Wildhagen M, Rikken B, Bosch R (2010) The recovery of urinary continence after radical retropubic prostatectomy: a randomized trial comparing the effect of physiotherapist-guided pelvic floor muscle exercises with guidance by an instruction folder only. BJU Int 106:515–522. https://doi.org/10.1111/j.1464-410X.2010.09159.x. Epub 2010 Mar 1, Zugegriffen am 15.04.2020

Farzinmehr A, Moezy A, Koohpayehzadeh J, Kashanian M (2015) A comparative study of whole body vibration training and pelvic floor muscle training on women's stress urinary incontinence: three-month follow-up. J Family Reprod Health 9:147–154

Gasser HS (1941) The classification of nerve fibers. Ohio J Sci 3:145–159

Goats GC (1990) Interferential current therapy. Br J Sp Med 24(2):87–92

Greising SM, Gransee HM, Mantilla CB, Sieck GC (2012) Systems biology of skeletal muscle: fiber type as an organizing principle. Wiley Interdiscip Rev Syst Biol Med 4:457–473. https://doi.org/10.1002/wsbm.1184

Hautmann RE, Abol-Enein H, Davidsson T, Gudjonsson S, Hautmann SH, Holm HV, Lee CT, Liedberg F, Madersbacher S, Manoharan M, Mansson W, Mills RD, Penson DF, Skinner EC, Stein R, Studer UE, Thueroff JW, Turner WH, Volkmer BG, Xu A (2013) ICUD-EAU International consultation on bladder cancer 2012: urinary diversion. Eur Urol 63:67–80

Henderson JW, Wang S, Egger MJ, Masters M, Nygaard I (2008) Can women correctly contract their pelvic floor muscles without formal instruction? Urology 72:1280–1286. https://doi.org/10.1016/j.urology.2007.12.034. Epub 2008 Apr 2. Zugegriffen am 15.04.2020

Hi Q, Xiao K, Peng L, Lai J, Li H, Luo D, Wenig K (2019) An effective meta-analysis of magnetic stimulation therapy for urinary incontinence. Sci Rep 9:9077. https://doi.org/10.1038/s41598-019-45330-9

Izci Y, Topsever P, Müge FT, Çınar ND, Uludağ C, Lagro-Janssen T (2009) The association between diabetes mellitus and urinary incontinence in adult women. Int Urogynecol J Pelvic Floor Dysfunct 20:947–952. https://doi.org/10.1007/s00192-009-0888-8

Jemtzik F, Schrader AJ, de Petriconi R, Hefty R, Mueller J, Doetterl J, Eickhoff A, Schrader M (2012) The neobladder in female patients with bladder cancer: long-term clinical, functional, and oncological outcome. World J Urol 30:733–739

Koh JS, Kim SJ, Kim HS, Kim JC (2011) Comparison of alpha-blocker, extracorporeal magnetic stimulation alone and in combination in the management of female bladder outlet obstruction. Int Urogynecol J 22:849–854

Krol P, Piecha M, Slomka K, Sobota G, Polak A, Juras G (2011) The effect of whole-body vibration frequency and amplitude on the myoelectric activity of vastus medialis and vastus lateralis. J Sports Sci Med 10:169–174

Lauper M, Kuhn A, Gerber R, Luginbühl H, Radlinger L (2009) Pelvic floor stimulation: what are the good vibrations? Neurourol Urodyn 28(5):405–410. https://doi.org/10.1002/nau.20669

Lim R, Long LM, Seng LW, Khan NAK, Yuen KH (2015) Magnetic stimulation for stress urinary incontinence: study protocol for a randomized controlled trial. Trials 16:279. https://doi.org/10.1186/s13063-015-0803-1

Machetanz J, Bischoff C, Pichlmeier R, Riescher H, Meyer BU, Sader A, Conrad B (1994) Magnetically induced muscle contraction is caused by motor nerve stimulation and not by direct activation. Muscle Nerve 17:1170–1175

Markworth P (2007) Sportmedizin. Physiologische Grundlagen, 21. Aufl. Rowohlt Taschenbuch, Reinbeck bei Hamburg

Mathis J, Seemann U, Weyh T, Jakob C, Struppler A (1995) The boundary effect in magnetic stimulation. Analysis at the peripheral nerve. Electroencephalogr Clin Neurophysiol 97(5):238–245

Mazur-Bialy A, Kołomańska-Bogucka D, Nowakowski C, Tim S (2020) Urinary incontinence in women: modern methods of physiotherapy as a support for surgical treatment or independent therapy. J Clin Med 9:1211. https://doi.org/10.3390/jcm9041211

Monteleone G, De Lorenzo A, Sgroi M, De Angelis S, Di Renzo L (2007) Contraindications for whole body vibration training: a case of nephrolithiasis. J Sports Med Phys Fitness 47:443–445

Moore KN, Valiquette L, Chetner MP, Byrniak S, Herbison GP (2013) Return to continence after radical retropubic prostatectomy: a randomized trial of verbal and written instructions versus therapist-directed pelvic floor muscle therapy. Female Pelvic Med Reconstr Surg 19:8–12. https://doi.org/10.1097/SPV.0b013e31827ab9d0. Zugegriffen am 15.04.2020

Peng L, Zeng X, Shen H, Luo DY (2019) Magnetic stimulation for female patients with stress urinary incontinence – a meta-analysis of studies with short-term follow-up. Medicine 98:1–6

Plevnik S, Vodusek DB, Vrtacnik P, Janez J (1986) Optimization of pulse duration for electrical stimulation in treatment of urinary incontinence. World J Urol 4:22–23

Rehn B, Lidstroem J, Skoglund J, Lindström B (2007) Effects on leg muscular performance from whole-body vibration exercises: a systemic review. Scand J Med Sci Sports 17(1):2–11

Rittweger J, Schiessl H, Felsenberg D (2001) Oxygen uptake during whole-body vibration exercise: comparison with squatting as a slow voluntary movement. Eur J Appl Physiol. https://doi.org/10.1007/s004210100511

Ritzmann R, Gollhofer A, Kramer A (2013) The influence of vibration type, frequency, body position and additional load on the neuromuscular activity during whole body vibration. Eur J Appl Physiol 113:1–11. https://doi.org/10.1007/s00421-012-2402-0. Zugegriffen am 11.05.2020

Stania M, Chmielewska D, Kwasna K, Smykla A, Taradaj J, Juras G (2015) Bioelectrical activity of the pelvic floor muscles during synchronous whole-body vibration – a randomized controlled study. BMC Urol 15:107. https://doi.org/10.1186/s12894-015-0103-9

Suzuki T, Yasuda K, Yamanishi T, Kitahara S, Nakai H, Suda S, Ohkawa H (2007) Randomized, double-blind, sham-controlled evaluation of the effect of functional continuous magnetic stimulation in patients with urgency incontinence. Neurourol Urodyn 26:767–772

Tries J (1990) Kegel exercises enhanced by biofeedback. J Enterostomal Ther 17:67–76

Ünsal A, Saglam R, Cimentepe E (2003) Extracorporeal magnetic stimulation for treatment of stress and urge incontinence in women – results of 1-year follow-up. Scand J Urol Nephrol 37:424–428

Weber-Rajek M, Radzimińska A, Strączyńskan A, Podhorecka M, Kozakiewicz M, Perkowski R, Jarzemski P, Kędziora-Kornatowska K, Goch A (2018) A randomized controlled trial pilot study examining the effect of extracorporeal magnetic innervation in the treatment of stress urinary incontinence in women. Clin Interv Aging 13:2473–2480. https://doi.org/10.2147/CIA.S176588

Wiedemann A, Zumbé J (1999) Situation der Physiotherapie in der Harninkontinenzbehandlung – Ergebnisse einer bundesweiten Umfrage GIH Referateband 1999, 11. Deutscher Kongreß der GIH, Dresden

Yamanishi T, Sakakibara R, Uchiyama T, Suda S, Hattori T, Ito H, Yasuda K (2000) Comparative study of magnetic versus electrical stimulation on inhibition of detrusor overactivity. Urology 56:777–781

Yamanishi T, Kamai T, Yoshida KI (2008) Neuromodulation for the treatment of urinary incontinence. Int J Urol 15:665–672

Yamanishi T, Homma Y, Nishizawa O, Yasuda K, Yokoyama O (2014) Multicenter, randomized, sham-controlled study on the efficacy of magnetic stimulation for women with urgency urinary incontinence. Int J Urol 21:395–400

Yamanishi T, Kaga K, Fuse M, Shibata C, Uchiyama T (2015) Neuromodulation for the treatment of lower urinary tract symptoms. LUTS 7:121–132

Yamanishi T, Suzuki T, Sato R, Kaga K, Kaga M, Fuse M (2019) Effects of magnetic stimulation on urodynamic stress incontinence refractory to pelvic floor muscle training in a randomized sham-controlled study. LUTS 11:61–65. https://doi.org/10.1111/luts.12197

Zellner M (2003) Urologische Anschlussheilbehandlung – Rehabilitation nach radikaler Tumorchirurgie. UroNews 5:47–52

Zellner M (2011) Inkontinenz nach radikaler Prostatektomie und Zystektomie. Sind apparatives Kontinenztraining und Ganzkörpervibration effektiv? Urologe 50:433–444

Medizinische Rehabilitation – Gestörte Sexualfunktion

3

Michael Zellner und David Ridderskamp

Inhaltsverzeichnis

3.1 Erektile Dysfunktion... 41
3.2 Sexualität der Frau nach radikaler Tumorintervention......................... 52
Literatur.. 59

Nicht nur die Beeinträchtigung der Kontinenz, sondern v. a. eine gestörte Sexualfunktion nach radikaler Tumorintervention im kleinen Becken, wird von vielen Betroffenen als starker, die Lebensqualität beeinträchtigender Faktor erlebt (Heathcote et al. 1998). Das betrifft neben Männern in gleicher Weise auch Frauen. Erst langsam dringt jedoch auch der Rehabilitationsbedarf von Frauen mit postinterventionell gestörter Sexualfunktion in das Bewusstsein der professionellen Medizin.

3.1 Erektile Dysfunktion

Durch zunehmend subtilere Interventionsverfahren (z. B. bilateraler Erhalt relevanter neurovaskulärer Strukturen) ist die Anzahl der Operierten mit Erholung der Erektionsfunktion deutlich angestiegen.

M. Zellner (✉)
Abteilung Urologie | Neurourologie, KWA Klinik Stift Rottal,
Bad Griesbach, Deutschland
e-mail: zellner-michael@kwa.de

D. Ridderskamp
Abteilung Urologie | Neurourologie, KWA Rehaklinik Stift Rottal, Bad Griesbach, Deutschland
e-mail: ridderskamp-david@kwa.de

▶ Dennoch erlebt die überwiegende Mehrzahl der Männer, unabhängig von der Möglichkeit einer neurovaskulären Protektion, zunächst einen vollständigen Erektionsverlust im Anschluss an eine Radikaloperation.

Ursächlich vermutet wird eine Neurapraxie durch intraoperative Dehnung und andere Miktrotraumata der Nn. cavernosi in ihrem Verlauf in unmittelbarer Nähe zur Prostata. Auch darf nicht übersehen werden, dass die Rückkehr der spontanen Erektionsfähigkeit nicht in jedem Fall in nahem Zeitabstand zu der Radikaloperation erwartet werden kann (Gabrielsen 2018).

▶ Für die Rückkehr der spontanen Erektionsfähigkeit muss mit einer Latenz von einem Jahr und länger gerechnet werden (Sivarajan et al. 2014). Von Männern mit persistierender Erektionsstörung 12 Monate postoperativ wird bei etwa 40 % die Rückkehr der Erektionsfunktion 3 Jahre und länger in Anspruch nehmen (Lee et al. 2015). Nicht übersehen werden darf, dass die überwiegende Mehrzahl der Betroffenen die Qualität der präoperativen erektilen Funktion nicht wiedererlangen wird.

Risikofaktoren für persistierende Erektionsstörung
Nur etwa 28 % der Männer mit präoperativ regelrechter Funktion (gemessen mit dem Sexual Health Inventory for Men [SIHM], einer Subskala des International Index of Erectile Function [IIEF] mit 5 Items) erreichen ihren Basiswert 2 Jahre postoperativ. Auch beklagen knapp zwei Drittel der Patienten 24 Monate postoperativ ein fehlendes oder verändertes Orgasmusgefühl (Albough et al. 2019). Als wichtigste prädiktive Faktoren für die Rückkehr einer raschen Erektionsfunktion postoperativ angesehen werden neben der regelrechten Erektionsfunktion präoperativ ein jüngeres Lebensalter und ein möglichst weitgehend gelungener Erhalt der neurovaskulären Strukturen intraoperativ (Rabbani et al. 2000). Als weitere Ursachen einer anhaltenden erektilen Dysfunktion werden degenerative Veränderungen des Schwellkörpers als Hypoxiefolge diskutiert. Die überwiegende Zeit des Tages befindet sich bei Männern mit regelrechter Erektionsfunktion das penile Schwellkörpergewebe in schlaffem Zustand. Der Sauerstoffdruck im Gewebe ist sehr gering (pO_2 ca. 25–40 mmHg). Während der physiologischen etwa 3–5 nächtlichen Erektionen mit einer Dauer von jeweils 30–45 min erreicht die Sauerstoffspannung Werte von 90–100 mmHg mit konsekutiv deutlich erhöhter Gewebeoxygenierung. Nachdem postoperativ auch die nächtlichen Erektionen ausbleiben, kommt es zu einer dauerhaften kavernösen Gewebehypoxie. Neurapraxie und Hypoxie führen zu penilen Umbauprozessen mit endothelialer Dysfunktion, ischämischen Veränderungen und Apoptose mit konsekutiver fibrotischer Degeneration der kavernösen Muskelfasern und klinischer Verkürzung des Gliedes (Alzweri und Burnett 2017; Qian et al. 2016). Experimentell wurde der Nachweis erbracht, dass Stoffe, die zu einer Steigerung der Sauerstoffspannung führen, z. B. Prostaglandin E1 und Stickstoffmonoxid (NO), eine signifikante Hemmung der Expression von TGF-b1 (Transforming Growth Factor) mit konsekutiver Reduktion von Kol-

lagenbiosynthese und Fibrosierung bewirken (Kim et al. 1993; Moreland 1998). Um potenziell dauerhafte anatomische Schwellkörperveränderungen möglichst zu verhindern, sollte baldmöglich postoperativ mit einer adäquaten Schwellkörperrehabilitation durch wiederholte Erektionsversuche mit mechanischen Hilfsmitteln (Vakuumerektionshilfesystem, VEHS) oder chemischer Schwellkörperstimulation, z. B. mit PDE-5-Inhibitoren oder intrakavernöser Therapie begonnen werden (Stadler und Siebels 2008).

▶ Auch wenn die Behandlungsmöglichkeiten in den letzten Jahren, nicht zuletzt durch die Einführung von PDE-5-Inhibitoren, eine deutliche Verbesserung erfahren haben, gibt es noch immer keine „optimale" Therapie. Vielmehr muss der behandelnde Arzt aus den zur Verfügung stehenden Möglichkeiten (PDE-5-Inhibitoren, Vakuumerektionshilfesystem [VEHS], Schwellkörperautoinjektionstherapie [SKAT], transurethrale Prostaglandinapplikation [Medicated Urethral System for Erection, MUSE] und Penisprothetik v. a. bei Nonrespondern) versuchen, die individuell geeignete Option für den Patienten zu wählen.

Therapeutisch beschleunigte Erektionsrückkehr (bisher) nicht belegt
Alle genannten konservativen Verfahren können zu einer signifikanten Verbesserung der Erektionsfunktion führen, solange sie angewendet werden. Für keines der genannten Verfahren konnte jedoch bisher überzeugend nachgewiesen werden, dass es zu einer beschleunigten Rückkehr der spontanen Erektionsfähigkeit beitragen könnte. Dennoch sollte eine konsequente Schwellkörperrehabilitation möglichst rasch nach der Radikalintervention/Operation angestrebt werden, da es neben der Erektionsauslösung langfristig zu einer Verbesserung der zukünftigen Wirkeffizienz der verschiedenen Behandlungsoptionen kommen kann und sich eine Penisverkürzung vermeiden lässt (Albough et al. 2019; Gabrielsen 2018; Qian et al. 2016).

▶ Bei der Beratung sollte unbedingt vermieden werden, eigene Vorurteile und Bewertungen hinsichtlich Indikation zur Behandlung und den verschiedenen Optionen auf den Patienten zu projizieren.

Die meisten Männer akzeptieren zwar nach Diagnose einer Malignomerkrankung nach entsprechender Aufklärung zunächst auch einen sehr wahrscheinlichen Verlust der Erektionsfähigkeit und argumentieren mit einem meist ohnehin bereits abgeflachten Sexualleben. Trotzdem führt der (zumindest passagere) Verlust der erektilen Potenz auch zu einer mitunter erheblichen, psychosozialen Beeinträchtigung (Althof 2002). Etwa 2/3 der Männer erleben den „Verlust der Männlichkeit" mit reduziertem Selbstbewusstsein. Zu einer Beeinträchtigung der Partnerschaft kommt es bei ca. 1/3 und zu einer Beendigung der Beziehung aufgrund der Potenzstörung bei ungefähr 1/5 der betroffenen Männer. Nicht selten werden auch Alterationen in den alltäglichen Beziehungen zu Freunden und Kollegen beschrieben (Tomlinson und Wright 2004). Dennoch darf auch nicht übersehen werden, dass die Therapieadhärenz für ein Schwellkörperrehabilitationsprogramm begrenzt ist und im Lauf der Zeit abnimmt. Nur etwa 45 % der Patienten haben in einer Studie ein konsequentes Schwellkörpertraining über einen Zeitraum von 2 Jahren abgeschlossen. Die Gründe sind vielfältig und umfassen v. a. Kosten für Medikamente, Nebenwirkungen, Vergessen der regelmäßigen Anwendung, mangelnden Erfolg, Zeitmangel und Unannehmlichkeiten der als umständlich empfundenen Maßnahmen sowie partnerschaftliche Faktoren. Auch das Gefühl bei unzureichender Wirksamkeit immer wieder an die Erektionsstörung erinnert zu werden, wird als Begründung vorgetragen (Albough et al. 2019).

In der frühen postinterventionellen Phase wird die gestörte Sexualität von der überwiegenden Zahl der Betroffenen noch nicht in gesteigertem Maß erlebt. Genießt präinterventionell meist der Wunsch nach kurativer Therapie oberste Priorität, bedingt postinterventionell eine mehr oder weniger ausgeprägte Kontinenzstörung die vordergründigste Beeinträchtigung der Lebensqualität. Nach Abklingen dieser akuten Belastungen in Zusammenhang mit Diagnosestellung und invasiver Therapie gewinnt jedoch das Thema erektile Dysfunktion zunehmend an Bedeutung und erreicht zumindest wieder den Stand des präoperativen sexuellen Interesses.

▶ Darüber und über potenzielle Folgen einer prolongierten Schwellkörperrehabilitation (Corpus-Fibrose!) sollten die Betroffenen frühzeitig postinterventionell informiert werden.

Der Beratungsbedarf ist groß. In einer konsekutiven Behandlungsserie von 1584 Patienten (Durchschnittsalter 64,7 Jahre, Streubreite 37–82 Jahre) nach radikaler Prostatektomie haben 97,3 % der Patienten, unabhängig von Alter, Kontinenzgrad, Tumorausdehnung und erektionsprotektiv durchgeführter Operation, das Angebot einer freiwilligen Beratung über mögliche Behandlungsoptionen wahrgenommen. 1112 der Patienten (72,2 %) haben in der Folge Termine zu einem oder mehreren Behandlungsversuchen (mit Phosphodiesterase-5-Inhibitoren, Vakuumerektionshilfesystem, transurethralem Alprostadil [Medicated System for Erection, MUSE] und Schwellkörperinjektionstherapie) vereinbart. 472 Patienten (29,8 %) lehnten eine weitere Behandlung ab (Zellner und Riedl 2008). Als möglichen Grund für diesen hohen Beratungsbedarf zitieren Zettl und Hartlapp z. B. einen 69-jährigen Patienten nach radikaler Prostatektomie: „ ... Eigentlich sollte es kein großer Verlust sein, dass ich nach der Therapie keine Erektion mehr bekommen kann, weil ich nur noch sehr selten mit meiner Frau schlafe. Aber das Gefühl, dass ich könnte, wenn ich wollte, war mir immer sehr wichtig." (Zettl und Hartlapp 2002). Da sich v. a. für viele Nonresponder einer PDE-5-Inhibition oder bei Kontraindikationen, insbesondere nach invasiver Tumortherapie im Bereich des kleinen Beckens, die Frage nach wirksamen Alternativen stellt, sollten, optimalerweise beide Partner in angenehmer und entspannter Atmosphäre über diese alternativen Behandlungsoptionen informiert werden. Für die Akzeptanz mit entscheidend sind nicht zuletzt die Möglichkeit zur praktischen Erprobung und das Erlernen der sicheren Handhabung des jeweiligen Verfahrens (Zellner und Riedl 2008).

3.1.1 Phosphodiesterase-5-Inhibition (PDE-5-Inhibition)

Zweifellos wurde mit Einführung der PDE-5-Inhibitoren ein Meilenstein für die Behandlung der erektilen Dysfunktion gesetzt. Allerdings ist die initiale Euphorie der Behandelbarkeit aller von einer Erektionsstörung geplagten Männer der Einsicht gewichen, dass es neben Betroffenen ohne Leidensdruck eine Reihe von Patienten gibt, die auf die Behandlung nicht ansprechen, Kontraindikationen bestehen oder sich die Betroffenen eine Behandlung nicht leisten können oder wollen, obwohl sich die Kosten der Behandlung seit Verfügbarkeit generischer Wirkstoffe deutlich reduziert haben. Nahezu kein Kostenträger umgeht die gesetzlichen Regelungen und erstattet eine medikamentöse Behandlung der erektilen Dysfunktion (abgesehen von Medikamenten, die einmalig zur Diagnostik eingesetzt werden, und der Kostenerstattung bei Berufserkrankung oder nach berufsbedingten Unfällen durch die Deutsche Gesetzliche Unfallversicherung/Berufsgenossenschaften). Trotz zunehmend subtilerer nerverhaltender Operationstechniken muss darüber hinaus von einer Latenz der Wirksamkeit der PDE-5-Inhibitoren von Wochen bis Monaten trotz regelmäßiger Einnahme ausgegangen werden.

▶ Bisher besteht keine Evidenz, insbesondere bei Messung der spontanen Erektionsfähigkeit nach längerem Absetzen der PDE-5-Inhibition, dass es nach kontinuierlicher oder Bedarfsmedikation zu einer schnelleren Rückkehr der spontanen Erektionsfähigkeit käme. Dennoch besteht kein Zweifel, dass PDE-5-Inhibitoren nach (nerverhaltender) radikaler Tumorchirurgie im kleinen Becken helfen, die Erektionsfähigkeit ebenso zu verbessern wie bei Nichtoperierten (Alzweri und Burnett 2017; Gabrielsen 2018).

Auch wenn die Einnahme nicht (sofort) zu einer nachweisbaren Wirkung oder zufriedenstellenden Erektion führt, kommt es durch die Potenzierung der Stickstoffmonoxid (NO-) vermittelten Relaxation der glatten kavernösen Muskulatur durch Degradation von zyklischem Guanosinmonophosphat (cGMP) zu einer Hemmung peniler Umbauprozesse durch antifibrotische und antiphlogistische Effekte sowie Förderung der kavernösen Nervenregeneration. Zudem konnte gezeigt werden, dass es nach regelmäßiger Einnahme langfristig zu einem besseren Ansprechen der Medikation kommen kann (Alzweri und Burnett 2017).

Die optimale Dauer der Anwendung kann bisher nicht überzeugend angegeben werden. Zwar konnten bei täglicher Einnahme von z. B. Tadalafil 5 mg im Gegensatz zu einer nicht regelmäßigen Einnahme signifikant besserer Erektionen nachgewiesen werden. Dennoch zeigte sich bei regelmäßiger Einnahme über ein Jahr hinaus kein signifikanter Vorteil gegenüber einer Bedarfsmedikation (Kim und Sung 2018). In einer Literaturübersicht wurde jedoch die Effizienz für Sildenafil am höchsten bewertet bei leicht erhöhter therapiebedingter Nebenwirkungsrate, gefolgt von Vardenafil, Avanafil und Tadalafil (Qiu et al. 2016). Aufgrund der Aufsättigung des Wirkspiegels infolge der langen Halbwertzeit von Tadalafil könnte in der kontinuierlichen Einnahme auch eine Verbesserung der Spontaneität als Vorteil gesehen werden. Durch eine tägliche Einnahme von 5 mg kommt es im Lauf weniger Tage zu einer nahezu vollständigen Inhibition der Phosphodiesterase 5, sodass es bei der für die Auslösung einer Erektion unabdingbaren, sexuellen Stimulation zu einer spontanen Erektionsauslösung kommen kann. Bei Wirkungslosigkeit trotz sexueller Stimulation sollte vor einer zusätzlichen Einnahme einer weiteren Bedarfsdosis eines PDE-5-Inhibitors gewarnt werden. Wegen der nahezu vollständigen PDE-5-Inhibition bei kontinuierlicher Medikation ist nicht mit einer Erektionsverbesserung, jedoch einem deutlich höheren Risiko von Nebenwirkungen zu rechnen.

In der Zeit vor Verfügbarkeit des generischen Wirkstoffs Sildenafil zeigten sich bei der Sexualberatung nach invasiver Tumortherapie häufig eine Reihe von Fehleinschätzungen der Betroffenen und ihrer Partner. So bestanden bei der Verordnung des ersten in Deutschland verfügbaren PDE-5-Inhibitors (Viagra®) erhebliche Ressentiments, da nicht selten Patienten und häufiger auch die Partnerinnen die Medikation als vermeintlich gesundheitsschädlich und gefährlich einstuften („Engelmacher"). Diese Einschränkungen haben sich seit der Verfügbarkeit generischer Präparate nahezu vollständig zurückgebildet.

▶ Bei der Beachtung der Kontraindikationen ist die Behandlung mit PDE-5-Inhibitoren als gut praktikable, wirksame und sehr sichere Therapieoption der erektilen Dysfunktion zu bewerten.

Typische Nebenwirkungen von PDE-5-Inhibitoren
z. B. Sildenafil, Tadalafil, Vardenafil, Avanafil

- Kopfschmerzen
- Verändertes Farbensehen
- Sehstörungen
  - Erhöhtes Risiko für ischämische Optikusneuropathie
- Flush
- Verstopfte Nase
- Rücken- und Muskelschmerzen
- Übelkeit
- Hypotonie
- Tachykardie

Kontraindikationen für PDE-5-Inhibitoren
(Mod. nach Rote Liste 2020)

- Nitrate und andere NO-Donatoren
- Guanylylzyklase-Stimulatoren

- → bedrohliche Blutdrucksenkung
- Kardiale Risiken, die sexuelle Aktivität nicht erlauben
  - z. B. Kurz zurückliegender Herzinfarkt oder Schlaganfall
  - Instabile Angina pectoris
  - Herzinsuffizienz
- Ischämische Optikusneuropathie mit Sehverlust
- Kongenitale degenerative Retinopathien
  - z. B. Retinitis pigmentosa
- Schwere Leberinsuffizienz
- Terminale Nierenfunktionsstörung mit Dialysepflicht

3.1.2 Schwellkörperinjektionstestung (SKIT) und Schwellkörperautoinjektionstherapie (SKAT)

Die Indikation zur Schwellkörpertestung (Schwellkörperinjektionstestung, SKIT) wird nicht nur zur Demonstration und dem persönlichen Erleben des Verfahrens, sondern auch zur simultanen Evaluierung der penilen Perfusion im Sinne eines sekundärpräventiven Ansatzes bei koinzidenten Risikofaktoren gestellt. Dabei werden in einen der beiden Korpusschwellkörper 5–10 μg Alprostadil (Prostaglandin E1) injiziert (Abb. 3.1) und in der Folge dopplersonografisch der systolische Spitzenfluss und der enddiastolische Fluss in den vier Penisarterien gemessen.

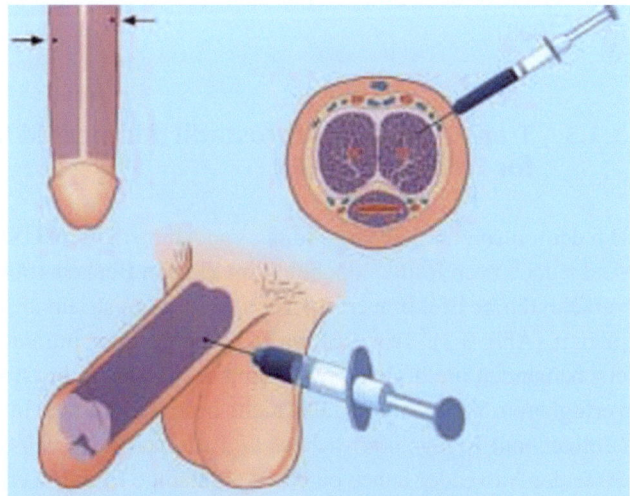

Abb. 3.1 Durchführung SKIT-SKAT. (Stadler et al. 2008)

▶ Bei der Schwellkörperinjektionstestung deutet ein reduzierter systolischer Spitzenfluss (< ca. 25 cm/s) auf eine eingeschränkte arterielle Perfusion hin und ein erhöhter enddiastolischer Fluss (>5 cm/s) bei regelrechter Erektion und regelrechtem arteriellen Fluss auf ein venöses Leck.

Wirkungsabhängig kann bei Akzeptanz des Verfahrens ggf. eine Dosissteigerung bis 20 µg Alprostadil erforderlich werden. Das Priapismusrisiko liegt <1 %. Bei guter Gewebeverträglichkeit kommt es selten zu Schwellkörperfibrosen, die in 30–50 % der Fälle im weiteren Verlauf wieder spontan abheilen sollen (Porst 2004).

▶ Entgegen dem unverändert hohen Stellenwert bei Urologen ist die Akzeptanz bei Betroffenen, insbesondere als dauerhafte Therapieform (Schwellkörperautoinjektionstherapie, SKAT), eher gering ausgeprägt.

So haben sich z. B. aus einer nichtselektierten Gruppe von 1584 Männern nach radikaler Prostatektomie 100 Betroffene (9,0 %) nach der Beratung über verfügbare Behandlungsoptionen einer SKIT unterzogen. Eine verkehrsfähige Erektion (E4 oder E5) haben 44 (44 %) der 100 untersuchten Patienten erreicht. Keine Beschwerden bei der Durchführung oder im Anschluss hatten 19 Patienten (19 %). Geringe oder leichte Beschwerden gaben 12 Anwender (12 %) an. Als unangenehm oder schmerzhaft bewerteten 36 (36 %) und als stark schmerzhaft 15 Patienten (15 %) das Verfahren. In der Folge haben sich 22 Patienten (22 % der Getesteten, 2,0 % aller Patienten mit Behandlungswunsch) für die Einstellung auf eine Schwellkörperautoinjektionstherapie entschieden. Hauptursache für die Nichtanwendung der Methode waren Missempfindungen oder Schmerzen (trotz Aufklärung über die in der Regel schnell nachlassenden Beschwerden und Schmerzen bei fortgesetzter Durchführung) (Zellner und Riedl 2008).

3.1.3 Transurethrales Alprostadil (Medicated Urethral System for Erection, MUSE))

Bei der transurethralen Anwendung von Alprostadil (MUSE®) werden initial 500 µg (meist sind jedoch nach Radikaloperation im kleinen Becken 1000 µg, sehr selten 250 µg für eine verkehrsfähige Erektion erforderlich) mit einem sterilen Einmalapplikator intraurethral appliziert (Abb. 3.2). Trotz der im Vergleich zu der intrakavernösen Applikation einfacher erscheinenden urethralen Anwendung von Alprostadil ist die Akzeptanz des aktuell nicht verfügbaren Systems ebenfalls nicht besonders hoch. In der zitierten klinischen Studie (Zellner und Riedl 2008) haben117 Patienten (10,5 %) die Applikation erprobt. Knapp 50 % der Anwender haben eine verkehrsfähige Erektion erreicht. Als charakteristische Nebenwirkungen wurden urethrale Schmerzen und leichte Blutungen angegeben.

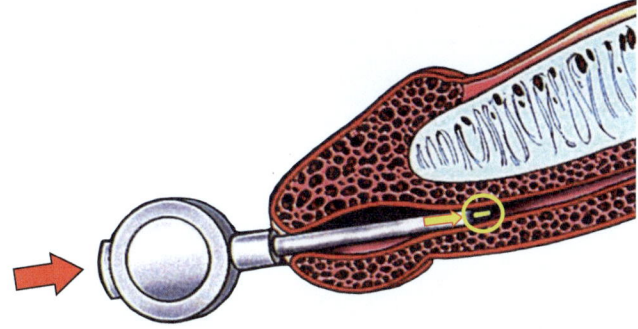

Abb. 3.2 Medicated Urethral System for Erection (MUSE®)

3.1.4 Vakuumerektionshilfesystem (VEHS)

Anders als in Deutschland, wo lange Jahre die Schwellkörperautoinjektionstherapie (SKAT) bei entsprechender Morbidität als Leistung der gesetzlichen Krankenversicherung galt, musste die Behandlung in den USA stets selbst finanziert werden. Als kostengünstige, nebenwirkungsarme und effektive Therapie erreichten Vakuumpumpen in den USA eine rasche Verbreitung. In Europa ist ihr Einsatz noch immer, als verhältnismäßig gering zu bewerten. Ursächlich hierfür waren sicherlich auch hämodynamische Untersuchungen. Durch Vakuumsysteme erzeugte Erektionen wurden wegen der begleitenden Hypoxämie und prolongierten Azidose als unphysiologisch betrachtet.

▶ Mittlerweile wurde jedoch in der Literatur übereinstimmend nachgewiesen, dass es unter der (regelmäßigen) Anwendung eines VEHS zu einer signifikanten Verbesserung der penilen Hämodynamik und Gewebeoxygenierung mit konsekutiver Antihypoxie, verbesserter arterieller und venöser Schwellkörperperfusion und Sauerstoffversorgung kommt (Bosshardt et al. 1995; Qian et al. 2016). Für ein befriedigendes Sexualleben sind gerade für das VEHS emotionale Akzeptanz und sichere Handhabung elementar.

Nicht selten berichten Patienten über eine bereits früher erfolgte Verordnung eines VEHS, allerdings wären sie mit der Therapie nicht zufrieden. Bittet man das System mitzubringen, um die Anwendung noch einmal zu besprechen, wird nicht selten ein unbenutztes, original verpacktes System vorgelegt, das von den Patienten nicht zusammengesetzt werden kann. Oft wird auch das „mechanisch unerotische" Medizinprodukt abgelehnt, während es nach entsprechender Beratung und Schulung in der Handhabung als „Sexspielzeug" von beiden Partnern problemlos akzeptiert werden kann (Zellner und Riedl 2008). Die Handhabung sollte mit dem Patienten, optimalerweise gemeinsam mit der Partnerin, erprobt werden. Das VEHS wird in der Regel zerlegt (Abb 3.3) in einer Bereitschaftstasche mit vollständigem Zubehör geliefert. Es besteht aus einem durchsichtigen Kunststoffzylinder, Dichtungsringen, einer manuell oder elektrisch zu bedienenden

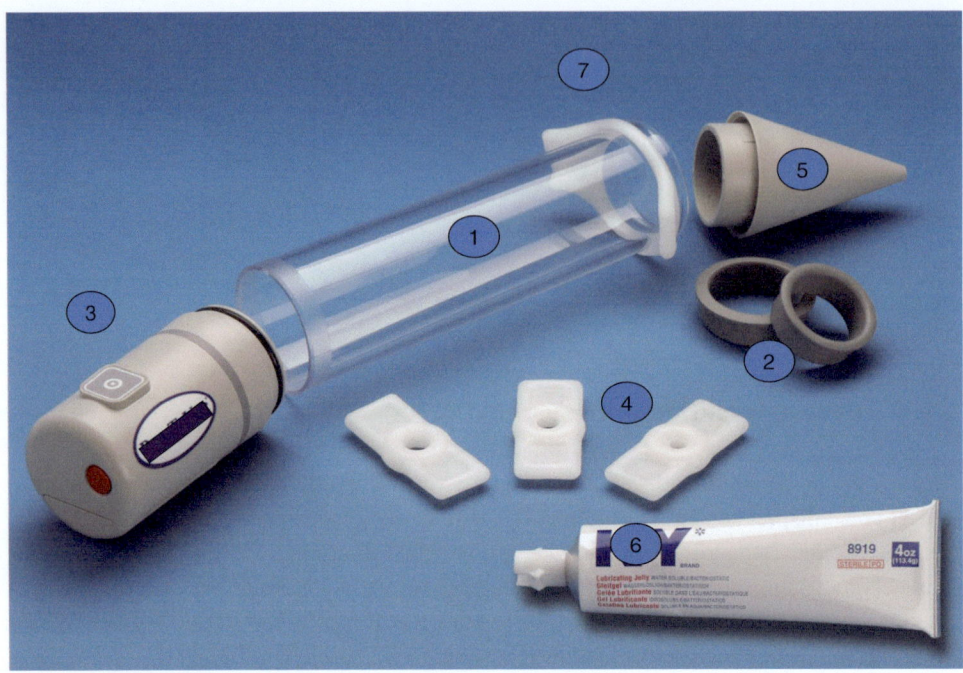

Abb. 3.3 Vakuumerektionshilfesystem (VEHS) zerlegt: durchsichtiger Kunststoffzylinder (*1*), Dichtungsringe (*2*), manuell oder elektrisch zu bedienende Pumpe (*3*), Auswahl an Konstriktionsringen (*4*), Kegel (*5*) zum Aufbringen der Konstriktionsringe sowie Gleitgel (*6*). (Zellner und Riedl 2008)

Pumpe, einer Auswahl an Konstriktionsringen, einem Kegel zum Aufbringen der Konstriktionsringe sowie einem Gleitgel (Abb 3.3).

Zunächst wird ein (individuell zu wählender) Konstriktionsring über den Kegel auf den Zylinder aufgebracht (Abb. 3.3 und 3.4). Das Vorgehen wird mit Gleitgel vereinfacht. Der Kegel wird entfernt und ein Dichtungsgummiring (angepasst an den Penisdurchmesser) in den Zylinder eingepasst. Um eine gute Dichtigkeit im Schamhaarbereich zu erzielen, wird der Dichtungsgummiring ebenfalls mit Gleitgel bestrichen. (Zur Verbesserung der Abdichtung kann auch eine Rasur der Schambehaarung überlegt werden). Der Pumpenkopf wird auf der gegenüberliegenden Seite aufgesetzt. Danach wird der Penis in den Zylinder eingebracht. Damit es nicht zu einer (schmerzhaften) Verklebung der Penisschafthaut mit dem Zylinder kommt, sollte zuvor etwas Gleitmittel auf die Zylinderinnenseite aufgetragen werden. Gute Abdichtung an der Bauchwand wird erreicht, indem der Zylinder gut gegen die Bauchhaut gedrückt wird. Mit der Pumpe wird mechanisch oder elektrisch der Unterdruck erzeugt. Dadurch kommt es zu einer mechanischen, passiv-venösen Schwellkörperfüllung. Für den Erektionserhalt sorgt der Konstriktionsring, der vom Zylinder über die Peniswurzel abgestreift und das Pumpensystem entfernt wird. Zur Vermeidung ischämischer Gewebealterationen sollte der Konstriktionsring maximal 30 min belassen wer-

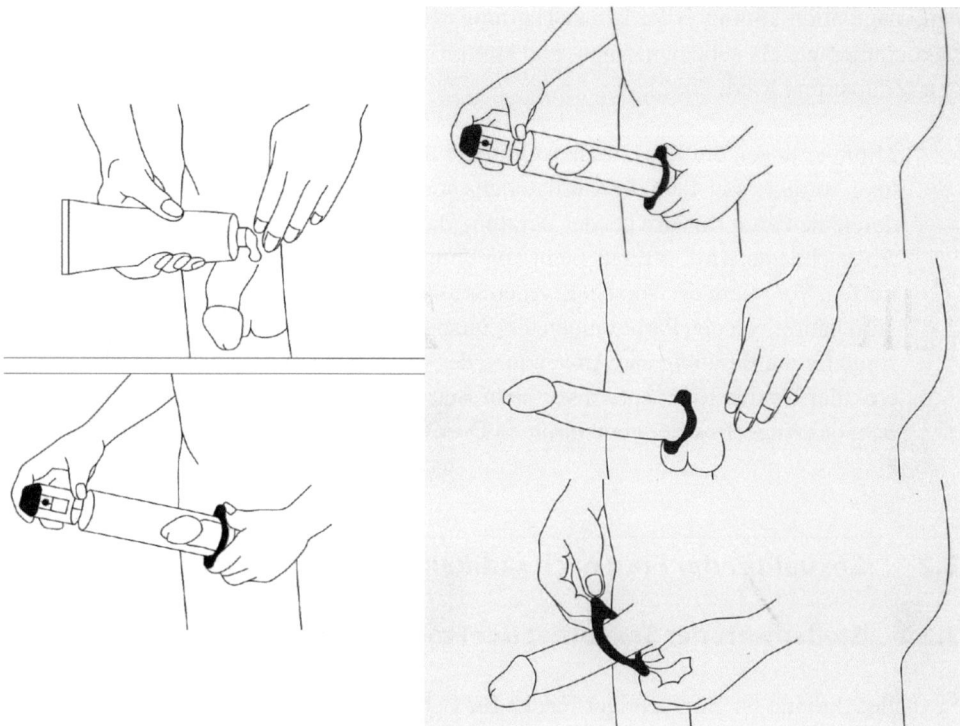

Abb. 3.4 VEHS-Handhabung, schematisch

den. Die Rate erfolgreicher Erektionen wird mit etwa 60 % angegeben. Von den in der zitierten klinischen Untersuchung 38 % der Patienten mit Anwendungswunsch des VEHS haben sich nach erfolgreicher Erprobung knapp 21 % für die Verordnung eines Systems zur häuslichen Anwendung entschieden (Zellner und Riedl 2008).

Nebenwirkungen bei vakuuminduzierter Erektion
Als häufigste Nebenwirkung der Vakuumtherapie nach radikaler Prostatektomie/Zystektomie wird eine schmerzhafte Erektion angegeben. Dabei wird primär die Erektionsauslösung durch das Vakuum, weniger der Konstriktionsring als schmerzhaft empfunden. Als schmerzhaft empfinden nahezu ausschließlich diejenigen Patienten die Prozedur, bei denen auch keine ausreichende Erektion erreicht wird. Drei Patienten mit primär ungenügender Erektion (E1, E2) und 10 Patienten mit leidlich genügender Erektion (E3) baten dennoch um Verordnung des VEHS zum Schwellkörpertraining. Abgesehen von einem Fall (E1) erbaten ausschließlich Patienten die Verordnung eines VEHS, bei denen das Verfahren auch bei der ersten Anwendung schmerzfrei durchzuführen war. An weiteren Nebenwirkungen wurden in absteigender Häufigkeit genannt: Petechien/Hämatome, Kältegefühl und Sensibilitätsstörung im Penis und Skrotalhautaspiration. In Einzelfällen wurden Paraphimosen, Hautnekrosen, Hyperpigmentierung der Penisschafthaut genannt. Auch unter

Antikoagulation kommt es zu keiner Häufung von Komplikationen. Insgesamt kann die Vakuumtherapie als nebenwirkungs- und komplikationsarme Behandlung betrachtet werden (Zellner und Riedl 2008).

▶ Mitunter liegen die wesentlichen Gründe für die Ablehnung einer Erektionsbehandlung weniger bei dem Rehabilitanden, sondern seiner Partnerin. Bei Begleitung durch die Partnerin wird bei der Beratung die Entscheidung, ob und welche Therapie eingeschlagen wird, oftmals nicht von dem Patienten, sondern seiner Partnerin getroffen. Vor allem der Vorschlag einer Schwellkörperautoinjektionstherapie (SKAT) wird häufig von den Partnerinnen als „unangenehm für den Mann" abgelehnt. Daher sollte für die Beratung und Anwendung der verschiedenen Behandlungsoptionen bei erektiler Dysfunktion, sofern von dem Betroffenen gewünscht und logistisch möglich, das Angebot einer gemeinsamen Durchführung mit der Partnerin erfolgen.

3.2 Sexualität der Frau nach radikaler Tumorintervention

3.2.1 Stellenwert der Sexualität der Frau

Sexuelle Aktivität ist ein wichtiger Faktor für Lebensqualität und seit 2006 in den Kriterien der WHO für Gesundheit verankert. Hier heißt es, dass *„sexuelle* Gesundheit untrennbar mit Gesundheit insgesamt, mit Wohlbefinden und *Lebensqualität* verbunden ist". Die sexuelle Gesundheit wird – analog zur WHO-Definition der Gesundheit an sich – als ein Zustand des körperlichen, emotionalen, mentalen und sozialen Wohlbefindens in Bezug auf die *Sexualität* und nicht nur das Fehlen von Krankheit (in diesem Zusammenhang v. a. sexuell übertragbare Erkrankungen), Funktionsstörungen (z. B. Dyspareunie, erektile Dysfunktion) oder Gebrechen definiert. Sexuelle Gesundheit erfordert laut WHO sowohl eine positive, respektvolle Herangehensweise an Sexualität und sexuelle Beziehungen als auch die Möglichkeit für lustvolle und sichere sexuelle Erfahrungen, frei von Unterdrückung, Diskriminierung und Gewalt (World Health Organisation 2006).

▶ In diesem Sinne sexuell aktive Patientinnen und Patienten leben im Mittel länger und gesünder (Loewit und Ahlers 2013).

Hierfür verantwortlich sind psychische Wirkungen der Sexualität auf die Qualität von Beziehungen, welchen in engster Wechselwirkung zwischen Psyche, Soma und sozialer Umwelt eine große Bedeutung für die psychosoziale Gesundheit zukommt. Beziehungsqualität bemisst sich am Grad der Erfüllung der in sämtlichen Beziehungen gesuchten, universalen, psychosozialen Grundbedürfnisse nach Zugehörigkeit und Angenommensein. Sexualität selbst ist in diesem Sinn kein Grundbedürfnis – man kann leben, ohne sexuell aktiv zu sein, nicht aber ohne Beheimatung in Beziehungen. Sexualität ist aber beim Menschen die umfassendste und intensivste Möglichkeit, diese psychosozialen Grundbedürfnisse durch sexuelle Körperkommunikation wechselseitig zu erfüllen. Das ist, vor Fortpflanzung und Lust, ihre zentrale Funktion.

▶ Neben der großen Bedeutung für die psychische Gesundheit hat die Sexualität wichtige somatische Effekte (Schmailzl 2011).

Hierzu gehört u. a. die Wirkung auf das Herz-Kreislauf-System. Die körperliche Belastung bzw. der „Trainingseffekt" eines Sexualaktes entspricht 2 bis maximal 6 metabolischen Äquivalenten, d. h. in etwa der Anstrengung zwischen forciertem Gehen und Fahrradfahren (Schmailzl 2011).

Die bei einem Orgasmus ablaufenden endokrinen Prozesse, wie z. B. die Freisetzung von Oxytocin, Dopamin, Endorphinen, Kortisol und Immunglobulinen haben positive Wirkungen auf Psyche, Schmerzwahrnehmung, Schlaf und Immunsystem (Bayerle-Eder 2015).

3.2.2 Ätiologie von Sexualfunktionsstörungen nach invasiver Tumortherapie

Sexualstörungen bei Frauen nach onkologischen Erkrankungen und deren Therapie sind, entsprechend der multimodalen Therapiekonzepte, häufig multifaktoriell. Neben Körperbildveränderungen, wie sie z. B. durch Verlust der Haare durch Chemotherapien, Narben oder artifizielle Harn- oder Stuhlableitungen wie z. B. über ein Ileum-Conduit nach Zystektomie entstehen, sowie Depressionen spielen v. a. Hormonmangelerscheinung nach Ovarektomie im Rahmen der vorderen Exenteration oder bei vorzeitig einsetzender Menopause nach Chemo- oder Radiotherapie eine wesentliche Rolle.

Obwohl zwischen den psychischen und somatischen Folgen vielfache Wechselwirkungen bestehen (so führen körperliche Veränderungen zu psychischen Problemen bzw. die Erkrankung selbst oder Therapiefolgen, wie z. B. hormonelle Veränderungen, zu depressiven Stimmungslagen, welche z. B. mit verminderter Libido einhergehen) sollen diese aus Gründen der Übersichtlichkeit hier aufeinanderfolgend dargestellt werden:

3.2.2.1 Psychische Ursachen

Bezüglich der Veränderung des Körperbildes ist bedeutsam, dass v. a. Frauen sich einem kulturell geprägten Schönheitsideal verpflichtet sehen und häufig ihre Energien in ein Rennen um einen perfekten Körper kanalisieren. Dass Frauen im „Dienste der Schönheit" sogar Schmerzen erdulden, hat eine lange Tradition. Angefangen vom Abbinden der Füße im alten China bis hin zu schmerzhaften Gesichtspeelings und plastisch chirurgischen Eingriffen sind viele Frauen dazu bereit, alles Erdenkliche zu tun, um den kulturellen Idealbildern von weiblichem Aussehen und perfektem Erscheinungsbild zu entsprechen.

Entsprechend werfen Veränderungen im Körperbild bei Frauen häufig die Frage auf, ob sie sich mit dem in Folge z. B. einer Tumortherapie veränderten Körper noch als attraktiv und begehrenswert fühlen können. Diese kann zu sexuellem Rückzug führen.

▶ Objektive Befunde und subjektive Befindlichkeit stehen dabei in keinem eindeutigen Verhältnis zueinander. Das heißt, auch kleine, für den Behandler vielleicht unbedeutend erscheinende Körperbildveränderungen können mit einem hohen Leidensdruck verbunden sein.

Die Rekonstruktion der „äußeren Silhouette", z. B. durch die Verordnung einer Perücke bei Haarverlust nach Chemotherapie oder eine plastische Operation, können die Situation zwar erleichtern, beheben aber noch lange nicht den „inneren Schaden" (Zettl 2012).

3.2.2.2 Somatische Ursachen

In Folge von hormonellen Veränderungen nach Resektion der Genitalorgane, nach Radiation oder bei Klimakterium praecox nach Chemotherapie kommt es u. a. zu abgeschwächter Libido, klimakterischen Beschwerden bei prämenopausalen Frauen sowie zu Vaginalatrophie und Lubrikationsstörungen, welche, ggf. im Zusammenspiel mit narbigen Veränderungen z. B. bei Z. n. Resektion der vorderen Vaginalwand, zur Kohabitationsstörungen führen können (Hanjalic-Beck et al. 2012).

3.2.3 Indikation zur Rehabilitation der Sexualfunktionsstörung

Der häufigen Annahme, dass bei Frauen nach Zystektomie in Anbetracht des Durchschnittsalters der betroffenen Frauen von ca. 66 Jahren (May et al. 2011) aufgrund des reduzierten sexuellen Verlangens sogar bei gesunden postmenopausalen Frauen diesen Alters kein Bedarf an Beratung und Therapie bzgl. der Sexualität besteht, muss entgegensetzt werden, dass Frauen über 60, die in stabilen Beziehungen leben, deutlich öfter Sex haben als 30-jährige Single-Frauen. Darüber hinaus liegen neben den Operationsfolgen andere Ursachen für sexuelle Probleme des Paares vor, v. a. die sexuelle Gesundheit des (häufig gleichaltrigen oder älteren) Partners (Bayerle-Eder 2015). Deshalb sollte sich der Rehabilitationsurologe im Rahmen des Heilverfahrens von Frauen und seit langem etablierter Behandler männlicher Sexualfunktionsstörungen als adäquater Ansprechpartner betroffener Patientinnen und Paare nach radikaler Tumortherapie erweisen.

Auch wenn nach der Behandlung einer Krebserkrankung bei Frauen zunächst noch die Verarbeitung der Diagnose, welche bei vielen Patienten Gefühle von Ohnmacht (Sturz aus der Wirklichkeit) und Angst mit entsprechend massiven Einschränkungen der Selbstwirksamkeit auslösen, und das Überwinden von Therapiefolgen wie körperliche Schwäche,

Inkontinenz, Versorgung artifizieller Körperöffnungen etc. im Vordergrund stehen, zeigen Untersuchungen mit Abstand zur Erkrankung eine zunehmende Normalisierung der Lebenssituation mit Rückkehr auch der sexuellen Appetenz in dem Ausmaß wie vor der Erkrankung. Daneben darf ebenfalls nicht übersehen werden, dass bei unbehandelten Störungen die Partner der betroffenen Frauen im Verlauf reaktive sexuelle Funktionsstörungen entwickeln können (Kürbitz 2019).

Für Frauen nach Zystektomie mit Anlage einer Neoblase konnte die zunehmende Rolle (auch) der Sexualität mit der Normalisierung der Lebensverhältnisse im Verlauf nach Diagnose und Therapie in einer Studie an 46 Patientinnen eindrucksvoll dargestellt werden. Nach einer durchschnittlichen Nachbeobachtungszeit von 5,7 Jahren beschrieben ca. 3/4 (77 %) der für die Studie geeigneten Patientinnen ihre gesundheitsbezogene Lebensqualität als gut, sehr gut oder exzellent (Rouanne et al. 2014). Da die Rolle der Sexualität nicht explizit abgefragt wurde, kann nur indirekt darauf geschlossen werden. Entsprechend der Ausführungen im Vorfeld kann aber bei Anwendung u. a. des SF-12v2 (mit Abfrage von u. a. Einschränkung der Rollenfunktion emotional und/oder physisch bedingt) auf eine, wie oben ausgeführt, zunehmende Bedeutung auch der Sexualität (sofern präoperativ relevant) im Langzeitverlauf geschlossen werden.

Auch das Bemühen um die Verbesserung funktioneller Ergebnisse durch modifizierte Operationstechniken dokumentiert eindrucksvoll die Bedeutung der Sexualität für Frauen nach radikaler Zystektomie. So wurde explizit die postoperative Sexualfunktion von Patientinnen nach genitalschonender Zystektomie mit orthotoper Harnableitung untersucht. Nach Erhalt der Vaginalvorderwand, des Uterus und der Adnexe bei 24 Patientinnen konnten nicht nur zufriedenstellende onkologische Ergebnisse, das Fehlen von chronischen Harnretentionen durch Senkung der Neoblase (ehest in Folge des Erhalts der pubourethralen Bänder und der Vaginalvorderwand), das Fehlen von neovesikovaginalen Fisteln, sondern entsprechend der im Follow-up verwendeten Items des Female Sexual Function Index (FSFI) durch den Erhalt der endokrinologisch relevanten Adnexe eine zufriedenstellende Lubrikation und ein Erhalt der Libido in je 90,9 % sowie Orgasmusfähigkeit in 86,4 % erreicht werden. Über Dyspareunie klagten nur 13,6 % der Patentinnen (Roshdy et al. 2016).

▶ Die Bemühungen um und die positiven Effekte der modifizierten Operationstechnik zeigen eindrucksvoll die Bedeutung der Sexualität für Frauen nach radikaler Zystektomie.

Einschränkend muss bei dieser Studie angemerkt werden, dass das Durchschnittsalter der Patientinnen bei 51 Jahren lag. Allerdings zeigt der Blick über den (uro)onkologischen Tellerrand auch Beratungs- und Behandlungsbedarf bzgl. der Sexualität bei Patientinnen ohne Tumorerkrankungen, so bestehen Sexualfunktionsstörungen bei Beckenbodeninsuffizienz mit z. B. Deszensusbeschwerden und Inkontinenz sowie nach deren chirurgischer Korrektur (Peschers und Hußlein 2010).

3.2.4 Therapieoptionen

Die Bedeutung der Sexualität für Lebensqualität und Partnerschaft sowie die Tatsache, dass ca. 80 % der Frauen nach einer (gynäkologischen) Krebserkrankung Informationen zum Thema Sexualität wünschen, dies aber nur von ca. 25 % der Betroffenen und nur ca. 3 % der Ärzte (!) aktiv angesprochen wird (Hanjalic-Beck et al. 2012; Bergant und Marth 2009), machen deutlich, dass Beratung zum Thema Sexualität und – bei entsprechendem Wunsch – therapeutische Interventionen bei Frauen nach Krebserkrankungen und gerade auch bei Frauen nach Therapie von Tumoren im Bereich des Beckens grundsätzlich im Rahmen einer qualifizierten Nachbehandlung nach der Akuttherapie angeboten werden sollten.

Die Beratung kann sich dabei z. B. am PLISSIT-Modell (Permission, Specific Suggestions, Intensive Therapy) orientieren. Am Anfang kann eine allgemeine Beratung, ggf. auch in einer entsprechenden Gruppe, stattfinden, an deren Ende den Patientinnen die Möglichkeit gegeben wird, sich für Einzeltermine bzgl. spezifischer Probleme und deren Therapie zu entscheiden. Ein ergänzendes Screening, z. B. mit dem o. g. Female Sexual Function Index (FSFI), kann nützlich sein, wobei hier, genau wie beim International Index of Erectile Function bei Männern, die Beschränkung auf die letzten 4 Wochen vor Ausfüllen des Fragebogens, die Wertigkeit v. a. bei Erkrankungen, die mit längeren Akutaufenthalten einhergehen, einschränkt.

▶ Durch die offene Informationsveranstaltung können bereits die häufig – v. a. durch mangelnde Information über Erkrankung und Therapiefolgen – im Kopf von Patientinnen und ggf. Partnern bestehenden mentalen Blockaden hinsichtlich zukünftiger sexueller Aktivität positiv beeinflusst werden.

In den Einzelgesprächen können dann die spezifischen Probleme der einzelnen Patientinnen erörtert und Lösungsvorschläge erarbeitet werden.

Häufig ist das Problem bei Frauen zunächst ein psychisches, welches sich aus einem subjektiv empfundenen Attraktivitätsverlust durch ein verändertes Körperbild ergibt. Wenn es der Betroffenen im Einzelgespräch, idealerweise mit Ärzten, Therapeuten und Partner gelingt, Hemmungen abzubauen und das Thema in der Paarbeziehung zu thematisieren, zeigt sich häufig, dass die Partner das Problem weniger gravierend empfinden als die Frauen selbst. So kann der Weg hin zur Beratung und Therapie bzgl. Bedenken und Befürchtungen praktischer Natur geebnet werden. Ist dieser Schritt gelungen, müssen den Patientinnen/dem Paar weitere Termine angeboten werden, in denen irrationale Bedenken (z. B. kann ich meinen Partner mit dem Krebs anstecken?) entkräftet und praktische Fragen hinsichtlich der zukünftigen Ausübung sexueller Aktivität behandelt werden

Sollten die ersten Sitzungen sowie die Interaktion des Paares während der Rehabilitation nicht ausreichend sein, um mentale Blockaden zu überwinden, so können in Zusammenarbeit mit Psychotherapeuten verhaltens- und sexualtherapeutische Maßnahmen am Heimatort vermittelt werden.

Bei klinischem Verdacht muss – aufgrund ihrer negativen Auswirkung auf das sexuelle Verlangen – immer eine zusätzlich bestehende Depression, welche bei Tumorpatientinnen mit einer Prävalenz von nahezu 40 % angegeben wird – abgeklärt und ggf. behandelt werden (Hanjalic-Beck et al. 2012; Massie 2004).

▶ Häufig ist es für Frauen nach Tumortherapie im Beckenbereich auch wichtig, zu vermitteln, dass (zunächst) nicht ausschließlich die genitale Sexualität Ziel der Maßnahmen ist, sondern gerade nach schweren Erkrankungen oder bei ausgeprägten Therapiefolgen bei den Patientinnen primär trotz des fehlenden Wunsches nach Penetration ein gesteigertes Bedürfnis nach Zärtlichkeit und Körperkontakt besteht.

In diesen Fällen muss die Beratung dazu dienen, die Frauen zu ermutigen, sich ihrer Bedürfnisse bewusst zu werden und diese, ggf. mit therapeutischer Hilfe, dem Partner zu vermitteln (Bergant und Marth 2009). Auch das tabufreie Ansprechen von Hilfsmitteln (s. u.) oder anderer Formen der genitalen Stimulation (manuell, oral, Hilfsmittel) kann den Frauen/Paaren helfen trotz vorhandener Einschränkungen ein erfülltes Sexualleben zu führen.

Häufige konkrete Probleme bzgl. des Vaginalverkehrs sind Lubrikationsstörungen, herabgesetzte vaginale Empfindlichkeit mit konsekutiv Orgasmusproblemen sowie Schmerzen beim Verkehr durch narbige vaginale Veränderungen.

Bei Lubrikationsstörungen können Gleitgels zur Anwendung kommen oder durch eine (soweit onkologisch vertretbar) lokale Östrogenbehandlung Besserung erreicht werden. Bei Orgasmusstörungen ist der Einsatz von Vibratoren möglich, sei es als Ergänzung im Liebesspiel oder auch als Anwendung nur durch die Patientin zur Steigerung der vaginalen Sensibilität. Bei narbigen Verengungen der Vagina können Vaginaldilatatoren (Abb. 3.5) Verwendung finden.

Bei Körperbildstörung durch ein Stoma kann, allerdings nicht initial, sondern erst nach ausreichender Therapie und Akzeptanz der psychischen Folgen der Stomaversorgung als Körperbildveränderung und entsprechender Bereitschaft der Patientin für eine kaschierende Behandlung, z. B. Stomabandagen aus slipähnlichem Material (Abb. 3.6) zum Verdecken der Stomaversorgung angeboten werden (Bayerle-Eder 2015; Hanjalic-Beck et al. 2012; Bergant und Marth 2009; Hasenburg et al. 2017).

Bei Stomaträgerinnen sollte das Paar aufgrund der Angst vor Urinverlust bei sich ablösender Versorgung außerdem dazu ermutigt werden, über Stellungen beim Geschlechtsverkehr nachzudenken, bei denen die Gefahr einer akzidentellen Ablösung der Stomaversorgung gering ist. Ebenso können die Haftung sichernde (sowie Prolapsentstehung prävenierende) hautfarbene Stomabandagen zum Einsatz kommen (Abb. 3.7).

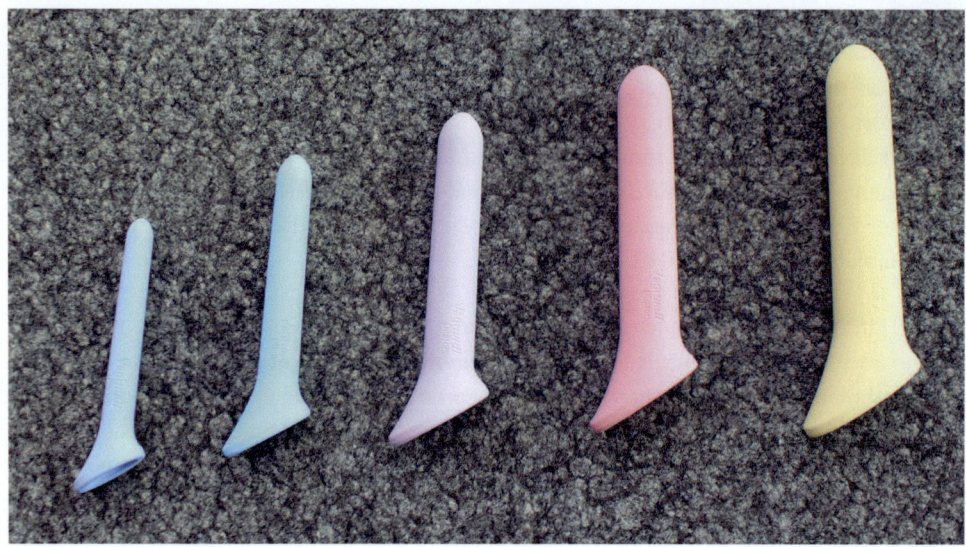

Abb. 3.5 Vaginaldilatatoren

Abb. 3.6 Stomabandage im Spitzendesign

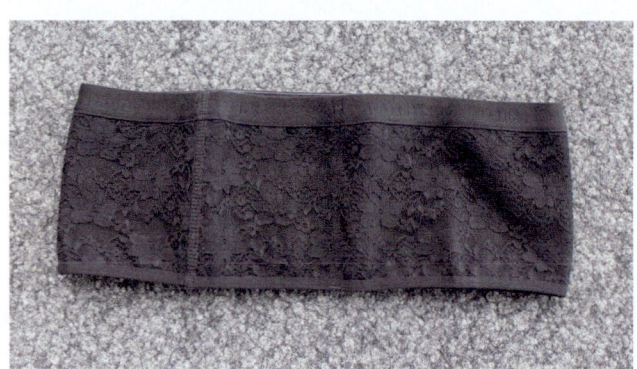

Abb. 3.7 Stomabandage

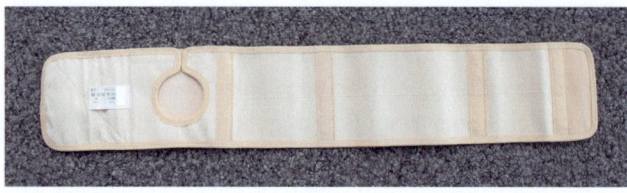

Fazit

Eine Krebserkrankung und deren Therapie führen – v. a. bei Tumoren im Beckenbereich – häufig zu Störungen der Sexualfunktion, die sowohl psychische als auch somatische Gründe haben.

Obwohl Sexualität zu den psychosozialen Grundbedürfnissen des Menschen zählt und zahlreiche positive Effekte hat, wird diesen krankheits- und therapiebedingten Störungen bei Frauen noch zu wenig Aufmerksamkeit geschenkt, obwohl häufig der Wunsch nach Beratung und Therapie besteht.

Nur ein geringer Anteil der Betroffenen artikuliert jedoch diesen Wunsch. Aufgabe der qualifizierten fachspezifischen Rehabilitation muss es sein, das Thema aktiv anzusprechen, zu beraten und ggf. eine entsprechende Behandlung zu initiieren.

Literatur

Albough J, Adamic B, Chang C, Kirwen N, Aizen J (2019) Adherence and barriers to penile rehabilitation over 2 years following radical prostatectomy. BMC Urol 19:89. https://doi.org/10.1186/s12894-019-0516-y

Althof SE (2002) Quality of life and erectile dysfunction. Urology 59:803–810

Alzweri LM, Burnett AL (2017) PDE-5 inhibitors should be used post radical prostatectomy as erection function rehabilitation? Opinion: yes. Difference Opin 43:385–389. https://doi.org/10.1590/S1677-5538.IBJU.2017.03.03

Bayerle-Eder M (2015) Sexualität im Alter und bei chronischen Erkrankungen aufrechterhalten. gynäkologie geburtshilfe 20:34–36

Bergant A, Marth C (2009) Sexualität nach der Therapie gynäkologischer Malignome. In: Petru E, Jonat W, Fink D, Köchli O (Hrsg) Praxisbuch Gynäkologische Onkologie, 2. Aufl. Springer, Berlin/Heidelberg

Bosshardt RJ, Farwerk R, Sikora R, Sohn M, Jakse G (1995) Objective measurement of the effectiveness, therapeutic success and dynamic mechanisms of the vacuum device. Br J Urol 75:786–791

Gabrielsen JS (2018) Penile rehabilitation: the „up"-date. Curr Sex Health Rep 10:287–292. https://doi.org/10.1007/s11930-018-0174-1

Hanjalic-Beck A, Farthmann J, Hasenburg A (2012) Sexualität der Frau nach onkologischer Therapie. Forum 27:127–131

Hasenburg A, Farthmann J, Schwab R (2017) Sexualität nach gynäkologischen Krebserkrankungen. Gynakologe 50:333–338

Heathcote PS, Mactaggart PN, Boston RJ, James AN, Thompson LC, Nicol DL (1998) Health-related quality of life in Australian men remaining disease-free after radical prostatectomy. Med J Aust 168(10):477–478

Kim N, Vardi Y, Padma-Nathan H, Daley J, Goldstein I, Saenz de Tejada I (1993) Oxygen tension regulates the nitric oxide pathway. Physiological role in penile erection. J Clin Invest 91:437–442. https://doi.org/10.1172/JCI116220

Kim S, Sung GT (2018) Efficacy and safety of Tadlafil 5 mg once daily for the treatment of erectile dysfunction after robot-assisted laparoscopic radical prostatectomy: a 2-year follow-up. Sex Med 6:108–114

Kürbitz V (2019) Krebs und Sexualität. Uro-News 23:36–38

Lee JK, Assel M, Thong AE, Sjoberg DD, Mulhall JP, Sandhu J, Vickers AJ, Ehdaie B (2015) Unexpected long-term improvements in urinary end erectile function in a large cohort of men with self-reported outcomes following radical prostatectomy. Eur Urol 68:899–905

Loewit K, Ahlers C (2013) Sexualität ist mehr als ihre Funktionsebene. MMW Fortschritte Med 155:96–99. https://doi.org/10.1007/s15006-013-0378-2

Massie MJ (2004) Prevalence of depression in patients with cancer. JNCI Monographs 2004(32):57–71

May M, Fritsche H, Gilfrich C et al (2011) Einfluss des Alters auf das karzinomspezifische Überleben nach radikaler Zystektomie. Urologe 50:821–829

Moreland R (1998) Is there a role of hypoxemia in penile fibrosis: a viewpoint presented to the Society for the Study of Impotence. Int J Impot Res 10:113–120

Peschers U, Hußlein EM (2010) Sexualität nach Beckenbodenchirurgie. Gynakologe 43:679

Porst H (2004) Erektile Dysfunktion – Pathophysiologie und Therapie. In: Böhm, Jockenhövel, Weidner (Hrsg) Männersprechstunde. Das Praxishandbuch zu Beratung, Prävention und Therapie. Springer, Heidelberg

Qian SQ, Gao L, Wei Q, Yuan J (2016) Vacuum therapy in penile rehabilitation after radical prostatectomy: review of hemodynamic and antihypoxic evidence. Asian J Androl 18:446–451

Qiu S, Tang Z, Deng L, Liu L, Han P, Yang L, Wei Q (2016) Comparisons of regular and on-demand regimen of PDE5-Is in the treatment of ED after nerve-sparing radical prostatectomy for prostate cancer. Sci Rep 6:32853. https://doi.org/10.1038/srep32853

Rabbani F, Stapleton AM, Kattan MW, Wheeler TM, Scardino PT (2000) Factors predicting recovery of erections after radical prostatectomy. J Urol 164:1929–1934

Roshdy S, Senbel A, Khater A et al (2016) Genital sparing cystectomy for female bladder cancer and its functional outcome; a seven years' experience with 24 cases. Indian J Surg Oncol 7:307–311

Rouanne M, Legrand G, Neuzillet Y et al (2014) Long-term women-reported quality of life after radical cystectomy an orthothopic ileal neobladder reconstruction. Ann Surg Oncol 21:1398–1404

Schmailzl KJG (2011) Sex mit Herz. URO-News 15:32–35

Sivarajan G, Prabhu V, Taksler GB, Laze J, Lepor H (2014) Ten-year outcomes of sexual function after radical prostatectomy: results of a prospective longitudinal study. Eur Urol 65:58–65

Stadler C, Becker AJ, Stief CG (2008) Was Sie bei erektiler Dysfunktion empfehlen können Tablette, Pumpe oder Spritze? MMW-Fortschr Med 15:42

Stadler TC, Siebels M (2008) Therapie der erektilen Dysfunktion nach uro-onkologischen Eingriffen oder Strahlentherapie. In: Treiber U, Zaak D (Hrsg) Manual Urogenitale Tumoren. Tumorzentrum München, 4. Aufl. W. Zuckschwerdt, München/Wien/New York

Tomlinson J, Wright D (2004) Impact of erectile dysfunction and its subsequent treatment with sildenafil: qualitative study. Br J Med 328:1037

Word Health Organisation (2006) Defining sexual health. Report of a technical consultation on sexual health, 28–31 January 2002. WHO, Genf

Zellner M, Riedl R (2008) Rehabilitation der Erektionsfunktion nach radikaler Prostatektomie. Potenzhilfen: Bessere Aufklärung schafft mehr Akzeptanz. UroNews 10:28–34

Zettl S (2012) Krebs und Sexualität. Forum 27:104–109

Zettl S, Hartlapp J (2002) Krebs und Sexualität. Ein Ratgeber für Krebspatienten und ihre Partner. 2. Aufl. Weingärtner, St. Augustin

Medizinische Rehabilitation – Spezifische Veränderungen nach Zystektomie und Harnableitung

4

Michael Zellner

Inhaltsverzeichnis

4.1	Harnwegsinfektion nach Zystektomie	62
4.2	Präoperative Mangelernährung und postoperative Katabolie	63
4.3	Störungen der Säure-Basen-Homöostase	66
4.4	Malabsorption	68
4.5	Knochenstoffwechsel nach Zystektomie	75
4.6	Nierenfunktion und Harnsteinbildung nach Zystektomie	75
4.7	Niereninsuffizienz, Reflux und intraneovesikaler Druck	76
4.8	Kurzdarmsyndrom	77
4.9	Reaktive Hypergastrinämie	79
4.10	Bakterielle Fehlbesiedelung	79
4.11	Darmhypomotilität, paralytischer Ileus	79
4.12	Schleimbildung intestinaler Harnreservoire	80
4.13	Osmolaritätsausgleich intestinaler Harnreservoire	80
4.14	Veränderte Pharmakokinetik	80
Literatur		81

Die operative Entfernung der Harnblase und die in der Folge erforderliche Harnableitung unter Verwendung von Darmanteilen oder als Urinreservoir kann zu charakteristischen Folgen und Komplikationen führen. Da berufsbedingte Urothelkarzinome einer regelmäßigen urologischen Begutachtung zugeführt werden, konnte in einer entsprechenden Un-

M. Zellner (✉)
Abteilung Urologie | Neurourologie, KWA Klinik Stift Rottal,
Bad Griesbach, Deutschland
e-mail: zellner-michael@kwa.de

© Springer-Verlag GmbH Deutschland, ein Teil von Springer Nature 2022
M. Zellner, T. Seyrich (Hrsg.), *Urologische Rehabilitation*,
https://doi.org/10.1007/978-3-662-63784-5_4

tersuchung die klinische Erfahrung bestätigt werden, dass operierende und nachsorgende Urologen v. a. die metabolischen Effekte jeder Form von Harnableitung unterschätzen, nicht adäquat diagnostizieren und behandeln (Klokow 2018). Auch die aktuellen Leitlinien messen den metabolischen Folgen und potenziellen Komplikationen keinen adäquaten Stellenwert bei!

▶ Nicht wenige Patienten mit lokal fortgeschrittenen Tumoren haben nach radikaler Chirurgie mit Harnableitung eine lange Lebenserwartung, sodass sich in der Folge, auch längere Zeit nach der Operation, metabolische Störungen entwickeln können.

Für Art und Ausmaß der metabolischen Effekte sind v. a. die Länge der Kontaktzeit des Urins mit dem verwendeten Darmanteil und die Art und die Länge des verwendeten Darmsegments ausschlaggebend. Dabei können die metabolischen Effekte schnell nach der Operation einsetzen und Komplikationen sich sehr früh, aber auch erst Monate bis Jahre nach dem Eingriff manifestieren. Daher sind eine lebenslange Nachsorge, die Prävention und ggf. die Behandlung metabolischer Störungen bei diesen Patienten als obligat zu fordern (Van der Aa et al. 2011).

Zusätzlich zu gestörter Blasen- und Sexualfunktion können nach radikaler Zystektomie weitere spezifische Probleme auftreten. Spezielle Operationstechniken aber auch die Verwendung von mehr oder weniger langen Darmsegmenten zur Harnableitung können zu veränderten Druckverhältnissen im Harntrakt führen. Hier gilt es insbesondere, den oberen Harntrakt vor typischen Folgeschäden (v. a. Infektionen, Reflux, Harnstauung, Stauungsnephropathie, progredienter Niereninsuffizienz) zu schützen.

4.1 Harnwegsinfektion nach Zystektomie

Aufgrund der mikrobiellen Besiedelung des Darmes prädisponiert eine Harnableitung über Darmsegmente zwangsläufig für Harnwegsinfektionen, v. a. innerhalb der ersten Monate postoperativ. Bei 797 Urinkulturen von 47 Patienten zeigten initial 74,5 % positives kulturelles Wachstum. Ohne antimikrobielle Therapie zeigte sich innerhalb von 18 Monaten ein Rückgang auf 6,7 %, als Hinweis auf eine hohe spontane Clearance (Abdel-Latif et al. 2005), möglicherweise auch eine Adaptation des Organismus an die kommensale Besiedelung ähnlich der Hautoberfläche.

Dennoch zählen Harnwegsinfektionen zu den häufigsten Komplikationen nach Zystektomie mit Harnableitung über Darmsegmente. Trotz perioperativer Antibiotikaprophylaxe erleiden ca. 40 % der Patienten nach Anlage einer Neoblase symptomatische Harnwegsinfektionen (Shigemura et al. 2012). In einer Sektionsstudie fanden sich bei 86 % der Untersuchten Anzeichen für abgelaufene Infektionen des oberen Harntrakts nach Anlage eines Ileum-Conduit im Vergleich zu lediglich 28 % bei Blasenkrebspatienten ohne Harnableitung (Bergman und Knutson 1978).

Streng unterschieden werden muss allerdings zwischen einer in keinem Fall behandlungsbedürftigen, asymptomatischen Bakteriurie und/oder Pyurie (Kolonisation/Kontamination) und einer symptomatischen Harnwegsinfektion mit klinischen und/oder laborchemischen Infektionszeichen (Keimaszension in den oberen Harntrakt und konsekutive Bakteriämie!).

▶ Ausschließlich bei symptomatischer Harnwegsinfektion besteht die Indikation zur raschen, optimalerweise testgerechten, ggf. parenteralen Antibiotikatherapie (Suriano et al. 2008).

Bis zur Verfügbarkeit des Antibiogramms sollte eine breite antibiotische Abdeckung, möglichst unter Berücksichtigung der lokal unterschiedlichen Keimspektren und der Resistenzlage (Rücksprache mit dem operierenden Krankenhaus, ggf. Einholen dort verfügbarer Antibiogramme) erfolgen. Wegen der postoperativ nahezu regelhaften intensivmedizinischen Betreuung ist insbesondere auch mit dem Vorkommen von Problemkeimen, z. B. Proteus, Pseudomonas und Serratia, sowie multiplen Antibiotikaresistenzen zu rechnen (Wagenlehner et al. 2014). Adjuvant ist während der Infektionssituation bei kontinenter Harnableitung eine passagere Dauerkatheterableitung zur sicheren Schaffung eines Niederdrucksystems notwendig: Dadurch werden der weitere Reflux (der nach der Neueinpflanzung der Harnleiter in eine Pouch- oder Neoblase nahezu regelhaft vorkommt) von kontaminiertem Urin in den oberen Harntrakt vermieden und eine optimale Harndrainage sichergestellt. Bei unzureichendem Therapieansprechen und Ektasie des oberen Harntraktes sollte die Indikation für eine Drainage durch Nephrostomie großzügig gestellt werden (Heyns 2012).

Begünstigt werden Harnwegsinfektionen durch die stressbedingt reduzierte Immunkompetenz als Folge von Narkose, Operation und Malnutrition (Herwig et al. 2003; Sofra et al. 2013). Als infektionsfördernd wirken darüber hinaus Reflux von kontaminiertem Urin v. a. in dilatierte Ureteren und Nieren bei Obstruktion durch übermäßige Schleimproduktion, zu lange Katheterisierungsintervalle nach Pouch-Anlage oder ureterointestinaler bzw. neovesikourethraler Anastomosenstriktur (Duggan et al. 1974; Heyns 2012).

4.2 Präoperative Mangelernährung und postoperative Katabolie

Der Anteil präoperativ mangelernährter Patienten wird in der wenig verfügbaren Literatur übereinstimmend zwischen 45 % und 66 % angegeben. In Europa muss bei stationär zur Aufnahme kommenden Patienten von einer krankheitsassoziierten Mangelernährung bei ca. 30 % (Streubreite 20–60 %) ausgegangen werden (Norman et al. 2008; Dewys et al. 1980; Sullivan et al. 1980). Die German Hospital Malnutrition Study bestätigt eine mäßig bis schwer ausgeprägte Mangelernährung in 25 % der behandelten Fälle mit der höchsten Prävalenz bei onkologischen und geriatrischen Patienten (Pirlich et al. 2006). Obwohl bei präoperativer Mangelernährung ein signifikant höheres Risiko für perioperative Komplikationen, Morbidität und Mortalität besteht, finden sich auf urologischem Fachgebiet darüber kaum Untersuchungen (Cerantola et al. 2013; Gregg et al. 2011; Jensen et al. 2013). Eine prospektive Analyse mit dem NRS 2002 (Nutritional Risk Screening) an 897 Patienten mit benignen (49 %) und malignen (51 %) Erkrankungen einer urologischen Universitätsklinik bestätigt ein mildes bis mäßiges Risiko für Mangelernährung bei 79 % und ein hohes Risiko bei 16 % der stationär aufgenommenen Patienten. Als signifikante Risikofaktoren (jeweils p <0,001) haben sich Alter, maligne Erkrankung und Art des Eingriffs gezeigt (Karl et al. 2009). Nach großen Operationen wie z. B. radikaler Zystektomie mit Harnableitung über Darmsegmente kommt es physiologischerweise zur metabolischen Katabolie (Postaggressionsstoffwechsel) mit Verbrauch körpereigener Substanz (Hartig 1994). Folgen sind unter Umständen bedeutende Veränderungen in der Körperkomposition (14 Tage nach Zystektomie: Gesamtkörperprotein −0,68 ±0,17 kg, Wasser −3,00 ±0,17 kg).

▶ Der anhaltende Postaggressionsstoffwechsel hat zur Folge, dass 6 Monate nach Zystektomie erst 63 % der Proteinverluste ausgeglichen sind (Mathur et al. 2008).

Ursächlich für diese bedeutenden Stoffwechselveränderungen sind neben dem operativen Trauma und den vorbestehenden tumorbedingten metabolischen Veränderungen im Kohlenhydrat-, Fett und Proteinstoffwechsel auch die psychoonkologischen Belastungen einer Krebsdiagnose mit ungewisser Prognose und potenziell existenzieller Bedrohung, mit Sorgen um den Beruf oder auch um die finanzielle Absicherung der Familie. Die postoperative Katabolie mit körperlicher Schwäche, ausgedehnter Wundheilung, relevanten metabolischen Folgen aufgrund der Entfernung von bis zu 70 cm Dünndarm und auch die Frage nach den möglichen Ursachen der Erkrankung machen deutlich, dass der gesamte Organismus einer erheblichen Stressbelastung im biologischen Sinne unterliegt. Vor allem über die Aktivierung des vegetativen Nervensystems durch die genannten Stressoren, insbesondere des Sympathikus, werden über das Nebennierenmark die Stresshormone Adrenalin und Noradrenalin, über die hypophysär-hypothalamische Achse konsekutiv adrenokortikotropes Hormon (ACTH) und aus der Nebennierenrinde Kortisol ausgeschüttet. Gemeinsam lösen sie die Stressreaktion des Körpers aus, die mit einer Leistungssteigerung der überlebensnotwendigen Systeme einhergeht (z. B. Herz, Lunge, Muskeldurchblutung, Mobilisierung von Fett- und Zuckerreserven, Gerinnungssystem). Ebenso werden die nötigen Energieressourcen mobilisiert. Gleichzeitig werden allerdings die Durchblutung von Haut und Darm, die Verdauungsfunktionen, das Immunsystem und sämtliche für Reparatur und Regeneration benötigten Systeme in ihrer Leistungsfähigkeit deutlich reduziert oder abgeschaltet. Konsekutiv ergeben sich in dieser Stoffwechselphase eine reduzierte Nährstoffversorgung aus den körpereigenen Speichern, eine eingeschränkte Wundheilung und eine reduzierte Immunabwehr. Die postoperative Stressreaktion bedingt eine deutliche Zunahme der Serumkonzentrationen von Kortisol, Glukagon, Katecholaminen, Wachstumshormon und Zytokinen (v. a. Interleukin [IL] 1, IL-6, Tumornekrosefaktor [TNF] α u. a.) (Hartig 1994; Thorell et al. 1996; Weissmann 1990) mit konsekutiver Insulinresistenz der Gewebe, v. a. der Muskulatur. Die Energiebereitstellung in der postoperativ katabolen Phase erfolgt hauptsächlich über die Einschmelzung körpereigener Substanz (Lipolyse, Glukoneogenese). Vor allem Muskelproteine werden zu Aminosäuren degradiert und für Glukoneogenese und Synthese essenzieller viszeraler Proteine herangezogen. Die Proteinabbaurate ist dabei proportional zur Traumagröße und verschlechtert die Stickstoffbilanz mit nachfolgender zusätzlicher Belastung von Nieren und Leber (Ammoniakentgifung!). Durch eine postoperativ länger anhaltende Inappetenz steigt das Risiko einer prolongierten Mangelernährung. Bildlich vergleichen lässt sich der postoperativ katabole Zustand mit dem Ausfall der Stromversorgung aus dem Netz. Für die Aufrechterhaltung der lebensnotwendigen Systeme steht nur noch eine, sich progredient entladene Batterie mit begrenzter Kapazität zur Verfügung (s. Kap. 11).

▶ Eine mäßige bis hohe Malnutrition mit Reduktion von Körperzellmasse und Zellqualität als Parameter eines Proteinmangels wurde nach radikaler Zystektomie durch Bioimpedanzvektoranalyse (BIVA, Standardverfahren der klinischen Ernährungsmedizin) bei 65 % der operierten Patienten (n = 50) bestätigt.

In dieser prospektiven Untersuchung wurde der Ernährungszustand von Patienten nach radikaler Zystektomie und Anlage einer Ileum-Neoblase, eines Ileum-Pouch oder Ileum-Conduit vor Beginn der stationären Anschlussrehabilitation mittels Bioimpedanzvektoranalyse untersucht. Zu Beginn und am Ende des stationären Aufenthaltes wurden die Veränderungen der Körperzusammensetzung (v. a. Gewicht, Body Mass Index [BMI], Körperzellmasse, Extrazellulärmasse) untersucht. Während der 3- bis 4-wöchigen Rehabilitationsbehandlung wurde eine nichtselektionierte, konsekutive Patientengruppe (n = 25) zunächst ausschließlich mit der üblichen Krankenhauskost ernährt. Im Anschluss wurden die nächsten konsekutiven, ebenfalls nichtselektionierten 25 Patienten zusätzlich einmal täglich mit einem Mehrkomponenteneiweißkonzentrat ernährt. Durch die Zufuhr dieser hochwertigen, überwiegend aus essenziellen Aminosäuren bestehenden, bilanzierten Flüssignahrung (die Flüssigkeitsaufnahme ist erfahrungsgemäß weniger stark beeinträchtigt) kann eine deutliche Reduktion der postoperativen Proteinverluste bei gleichzeitiger Optimierung der Körperzusammensetzung bei adipösen Patienten erreicht werden (Zellner et al. 2014).

▶ Durch Proteinzufuhr in der postoperativen Phase kann nicht nur die Eiweißabbaurate reduziert, sondern auch die Proteinbiosynthese gesteigert werden.

Erwünschte Folgen sind eine optimierte Wundheilung und Immunstabilisierung bei verbesserter Nettostickstoffbilanz (Hartig 1994). Aus der klinischen Erfahrung einer unzureichenden Nahrungsaufnahme und Proteinzufuhr infolge anhaltender, kataboliebedingter Inappetenz postoperativ und der Beobachtung einer deutlich besser akzeptierten Flüssigkeitsaufnahme konnte durch das Angebot einer zusätzlichen, flüssigen, eiweißreichen Formuladiät aus einem Mehrkomponenteneiweiß pflanzlichen Ursprungs der weitere Abbau von Körpersubstanz messbar verhindert und bei der überwiegenden Anzahl der Patienten eine gewünschte Zunahme der Körperzellmasse erreicht werden. Bei präadipösen und übergewichtigen Patienten (BMI >25 kg/m^2) wurde begleitend eine Gewichtsreduktion ohne Verlust oder mit Zuwachs von Körperzellmasse erreicht. Wir sind daher dazu übergegangen, bei Patienten nach Zystektomie grundsätzlich täglich 2–3 Portionen (je 20 g) einer eiweißreichen, auch wegen des angenehmen Geschmacks gut akzeptierten Formulaernährung (z. B. Insumed Bestform®) zu verabreichen. Nachdem die katabolen Veränderungen auch über den Zeitraum von 3–4 Wochen der Anschlussrehabilitation hinaus persistieren, sollte die Behandlung auch unter häuslichen Bedingungen fortgesetzt werden, bis eine adäquate Ernährung sichergestellt ist. Neben dem hohen Eiweißbedarf in der katabolen Phase (ca. 2 g/kg Körpergewicht/Tag) muss, v. a. bei der Verwendung von Darmanteilen zur Harnableitung, ein potenziell begleitender Mangel an Mikronährstoffen und dessen metabolische Auswirkungen bedacht und ggf. eine entsprechende Substitution eingeleitet werden (s. Abschn. 4.4).

4.3 Störungen der Säure-Basen-Homöostase

Die veränderten pathophysiologischen Gegebenheiten durch die Verwendung von Darmschleimhaut zur Harnableitung können zu mitunter gravierenden metabolischen Veränderungen führen. Insbesondere gilt es, ausgeprägte Veränderungen des Säure-Basen-Haushaltes zu erkennen. Sie sind v. a. abhängig von der Größe der urinbenetzten Darmoberfläche, der Kontaktzeit des Urins mit der Darmmukosa, der Zusammensetzung des Urins (auch abhängig von der Art des gebildeten Neoreservoirs, der Nierenfunktion und den Ernährungsgewohnheiten). Daneben können auch die veränderten körperlichen Anforderungen in der frühen Phase der Rekonvaleszenz (steigende körperliche Belastbarkeit, dynamische Veränderungen der Katabolie, Wundheilung, Ausmaß der Harninkontinenz u. a.) zu starken Schwankungen führen.

▶ Mit einer metabolischen Azidose ist bei über 50 % der Operierten mit Ileum-Neoblase in der frühen postoperativen Phase zu rechnen, die nach einem Jahr bei knapp 20 % und nach 2 Jahren bei 7 % persistiert (Kim et al. 2016).

Meist handelt es sich um eine milde, weitgehend respiratorisch kompensierte Azidose. Vor allem Patienten mit vorbestehender Lungen- und Nierenerkrankungen können diese metabolische Veränderung jedoch weniger gut ausgleichen.

▶ Die Annahme, nach der Anlage eines Ileum-Conduit käme es im Vergleich zur Neoblase in geringerem Maße zu metabolischen Veränderungen (Van der Aa et al. 2011), scheint inkorrekt. Nach der neueren Literatur bestehen überraschenderweise keine relevanten Unterschiede zwischen Ileum-Neoblase und Ileum-Conduit in der Häufigkeit von Elektrolyt- und Blutgasveränderungen (Cho et al. 2017).

Über die aktive, energieverbrauchende Rückresorption von Chloridionen aus dem Urin über die Darmschleimhaut der Neoblase und des Conduits werden aus Gründen der Elektroneutralität u. a. Protonen resorbiert und/oder Bikarbonat sezerniert (Abb. 4.1). Auch NH4$^+$ (bakterielle Zersetzung von Harnstoff in der Neoblase!) kann als weiterer Protonendonator wirken. Der Base Excess (Basenüberschuss) im Rahmen einer hyperchlorämischen Azidose kann mitunter erhebliche Ausmaße annehmen. Besonders anfällig für eine hyperchlorämische Azidose sind Patienten mit eingeschränkter Nierenfunktion (Madsen 1964; Kim et al. 2016). Darüber hinaus gilt es zu berücksichtigen, dass es mit zunehmender Kontinenzentwicklung zu einer weiteren Zunahme der Säurebelastung kommen kann. Bis zu einer Stabilisierung der Kontinenzsituation sollte eine engmaschige Blutgasanalyse als obligat betrachtet werden. In der Phase der Rehabilitation hat sich eine wöchentliche Durchführung (venöse Blutentnahme ausreichend) bewährt. Spätestens ab einer venösen Bikarbonatkonzentration von <21 mmol/l und/oder einem Base Excess von ≤−2 mmol/l besteht die Indikation zur Basensubstitution, z. B. mit Natriumbikarbonat in einer Dosierung von etwa 1 g je mmol/l Base Excess. Als wichtigste Nebenwirkung kann es, v. a. bei höheren Dosen, zu störender Flatulenz kommen. Als wirksame Alternative stehen Natriumzitrat in einer Dosierung von 1–3 g 4-mal täglich zur Verfügung, wobei der schlechte Geschmack einer guten Adhärenz im Wege stehen kann. Muss ein hoher Natriumeintrag vermieden werden (z. B. bei kardialer und/oder renaler Komorbidität), können als weitere Alternativen retardierte Nikotinsäure (500–2000 mg 2-mal täglich) oder Chlorpromazin (25–50 mg 4-mal täglich) verordnet werden. Über die Hemmung des cAMP-abhängigen Chloridionentransports können beide eine stärkere Azidose zwar nicht ausgleichen, jedoch den Bedarf an alkalisierenden Substanzen reduzieren. Bei stärkerer

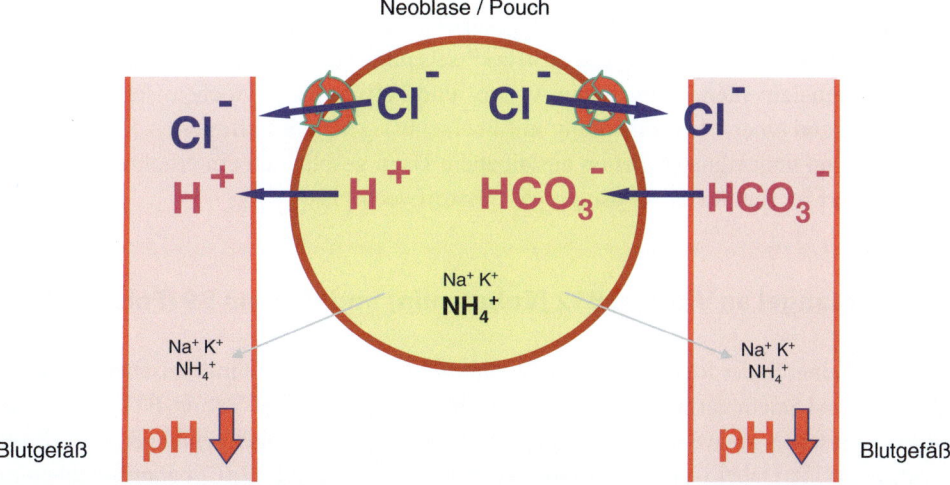

Abb. 4.1 Pathomechanismus der hyperchlorämischen metabolischen Azidose bei Harnableitung über Darmsegmente

Azidose ist darüber hinaus mit einer kompensatorischen Hyperkaliämie zu rechnen (Koch und McDougal 1985a, b; Van der Aa et al. 2011).

Durch den oft erforderlichen Azidoseausgleich mit Natriumbikarbonat kommt es gleichzeitig zu einer neutralisierenden Wirkung auf die Magensäure. Dadurch kann die Freisetzung von Vitamin B12 und Folsäure aus zugeführter Nahrung reduziert und eine darüber hinaus durch die Entfernung des terminalen Ileums bedingte Malabsorption aggraviert werden (Allen 2009; Gröber 2015).

4.4 Malabsorption

Abhängig von dem zur Harnableitung ausgeschalteten Darmsegment kann es im weiteren postoperativen Verlauf durch reduzierte Absorption (Malabsorption) zu einer Verarmung an Vitaminen (A, D, E, K, B_{12} und Folsäure) und zu Elektrolytstörungen kommen. Konsekutiv können dadurch weitere Stoffwechselstörungen (u. a. Vitaminmangelzustände, Osteoporose, Nieren- und Gallensteinleiden) hervorgerufen werden. Zwar fehlen noch immer ausreichende Langzeiterfahrungen und umfassende Studien, die sich mit derartigen Fragestellungen qualifiziert auseinandersetzen. Dennoch sollte nicht vorschnell von der leichtfertigen Annahme der ausreichenden präoperativen Versorgung über die Ernährung und ausreichend gefüllten Körperspeichern zum Zeitpunkt einer invasiven Intervention ausgegangen und eine häufig erforderliche Substitutionsbehandlung dadurch verzögert werden (s. Kap. 11)!

▶ Theoretisch kann sicherlich die Kenntnis der essenziellen Bedeutung einer „gesunden Lebens- und Ernährungsweise" vorausgesetzt werden. In einer Zeit der zunehmenden Arbeitsverdichtung, beruflicher und privater Stressbelastung, industrieller Nahrungsmittelproduktion und überwiegendem Konsum von Fertignahrungsmitteln ist jedoch von einer nicht immer gesundheitsförderlichen Lebensweise mit potenzieller Minderversorgung des Stoffwechsels mit Vitalstoffen (Vitaminen, Mineralen, Spurenelementen, essenziellen Amino- und Fettsäuren, phytochemischen Substanzen) und einer Überversorgung mit überschüssigen, v. a. raffinierten Kohlenhydraten und ungeeigneten Fetten auszugehen. Dazu gesellt sich ein erhöhter Vitalstoffbedarf im Rahmen des Postaggressionsstoffwechsels.

4.4.1 Mangel an Vitamin B12 (Cobalamin) und Vitamin B9 (Folsäure)

Aufgrund einer in der Regel hohen alimentären Zufuhr, der großen intrinsischen Speicherkapazität und einem geringen Turnover wird ein (postoperativer) Vitamin-B12-Mangel als selten angesehen, sodass erst Jahre postoperativ mit einem Mangel gerechnet wird (Bässler et al. 2002). Dabei ist die Menge des absorbierten Vitamin B12 (Cobalamin) abhängig von der Menge an gebildetem Intrinsic Factor, der exkretorischen Pankreasfunktion und der Rezeptordichte im terminalen Ileum.

▶ Die Prävalenz eines Vitamin-B12-Mangels wird jedoch unterschätzt.

So wird oftmals nicht bedacht, dass bei bis zu 50 % aller Menschen in einem Alter über 65 Jahren (hoher Anteil unter Zystektomiepatienten!) bereits präoperativ ein latenter oder manifester Cobalaminmangel (Vitamin-B_{12}-Mangel) auf dem Boden einer atrophischen Gastritis mit reduzierter Bildung von Intrinsic Factor als entscheidender Voraussetzung für die Resorption von Cobalamin im Ileum besteht. Als weitere Faktoren gelten Pankreasinsuffizienz und Lebererkrankungen (Zimmermann et al. 2018). Auch durch eine chronische Medikation, z. B. mit Protonenpumpeninhibitoren, kann es über die reduzierte Magensäuresekretion zu einer etwa 70 %igen Reduktion der Nahrungscobalamine kommen (Allen 2009). Metformin, Antihypertonika (ACE-Hemmer, Enalapril, AT-Blocker), β-Blocker, PDE-5-Inhibitoren und Statine induzieren eine vermehrter Bildung von Stickstoffmonoxid (NO) (nitrosativer Stress), das durch Cobalamin neutralisiert und konsekutiv verbraucht wird (Zimmermann et al. 2018). Darüber hinaus kommt es bei einem Mangel an Vitamin B12 über eine Hemmung der Homocystein-Methyltransferase zu einer Blockade der Transformation von Folsäure in ihre biologisch aktive Form. Folge ist die Reduktion der Konzentration biologisch aktiver Folatverbindungen in allen Körperzellen und Geweben mit potenziellen Mangelerscheinungen (v. a. Anämie mit schneller Ermüdung, Schwäche, Kurzatmigkeit, verminderter Konzentrationsfähigkeit, Immunstörung durch gestörte Leukozytenbildung, erhöhte Blutungsneigung durch Thrombozytopenie, Entzündungen im gesamten Verdauungstrakt mit konsekutiver Malabsorption, Diarrhö, Anorexie und Gewichtsverlust) (von Arnim und Ludolph 2010; Zimmermann et al. 2018). Daneben stellt Vitamin B12 einen wichtigen Kofaktor für Methylierungsprozesse und den Energiestoffwechsel der Mitochondrien dar (Zimmermann et al. 2018).

Darüber hinaus können weitere postoperative metabolische Veränderungen nach Harnableitung über Darmsegmente aus dem terminalen Ileum einen Vitamin-B12-Mangel verstärken oder induzieren. Normalerweise werden die 3–8 μg der mit der Galle ausgeschiedenen Vitamin-B12-Menge über den enterohepatischen Kreislauf rückresorbiert (Niestroj 1999). Durch ein postoperatives Kurzdarmsyndrom mit Diarrhö und Gallensäureverlust wird dieser Mechanismus aufgehoben. Auch die therapeutische Medikation mit Colestyramin (s. Abschn. 4.8.2) führt über die Bindung des Cobalamin-Intrinsic-Factor-Komplexes zu einer Resorptionshemmung von Vitamin B12. Durch eine begleitende Medikation mit Natriumbicarbonat zum Ausgleich einer metabolischer Azidose (s. Abschn. 4.3) wird ferner über die konsekutive Anhebung des gastralen pH-Wertes eine Resorptionsverminderung von Cobalamin induziert (Zimmermann et al. 2018; Gröber 2015).

▶ Zur Beurteilung des Vitamin-B12-Status hat die Bestimmung der Gesamt-Vitamin-B12-Konzentration im Serum nur eingeschränkte Aussagekraft.

Es können Symptome eines Vitamin-B12-Mangels bereits bei Werten innerhalb des Referenzbereiches gefunden werden. Bei gleichzeitig erhöhter Methylmalonsäure kann dies ein metabolisches Zeichen eines bereits eingetretenen intrazellulären B12-Mangels sein. Allerdings ist auch ein erniedrigter Methylmalonsäurespiegel bei erniedrigter B12-Konzentration möglich (Herrmann 2008). Methylmalonsäure gilt als sensitiver Marker für den Nachweis einer Vitamin-B12-Defizienz (Nexo und Hoffmann-Lücke 2011).

Holotranscobalamin als metabolisch aktive Vitamin-B12-Fraktion korreliert gut mit Methylmalonsäure. Innerhalb des Referenzbereichs korreliert Vitamin B12 mit Holotranscobalamin gut, jedoch schlecht im niedrigen Konzentrationsbereich. Zur Erfassung eines Vitamin-B12-Mangels sind Methylmalonsäure und Holotranscobalamin besser geeignet, wobei Holotranscobalamin als frühester Marker eines Mangels gilt (Herrmann 2008). Bei gleichzeitig gestörter Nierenfunktion spricht eine Methylmalonsäurekonzentration oberhalb von 300 nmol/l bei einer Holotranscobalaminkonzentration unter 40 pmol/l dann für einen Vitamin B12-Mangel, wenn durch die Substitution eine Normalisierung bzw. signifikante Reduktion der Methylmalonsäure erreicht werden kann. Als weiterer Marker für einen Vitamin-B12- und Folsäuremangel gilt ein erhöhter Homocysteinspiegel als Zeichen eines gestörten S-Adenylmethionin-(SAM-) Stoffwechsels. SAM ist das Schlüsselmolekül der Methylgruppenübertragung, die sich aus zwei Hauptstoffwechselwegen, dem Folatmetabolismus und der Umlagerung von Alkylresten (z. B. Isomerisierung von Methylmalonyl-CoA zu Succinyl-CoA beim Abbau ungeradzahliger Fettsäuren) zusammensetzt, die über die metabolische irreversible Methylierung von Homocystein zu Cystein miteinander verknüpft sind. Durch Demethylierung von Methionin entsteht Homocystein, das unter Beteiligung von Vitamin B12 und Folsäure auch wieder zu Methionin remethyliert werden kann. Generell entwickelt sich ein Vitamin-B12-Mangel über verschiedene Stadien. Eine Hyperhomocysteinämie bei B12-Mangel ist neben ihrer Bedeutung als atherogener Risikofaktor mit langfristig nachweislich erhöhter Morbidität und Mortalität auch ein Zeichen für Stoffwechselstörungen (Hypomethylierung) z. B. im Bereich der Erbinformation (DNA, RNA, Histone) oder im Hirn- und Nervengewebe (Myelin, Phospholipide, Neurotransmitter) mit konsekutiver Entstehung v. a. hämatologischer und neurodegenerativer Folgeerkrankungen (Löffler und Brigelius-Flohé 2007; Kim 2004, 2005).

Morphologische Veränderungen an Blut- und Knochenmarkzellen zählen zu den Hauptsymptomen eines Vitamin-B12-Mangels. Auf Grund ihrer hohen Zellumsatzrate reagiert die Hämatopoese schnell und sensibel auf den blockierten Nukleinsäurestoffwechsel. Eine megaloblastäre Anämie durch Vitamin-B12-Mangel entwickelt sich auf dem Boden einer gestörten DNA-Synthese und einer dadurch bedingten Kernreifungsstörung, während die Entwicklung des Zytoplasma (übrige Zellbestandteile) normal verläuft (Herrmann 2008). Ebenfalls zu den schnell proliferierenden Geweben zählt die Darmschleimhaut. Daher schränkt ein Mangel an B-Vitaminen die intestinale Vitamin-(B)-Aufnahme weiter ein. Eine Vitamin-B-Mangelsituation induziert einen Teufelskreis aus Defizit und verminderter intestinaler Resorption. In 30–75 % der Fälle mit einem gesicherten Cobalaminmangel finden sich bei Diagnosestellung bereits neuropsychiatrische Symptome. Dabei können sich Vitamin-B12-Spiegel zeigen, die das untere Referenzlimit noch nicht unterschritten haben. Psychiatrische wie neurologische Erkrankungen, z. B. kognitive Störungen, Depression, Demenz, können den hämatologischen Anomalien lange Zeit (Monate bis Jahre) vorausgehen und sind irreversibel (Herrmann 2008).

▶ Zur Substitution sollten aufgrund der ilealen Resorption, der engen Interaktion der B-Vitamine, v. a. B12 und B9, und zur Vermeidung nicht erwünschter Reaktionsverschiebungen innerhalb des Vitamin-B-Zyklus optimalerweise parenteral zu applizierende Vitamin-B-Komplexpräparate (v. a. B1, B2, B6, B9, B12) zur Anwendung kommen.

4.4.2 Mangel an Vitamin D3, Kalzium, Magnesium, Bor

Unter physiologischen Bedingungen erfolgt die Versorgung mit Vitamin D (Calcidiol, 25-Hydroxy-Vitamin D3, 25-OH-D3) aus Vorstufen über die Nahrung oder durch Sonneneinstrahlung über die Haut. Die heutige „moderne" Lebens- und Ernährungsweise (s. Kap. 11) kann den Konsum von Lebensmitteln mit hohem Vitamin-D-Anteil, z. B. fettreichen Seefisch, nicht mehr in ausreichender Menge sicherstellen, sodass in unseren Breiten die Sonnen- bzw. UV-Licht-abhängige Eigensynthese mit ca. 80–90 % den größten Anteil stellen müsste. Jedoch begrenzen auch hier die Lebensbedingungen (z. B. wenig Aufenthalt im Freien, wenig unbekleidete Haut, Sonnenschutzmittel) und die geografische Lage Nordeuropas die dermale Vitamin-D-Produktion (Holick 2007; Rabenberg et al. 2015). Zwar sind noch keine allgemeingültigen Referenzwerte festgelegt, dennoch gehen die meisten Experten davon aus, dass ein Mangel ab einem Calcidiolspiegel (der für die Bewertung der Vitamin-D-Versorgung herangezogen wird) unter 20 ng/ml (50 nmol/l) besteht, ein Mindestwert von 30 ng/ml (75 nmol/l) erreicht werden sollte und eine optimale Versorgung bei einem Blutspiegel von 40–60 ng/ml (100–150 nmol/l) besteht. Ab 150 ng/ml (375 nmol/l) ist mit Intoxikationserscheinungen zu rechnen (Holick 2007; Gröber und Holick 2020). In Deutschland erreichen, bedingt durch die saisonale Veränderung der Sonneneinstrahlung, im Frühjahr 27,3 %, im Sommer 65,8 %, im Herbst 47,9 % und im Winter 17,6 % der Menschen einen Calcidiolspiegel von mindestens 20 ng/ml (50 nmol/l). Mit zunehmendem Alter kommt es zu einer weiteren Zunahme der Minderversorgung.

▶ Durchschnittlich liegen im Jahresverlauf die Spiegel in einem unzureichenden Bereich von weniger als 20 mg/dl (50 nmol/l) bei 62 % und unter 12 ng/ml (30 nmol/l) bei 30 % der Deutschen. Insgesamt erreichen lediglich 11,8 % einen Bereich über 30 ng/ml (75 nmol/l) (Rabenberg et al. 2015).

Über die Nahrung aufgenommene und in der Haut entstehende Vorstufen werden in der Leber zu Calcidiol umgewandelt. In der Niere erfolgt die Hydroxylierung zu Calcitriol (1,25-Dihydroxy-Vitamin D3), welche durch die Parathormon- (PTH-), Kalzium-, Magnesium-, Phosphat- und Borkonzentrationen im Blut innerhalb enger Grenzen kontrolliert wird. Dabei wird die Parathormonfreisetzung sowohl über den Kalzium- wie auch den Magnesiumspiegel mitkontrolliert (Holick 2007; Gröber und Holick 2020). Daher ist für die physiologische Funktion von Vitamin D3 ebenfalls eine regelrechte Versorgung mit Kalzium und Magnesium, ggf. auch Bor, essenziell (Löffler 2018). Ab einer Calcidiolkonzentration unterhalb von 30 ng/ml (75 nmol/l) kommt es zu einer verminderten intestinalen Resorption von Kalzium und Magnesium sowie gesteigerten renalen Kalziumverlusten. Der konsekutive Anstieg von Parathormon bei gleichzeitiger Calcitonininhibition fördert die Freisetzung von Kalzium aus der Knochenmatrix. Durch PTH vermehrt induziertes Calcitriol bindet an Kalziumkanäle auf Zelloberfächen (v. a. Muskel-, Nerven- und Fettzellen) mit konsekutiv intrazellulärem Kalziumshift. Eine intrazelluläre Hyperkalzämie kann schwere Stoffwechselfehlregulationen nach sich ziehen, z. B. Liberation von Entzündungsmediatoren wie Interleukin 6 und 8, CRP, Kortisol, gefolgt von einer gesteigerten Insulinausschüttung. Daneben wird die Fettsynthese stimuliert und die Fettverbrennung gehemmt. Die mitochondriale Fettverwertungsstörung bedingt eine reduzierte Energieproduktion. Daneben kommt es zu renalen Magnesium- und Kaliumverlusten nach intrazellulärer Freisetzung in das Blut. Das macht deutlich, dass u. a. auch die intrazelluläre Kalziumhomöostase einen wesentlichen Faktor grundlegender Zellfunktionen darstellt und zur Entstehung oder Vermeidung wichtiger chronischer Erkrankungen beiträgt. Moderne Forschungsergebnisse bestätigen, dass die bisherige Annahme, Calcidiol sei ein inaktives Prohormon und Calcitriol die biologisch aktive Form, diesem komplexen System nicht mehr gerecht wird und revidiert werden sollte.

Chronischer Vitamin-D-Mangel ist u. a. assoziiert mit
- Osteoporose und Frakturen
- Muskelschwäche
- Erhöhtem Sturz- und Verletzungsrisiko
- Reduzierter Immunität
- Arterieller Hypertonie
- Arteriosklerose
- Myokardinfarkt
- Dilatativer Kardiomyopathie
- Diabetes mellitus
- Reduzierter Lungenfunktion
- Häufigen Malignomen, z. B. Kolon-, Prostata- und Mammakarzinom, mit konsekutiv erhöhter tumorspezifischer Mortalität
- (Mod. n. Holick 2007; Löffler 2018)

Dabei scheint physiologisch am bedeutsamsten eine regelrechte Versorgung mit Calcidiol, während konstant überhöhte Calcitriolspiegel ebenfalls negative gesundheitliche Konsequenzen nach sich ziehen können (Holick 2007; Löffler 2018).

Nach Zystektomie und Harnableitung über Darmsegmente kann ein Mangel an Vitamin D3 und daraus resultierenden Folgen auch durch den Verlust resorbierender Darmoberfläche, Diarrhö und Steatorrhö ausgelöst oder weiter verstärkt werden.

Nach Harnableitung über Darmsegmente sollte ein Mangel parenteral in 3-monatlichen Abständen substituiert werden, zumindest bis ein konstanter Calcidiolspiegel zwischen 40 ng/ml und 60 ng/ml (100–150 nmol/l) erreicht ist. In der Folge kann eine orale Substitution versucht werden. Durch regelmäßige Kontrollen des Serumspiegels sollte dann eine regelrechte Resorption sichergestellt werden.

Wegen einer häufig koinzidenten Minderversorgung sollten gleichzeitig auch Kalzium und Magnesium (ggf. auch Bor) substituiert werden. Bei isolierter Substitution von Calcidiol kann es zu einer konsekutiv pathologischen Zunahme der Calcitriolbildung mit den beschriebenen unerwünschten Folgen kommen (Löffler 2018).

4.4.3 Elektrolytstörungen

Auch bei den wichtigen Elektrolyten Kalzium und Magnesium können bereits präoperativ relevante Mangelzustände bestehen. So hat sich die Zufuhr über Nahrungsmittel wie Kohl, grüne Salate, Tomaten, Spinat zwischen 1914 und 2018 um ca. 90 % vermindert (Gröber und Holick 2020). Auch können die Zubereitung von Nahrungsmitteln durch Auswaschen und die Bioverfügbarkeit durch andere Nahrungsinhaltsstoffe die Versorgung weiter vermindern (Kofranyi und Wirths 2008). Daneben können häufig verordnete Medikamente wie orale Antidiabetika (z. B. Metformin, Glibenclamid), Protonenpumpeninhibitoren und Antazida (u. a. Natriumbicarbonat!), Schleifen- und Thiaziddiuretika einen Kalzium- und Magnesiummangel verstärken oder auslösen (Gröber 2015).

▶ So wurde in der Nationalen Verzehrsstudie II in der Bundesrepublik Deutschland 11/2005 bis 1/2007 eine Rate unzureichender Versorgung (D.A.CH-Referenzwerte) bei Männern und Frauen für Kalzium (46 % bzw. 55 %) und Magnesium (26 % bzw. 29 %) nachgewiesen (Max-Rubner Institut 2008).

Dabei ist noch zu berücksichtigen, dass die D.A.CH-Grenzwerte niedriger liegen als die WHO-Empfehlungen und auf „Standardmenschen" mit 75 kg Körpergewicht bezogen werden. Daher könnte die Mangelversorgung in Deutschland bei einer zu über 50 % an Übergewicht leidenden Bevölkerung durchaus höher liegen. Im Speisebrei liegen beide Elemente in gebundener Form als Karbonate (v. a. Milchprodukte), Laktate (v. a. Milchprodukte), Phosphate, Glukonate (vorwiegend pflanzliche Nahrungsmittel, sofort resorbierbar) und Oxide vor. Die Resorption ist ausschließlich in ionaler Form möglich, sodass zunächst eine Spaltung der Verbindungen in einem entsprechenden Milieu notwendig ist. Sowohl Kalzium als auch Magnesium werden Vitamin-D-abhängig (Calcidiol und Calcitriol) im Dünndarm aktiv resorbiert, wobei Magnesium auch passiv diffundiert. Durch Bindung an bestimmte Nahrungsbestandteile, z. B. Phosphate in Fertiglebensmitteln, gesättigte Fettsäuren (westliche Ernährungsgewohnheiten!), kann die Resorption unmöglich werden (Löffler 2018). Vom Gesamtkörperbestand an Kalzium sind 99,5 % als Kalziumphosphat und Kalziumhydroxylapatit in Knochen und Zähnen gebunden, 0,4 % befinden sich intrazellulär und 0,1 % sind im Blutplasma gelöst, wovon wiederum 47 % in ionisierter Form vorliegen. Nur dieser ionisierte Anteil ist für die Regulation des Kalziumstoffwechsels durch Parathormon und Calcitonin relevant. Die intrazelluläre Kalziumhomöostase ist als wesentlicher Faktor mitentscheidend für grundlegende Zellfunktionen und damit für die Vermeidung oder Entstehung chronischer Erkrankungen (s. Abschn. 4.4.2) (Löffler 2018). Auch Magnesium ist zu einem hohen Anteil in teilweise mobilisierbaren Knochenspeichern eingelagert. Es ist als Katalysator an mehr als 400 essenziellen Enzymreaktionen, überwiegend Phosphorylierungsreaktionen zur Signaltransduktion und Steuerung des Zellstoffwechsels sowie der intrazellulären Aktivierung von ATP als ATP-Magnesium-Komplex zur Energieversorgung, beteiligt. Sowohl die zirkulierenden Kalzium- als auch Magnesiumkonzentrationen werden über die Nebenschilddrüse durch die entsprechende Ausschüttung von Parathormon und Calcitonin unter Beteiligung von Calcidiol und Calcitriol reguliert (s. Abschn. 4.4.2) (Löffler 2018). Dabei ist Magnesium an der Umwandlung von Calcidiol in Calcitrol sowie an der Bildung des Vitamin-D-bindenden Proteins beteiligt, das für den Blut- und Gewebetransport der stoffwechselaktiven Formen des Vitamin D3 (Calcidiol, Calcitriol) beteiligt ist, sodass ein Magnesiummangel einen Vitamin-D3-Mangel weiter aggravieren kann (Löffler 2018). Nach Anlage intestinaler Harnableitungen können Elektrolytstörungen, v. a. Hypokalzämie, Hypomagnesiämie und Hypokaliämie, infolge des Verlustes resorbierender Darmoberfläche, Diarrhö und Steatorrhö ausgelöst oder weiter verstärkt werden (s. auch Abschn. 4.4.2). Neben den renalen Verlusten kann es durch eine Hypersekretion durch die Darmschleimhaut des intestinalen Segmentes und den Ausgleich einer begleitenden metabolischen Azidose zu einer weiteren Verstärkung eines Kaliummangels kommen.

▶ Eine chronische metabolische Azidose wird kontinuierlich durch Freisetzung von Karbonaten aus dem Knochen mit konsekutiver Kalziumfreisetzung aus dem Knochen gepuffert. Der resultierende Kalziumüberschuss im Blut wird kompensiert durch eine gesteigerte renale Ausscheidung. Gleichzeitig führen Azidose und vorhandene Sulfate zu einer reduzierten Kalziumresorption.

Folge ist die weitere progrediente Verstärkung einer Hypokalzämie mit konsekutiver Ausbildung eines sekundären Hyperparathyreoidismus (Löffler und Mössner 2007) (s. auch Abschn. 4.5). Die wesentlichen biochemischen Funktionen von Mineralen und Spurenelementen spielen sich überwiegend auf zellulärer Ebene ab. Daher lassen Bestimmungen im Serum nicht zwangsläufig Rückschlüsse auf zelluläre Kompartimente zu.

Überdenkt man die Verteilung zwischen Blutzellen und Plasma, wird deutlich, dass die Elemente Kalium, Magnesium, Eisen, Zink und Selen überwiegend in den Blutzellen angereichert sind. So entgehen z. B. bei der alleinigen Analyse von Zink im Serum etwa 90 % des Gesamtzinks im Blut der Analyse, da nur etwa 10 % im Serum vorkommen. Grundsätzlich gilt es zur Beurteilung einer (postoperativen) Mangelsituation, die Analyse im Vollblut zu überdenken, insbesondere wenn die Bestimmung im Serum Werte im unteren Normbereich ergibt.

4.4.4 Physiologische Anpassung der Nährstoffresorption

Im Tierexperiment wurde nachgewiesen, dass es im Lauf der Zeit zu einer Adaptation der Darmoberfläche durch Vergrößerung der epithelialen Oberfläche durch höhere Villi und tiefere Krypten mit dadurch deutlich vergrößerter Zelloberfläche und verbesserter Absorption von Nährstoffen kommen kann. Das Ausmaß der Adaptation des Restdarmes ist jedoch höchst variabel und kann auch dauerhaft ausbleiben (Schall et al. 2017).

4.5 Knochenstoffwechsel nach Zystektomie

Die Hauptveränderung im Knochenstoffwechsel bei Harnableitungen unter Verwendung von Darmanteilen ist eine Demineralisierung auf verschiedenen metabolischen Wegen. Die chronische hyperchlorämische Azidose wird durch die Freisetzung von Mineralen (Kalzium, Karbonate, Natrium) aus dem Knochen mit konsekutiver Demineralisation gepuffert. Daneben führt die Azidose zu einer gesteigerten renalen Aktivierung von Vitamin D, das für eine regelrechte Knochenmineralisierung (s. auch Abschn. 4.4.2) unabdingbar ist. Weiterhin führt die Azidose zu einer gesteigerten Aktivität von Osteoklasten mit der Folge eines gesteigerten Knochenabbaus. Darüber hinaus bedingt die Ausschaltung resorbierender Darmanteile für die Harnableitung auch eine eingeschränkte Resorption von Kalzium und Vitamin D. Patienten mit Niereninsuffizienz scheinen für diese Pathomechanismen besonders anfällig zu sein (Van der Aa et al. 2011; Zellner et al. 2019).

4.6 Nierenfunktion und Harnsteinbildung nach Zystektomie

Die Inzidenz von Nierensteinen nimmt bei Patienten mit intestinaler Harnableitung zu. Im Vergleich zu kontinenten Harnableitungen (Neoblase, Pouch) scheint das Risiko für eine Steinbildung im oberen Harntrakt nach Anlage eines intestinalen Conduits (Ileum- oder Kolon) höher zu sein und wird zwischen 11 % und 20 % angegeben. Nach einem Follow-up von 20 Jahren lassen sich bei bis zu 20 % der Patienten mit Ileum-Conduit

Nierensteine nachweisen (Sullivan et al. 1980; Turk et al. 1999; Hägele 2006). Auf metabolischer Ebene führt eine hyperchlorämische metabolische Azidose zu Kalziumphosphat- und/oder Kalziumoxalatsteinen. Zusätzlich kann alkalischer Urin mit erhöhten Konzentrationen von Phosphat, Sulfat und Magnesium im Urin sowie erniedrigtem Spiegel von Zitrat für eine Steinbildung anfällig machen. Eine chronische bakterielle Kolonisierung oder Infektion der Harnableitung, v. a. mit Urease-produzierenden Keimen, kann zur Entstehung von Struvit- und/oder Apatitkarbonatsteinen führen. Die (zusätzliche) Anwesenheit körperfremden Materials, z. B. Naht- oder Klammermaterial, kann als zusätzlicher Kristallisationskeim wirken. Der von der Darmschleimhaut weiterhin abgesonderte Darmschleim kann darüber hinaus ebenfalls als Ausgangspunkt einer Steinbildung wirken und ursächlich für chronische Infektionen u. a. mit konsekutiver Steinbildung sein (Van der Aa et al. 2011).

Neben einer statistisch signifikanten Häufung von Nierensteinen bei Ileum-Conduit nach radikaler Zystektomie finden sich bei der Nachuntersuchung signifikant häufiger Harnleiterobstruktionen, akute und chronische Pyelonephritiden und eine Verschlechterung der Nierenfunktion (etwa 60 Monate postoperativ). Dabei besteht kein relevanter Unterschied zwischen Kolon- und Ileum-Conduit. Darüber hinaus wurden als unabhängige Risikofaktoren eine Niereninsuffizienz, (passager) postoperativ aufgetretene Harnstauungsnieren, höheres Lebensalter und arterielle Hypertonie nachgewiesen (Naganuma et al. 2012; Sullivan et al. 1980). Patienten im Stadium 4 und 5 einer Niereninsuffizienz (GFR <30 ml/min/1,73 m^2 KOF) und Dialysepatienten sind nicht mehr in der Lage, ausreichende Mengen an Calcitriol zu bilden, um dadurch die Parathormonexpression direkt zu hemmen (sekundärer Hyperparathyreoidismus) (Holick 2007).

4.7 Niereninsuffizienz, Reflux und intraneovesikaler Druck

Nach langjährig kontroverser Diskussion gilt derzeit, dass ein isolierter, *steriler* Reflux nicht zu einer Schädigung des oberen Harntraktes und der Nierenfunktion führt. Allerdings finden sich bei Patienten mit vesikorenalem Reflux signifikant häufiger pyelonephritische Veränderungen. Es wird vermutet, dass auch ein steriler Reflux bei hohen Drücken zu Narbenbildungen und refluxierenden Papillen führt. Daher kann jede unkomplizierte Harnwegsinfektion aszendierend zu einer chronischen Pyelonephritis (= interstitielle Nephritis) führen. Dafür begünstigende Faktoren sind neben dem Reflux ein Diabetes mellitus, eine Urolithiasis, Analgetikanephropathie und obstruktive Uropathie. Auch eine bakterielle Kontamination des Urins, wie sie in Harnreservoiren aus Darmanteilen (z. B. einer Neoblase, Pouchbildung) als nahezu obligat anzusehen ist, muss als wesentlicher pathogenetischer Faktor einer interstitiellen Nephritis bewertet werden. Durch pathologische Restharnmengen wird darüber hinaus ein signifikantes Keimwachstum und damit die pathophysiologische Kette „Infektion – Reflux – renale Schädigung" begünstigt. Darüber hinaus ist bekannt, dass dauernde oder intermittierend erhöhte Drücke in der Blase zu Schäden am oberen Harntrakt, v. a. Infektionen und Drucknephropathie, führen können.

Dabei ist nicht nur die absolute Höhe des Drucks, sondern auch die Dauer der Druckerhöhung, v. a. in der Füllungsphase der Blase, von entscheidender Bedeutung. Die Fähigkeit des Harnleiters, den Urin aktiv in die Blase zu transportieren, wird ab einem Druck von etwa 40 cmH$_2$O beeinträchtigt. Es ist operative Strategie bei jeder kontinenten Harnableitung, z. B. bei Neoblasenanlage, v. a. während der Füllungsphase einen niedrigen Reservoirinnendruck zu gewährleisten und autonome Aktivitäten der Reservoirwand (peristaltische Darmwellen) zu verhindern, die zu einer (intermittierenden) Druckerhöhung führen (Zellner et al. 2014) Insbesondere bei anhaltenden Komplikationen nach Anlage von Darmreservoiren sollten die intraneovesikalen Druckverhältnisse und eine potenziell anhaltende Drucksteigerung durch persistierende peristaltische Wellen urodynamisch objektiviert werden.

4.8 Kurzdarmsyndrom

Rezidivierende und mitunter hochfrequente Durchfälle nach Harnableitungen sind im Sinne eines Kurzdarmsyndroms zu bewerten. Eine Reihe von Pathomechanismen kommt als Ursache in Frage.

4.8.1 Osmotische und sekretorische Diarrhö

Die verkürzte Länge des Darmes mit konsekutiv beschleunigter Passage kann zu einer unvollständigen Resorption osmotisch wirksamer Darminhaltsstoffe mit Wasserbindung führen. Konsequenz ist ein gesteigerter Verlust von Makronährstoffen wie Proteinen, wasserlöslichen Vitaminen, Mineralen und Spurenelementen, z. B. Eisen, Magnesium, Kalium, Kalzium und Eisen. Da Natrium und Wasser bevorzugt in Ileumabschnitten resorbiert werden, kann es zu einem gesteigerten Verlust von Wasser, Natrium und weiteren Elektrolyten kommen (sekretorische Diarrhö). Dabei ist nicht die Sekretion gesteigert, sondern die Resorption von Elektrolyten vermindert (Lamprecht 2010). Durch die Resektion ihrer Produktionsstätten werden über die Störung intestinaler Signaltransduktionsprozesse (z. B. Glucagon-like Peptide 1) ebenfalls eine beschleunigte Darmpassage mit unzureichender Durchmischung pankreatikobiliärer Sekrete, verstärkter Diarrhö und Resorptionsstörungen diskutiert (Parrish und DiBaise 2017).

4.8.2 Chologene Diarrhö

Gallensäuren dienen u. a. der Fettverdauung und Fettresorption. Sie werden in der Leber synthetisiert und v. a. im terminalen Ileum zu mehr als 90 % rückresorbiert (enterohepatischer Kreislauf). Je größer das ausgegliederte Darmsegment ist, umso mehr der nichtresorbierten Gallensäuren können in den Dickdarm übertreten und dort eine chologene sekretorische Diarrhö erzeugen. Direkte Reizung der Kolonmukosa kann zusätzlich eine irritative Diarrhö induzieren. Eine Steatorrhö ist Folge einer gestörten Fettresorption. Konsekutive Resorptionsstörungen lipophiler Verbindungen wie fettlöslicher Vitamine (A, D, E, K) und essenzieller Fettsäuren können Funktionsstörungen und Mangelerscheinungen zur Folge haben (Löffler und Mössner 2007; Lamprecht 2010). Als weitere charakteristische Folge erhöht sich die Lithogenität der Gallenflüssigkeit für Cholesterinsteine (Degener et al. 2014). Der gesteigerte Verlust des Energieträgers Fett kann darüber hinaus zu einer nachhaltigen Gewichtsreduktion beitragen (Niestroj 1999). Auch Bestrahlungsfolgen und eine irritative Kolitis bei Gallensäureverlustsyndrom können die Symptomatik weiter aggravieren (Degener et al. 2014).

4.8.3 Therapie des postoperativen Kurzdarmsyndroms

Therapeutisch werden mit gutem Erfolg gallensäurebindende Anionenaustauscherharze z. B. Colestyramin bis 24 g täglich appliziert, ggf. verteilt auf mehrere Einzeldosen. Infolge der Hemmung des enterohepatischen Kreislaufs der Gallensäuren kann ihre Ausscheidung um etwa das 10-Fache gesteigert werden. Als weitere Substanz steht Colesevelan zur Verfügung, das in der Regel in niedrigeren, verträglicheren Einheiten dosierbar ist, für das allerdings keine Zulassung für die Behandlung der chologenen Diarrhö besteht (Geisslinger et al. 2020; Verlag Rote Liste Service GmbH 2020). Zur Vermeidung einer Obstipation sollte die erforderliche Dosis beginnend mit 1 g bis maximal 24 g täglich auftitriert werden (Zellner et al. 2014). Weitere, die Anwendung limitierende Nebenwirkungen sind eine gesteigerte Steatorrhö infolge Fettresorptionsstörung, gastrointestinale Beschwerden und Resorptionsstörungen lipophiler Verbindungen wie essenziellen Fettsäuren und fettlöslichen Vitaminen (A, D, E, K) mit dem Risiko einer Hypovitaminose bei langfristiger Anwendung (Geisslinger et al. 2020; Parrish und DiBaise 2017). Wegen Komplexbildung ist die kombinierte Einnahme (mindestens 1 h Zeitversatz) von Digitalisglykosiden, Schilddrüsenhormonen und Tetrazyklinen zu vermeiden. Bei der Behandlung mit Vitamin-K-Antagonisten, z. B. Phenprocoumon, ist die Gerinnung entsprechend zu überwachen (Geisslinger et al. 2020).

Trotz fehlender, qualitativ hochwertiger Evidenz, jedoch guter klinischer Erfahrung können als Alternative und mögliche Therapie der ersten Wahl die Darmmotilität reduzierende Antidiarrhoika wie Loperamid eingesetzt werden (Parrish und DiBaise 2017). Loperamid greift an peripheren (keine zentralnervösen Nebenwirkungen) Opioidrezeptoren des Darmes mit konsekutiv gehemmter Peristaltik an. Gleichzeitig werden der Sphinktertonus gesteigert und der Stuhldrang reduziert. Initial werden 4 mg oral und nach jedem weiteren ungeformten Stuhl 2 mg bis zu einer Tagesmaximaldosis von 12 mg verabreicht (Geisslinger et al. 2020). Als häufigste Nebenwirkungen kommt es zu Obstipation und Blähungen.

Auch Codein, Opiumtinktur und anticholinerge Substanzen mit Einfluss auf die intestinale Motilität werden in der Literatur genannt (Geisslinger et al. 2020; Parrish und DiBaise 2017), sind jedoch für die Behandlung des postoperativen Kurzdarmsyndroms ebenfalls nicht zugelassen.

Die Datenlage zur Wirkung von Probiotika (Zubereitungen aus vermehrungsfähigen apathogenen Mikroorganismen, meist Bakterien, die zur Restitution einer gestörten Darmflora beitragen sollen) auf die Behandlung der postoperativen Diarrhö ist bislang heterogen (Geisslinger et al. 2020; Parrish und DiBaise 2017).

4.9 Reaktive Hypergastrinämie

Bei Resektion des terminalen Ileums kann es infolge einer reaktiven Hypergastrinämie zu einer gesteigerten Magensäuresekretion kommen. Der vermehrte Flüssigkeitseinstrom in den Darm kann zu einer Verdünnung und Funktionseinschränkung von Pankreasenzymen mit konsekutiven Verdauungsstörungen und sekretorischer Diarrhö führen (Lamprecht 2010).

4.10 Bakterielle Fehlbesiedelung

Vor allem bei Verlust der Bauhinschen Klappe erhöht sich das Diarrhörisiko. Eine begleitende Überwucherung des Dünndarms (Dysbiose) mit Anaerobiern kann die Lipidlöslichkeit über eine Dekonjugation von Gallensalzen und deren Metabolisierung über eine gestörte Mizellenbildung stören und zu einem bakteriellen Malabsorptionssyndrom beitragen. Bei massivem Bakterienbefall kann es darüber hinaus zu einer Bindung des Vitamin-B_{12}-Intrinsic-Factor-Komplexes mit konsekutiv weiter gestörter Vitamin-B_{12}-Resorption kommen. Ferner können mikrobiell induzierte, entzündliche Darmveränderungen eine Malabsorption unterhalten und eine Diarrhö verstärken (Lamprecht 2010; Parrish und DiBaise 2017).

4.11 Darmhypomotilität, paralytischer Ileus

Nicht selten kommt es in den ersten Wochen nach Zystektomie und Unterbrechung der Darmkontinuität zu Störungen der Darmmotilität, gelegentlich mit den Symptomen eines Subileus oder Ileus. Durch intensive manuelle Kolonmassagen, die spätestens in der Rehabilitation begonnen werden sollten, lassen sich ausgeprägtere Symptome eines Subileus oder Ileus meist sicher vermeiden. Im Bedarfsfall kann nach Ausschluss einer mechanischen Ileusursache durch die Verabreichung cholinerger Stimulantien, z. B. 2 mg Neostigmin s.c., meist eine rasche Linderung erreicht werden. Zu erwartende cholinerge Nebenwirkungen sind v. a. abdominelle Schmerzen oder Krämpfe und Hypersalivation. Bradykardien und Synkopen werden selten beobachtet (Antidot Atropin), dennoch sollte nach Anwendung eine Bettruhe über einige Stunden eingehalten werden (Zellner et al. 2014).

4.12 Schleimbildung intestinaler Harnreservoire

Bei übermäßiger Schleimbildung der Darmschleimhaut der Neoblase, insbesondere bei Retention und konsekutiv gestörter Entleerung von Neoblase oder Pouch, sollten regelmäßige Blasenspülungen mit steriler Kochsalzlösung (streng steril, Niederdruck, cave: Reflux kontaminierten Urins) ggf. mit 20 %iger N-Acetylcystein-Lösung indiziert werden. Die häufig propagierte orale Gabe von Acetylcystein hat sich in einer kontrollierten Studie (Acetylcystein, Acetylsalicylsäure und Ranitidin im Vergleich zu Placebo) hinsichtlich Schleimproduktion, Verringerung der Schleimviskosität und Verbesserung der Lebensqualität als wirkungslos erwiesen (N'Dow et al. 2001). Darüber hinaus ist Acetylcystein für diese Indikation nicht zugelassen. Vorsicht ist bei Histaminintoleranz geboten, da es zu einer Beeinflussung des Histaminstoffwechsels kommt. Eine längerfristige Anwendung sollte bei bekanntem Asthma bronchiale und positiver Ulkusanamnese vermieden werden. Sehr selten kann es durch Acetylcystein zu schweren Hautreaktionen, z. B. Steven-Johnson- und Lyell-Syndrom, kommen (Rote Liste Service GmbH 2020). Durch die i.m.-Gabe von 20 mg lang wirksamem Octreoid (einem synthetischen Somatostatinanalogon) 4 Wochen präoperativ und am Operationstag könnte die postoperative Schleimproduktion dramatisch reduziert werden. Erfahrungen über die Wirksamkeit in der Langzeitanwendung und über Dosierungsintervalle liegen jedoch bislang nicht vor (Khorrami et al. 2016).

4.13 Osmolaritätsausgleich intestinaler Harnreservoire

Die pathophysiologischen Besonderheiten intestinaler Harnreservoire umfassen auch den Osmolaritätsausgleich konzentrierten Urins. Im Darmlumen und damit auch in Neoblase und Pouch kann im Vergleich zum Serum (ca. 280 mOsm/l) kein höherer Konzentrationsgradient als maximal 380 mOsm/l aufrechterhalten werden. Bei Urinkonzentrationen um 1000 mOsmol/l kommt es daher zu einer (starken) Sekretion von freiem Wasser durch die Schleimhaut des Harnreservoirs. Vor allem bei älteren Menschen mit reduziertem Durstgefühl besteht infolge der gesteigerten Flüssigkeitsausscheidung die Gefahr einer Exsikkose. Die Schulung hinsichtlich einer ausgewogenen Flüssigkeitsbilanzierung bei Harnableitung nach radikaler Zystektomie sollte daher obligat sein und ggf. ein parenteraler Volumenersatz vorgenommen werden (Zellner et al. 2014).

4.14 Veränderte Pharmakokinetik

Zahlreiche Substanzen werden unverändert durch die Nieren in den Urin sezerniert und normalerweise ausgeschieden. Bei intestinaler Harnableitung kann es zu einer Rückresorption dieser Stoffe und potenziellen Risiken wie Überdosierungen oder Vergiftungen kommen. So sind z. B. Vergiftungen bei Patienten mit Ileum-Conduit nach Methotrexatgabe beschrieben. Auch andere Medikamente wie Antibiotika, Phenytoin, Theophyllin, Lithium u. v. a. m. können in den harnableitenden Darmsegmenten rückresorbiert werden. Die allgemeine klinische Bedeutung dieser Vorgänge ist nicht zuletzt auch aufgrund der individuell unterschiedlichen Resorptionseigenschaften des Ileums schwierig anzugeben. Es sollte jedoch im Einzelfall stets die Indikation einer Dosisanpassung v. a. bei Medikamenten mit geringer therapeutischer Breite und potenziell toxischen Substanzen geprüft werden. Bei notwendiger (adjuvanter) Chemotherapie sollte bei Harnreservoiren deshalb ein transurethraler Dauerkatheter indiziert werden (Van der Aa et al. 2011).

Literatur

Abdel-Latif M, Mosbah A, El Bahnasawy MS, Elsawy E, Shaaban AA (2005) Asymptomatic bacteriuria in men with orthotopic ileal neobladders: possible relationship to nocturnal enuresis. BJU Int 96(3):391–396

Ahmadi H, Skinner EC, Simma-Chiang V, Miranda G, Cal J, Penson DF, Daneshmand S (2013) Urinary functional outcome following radical cystoprostatectomy and ileal neobladder reconstruction in male patients. J Urol 189:1782–1788

Allen LH (2009) How common is vitamin B-12 deficiency? Am J Clin Nutr 89(Suppl):693S–696S

von Arnim CAF, Ludolph AC (2010) Neurologische Erkrankungen. In: Biesalski HC, Bischoff SC, Puchstein C (Hrsg) Ernährungsmedizin, 4. Aufl. G. Thieme, Stuttgart/New York

Bartsch G, Daneshmand S, Skinner EC, Syan S, Skinner DG, Penson DF (2014) Urinary functional outcomes in female neobladder patients. World J Urol 32:221–228

Bässler KH, Golly I, Loew D, Pietrzik K (2002) Vitamin Lexikon, 3. Aufl. Urban & Fischer, München/Jena

Bergman B, Knutson F (1978) Renal infection after ileal conduit urinary diversion. An autopsy study. Acta Pathol Microbiol Scand A 86(3):245–250

Cerantola Y, Valerio M, Hubner M, KatiaIglesias LP (2013) Are patients at nutritional risk more prone to complications after major urological surgery? J Urol 190:2126–2132

Cho A, Lee SM, Noh JW, Choi DK, Lee Y, Cho ST, Kim KK, Lee YG, Lee YK (2017) Acid-base disorders after orthotopic bladder replacement: comparison of an ileal neobladder and an ileal conduit. Ren Fail 39:379–384

Degener S, Roth S, Mathers MJ, Ubrig B (2014) Nachsorge-Konsequenzen der Harnableitung nach Harnblasenkarzinom. Urologe 2:253–262

Dewys WD, Begg C, Lavin PT, Band PR, Bennett JM, Bertino JR, Cohen MH, Douglass HO Jr, Engstrom PF, Ezdinli PF, Horton J, Johnson GJ, Moertel CG, Oken MM, Perlia C, Rodenbaum C, Silverstein MN, Skeel RT, Sponzo RW, Tomey DC, Eastern Cooperative Oncology Group (1980) Prognostic effect of weight loss prior to chemotherapy in cancer patients. Am J Med 69:491–497

Geisslinger G, Menzel S, Gudermann T, Hinz B, Ruth P (2020) Mutschler Arzneimittelwirkungen, 11. Aufl. Wissenschaftliche Verlagsgesellschaft, Stuttgart

Gregg JR, Cookson MS, Phillips S, Salem S, Chang SS, Clark PE, Davis R, Stimson CJ Jr, Aghzadeh M, Smith JA Jr, Barocas DA (2011) Effect of pre-operative nutritional deficiency on mortality after radical cystectomy for bladder cancer. J Urol 185:90–96

Gröber U (2015) Interaktionen – Arzneimittel und Mikronährstoffe, 2. Aufl. Wissenschaftliche Verlagsgesellschaft, Stuttgart

Gröber U, Holick MF (2020) Vitamin D. Die Heilkraft des Sonnenvitamins, 4. Aufl. Wissenschaftliche Verlagsgesellschaft, Stuttgart

Hägele A (2006) Komplikationen nach Zystektomie und Anlage einer Ileum-Neoblase. Dissertation zur Erlangung des Doktorgrades der Medizin der Medizinischen Fakultät der Universität Ulm

Hartig W (1994) Moderne Infusionstherapie – künstliche Ernährung. W. Zuckschwerdt, München/Bern/Wien/New York

Herrmann W (2008) Vitamin B12. In: Thomas L (Hrsg) Labor und Diagnose, 7. Aufl. TH-Books Verlagsgesellschaft, Frankfurt

Herwig R, Brinkmann OA, Sievert KD, Brod-ner G, Hertle L (2003) Cystectomy causes immunosuppression in bladder cancer. In: Atala A, Slade D (Hrsg) Bladder disease part a – research concept and clinical applications. Springer US, Boston

Heyns CF (2012) Urinary tract infection associated with conditions causing urinary tract obstruction and stasis, excluding urolithiasis and neuropathic bladder. World J Urol 30:77–83

Holick MF (2007) Vitamin D deficiency. N Engl J Med 357:266–281

Jemtzik F, Schrader AJ, de Petriconi R, Hefty R, Mueller J, Doetterl J, Eickhoff A, Schrader M (2012) The neobladder in female patients with bladder cancer: long-term clinical, functional, and oncological outcome. World J Urol 30:733–739

Jensen BT, Laustsen S, Petersen AK, Borre M, Soendergaard I, Ernst-Jensen KM, Lash TL, Borre M (2013) Preoperative risk factors related to bladder cancer rehabilitation: a registry study. Eur J Clin Nutr 67:917–921. https://doi.org/10.1038/ejcn.2013.120

Karl A, Rittler P, Buchner A, Fradet V, Speer R, Walther S, Stief GC (2009) Prospective assessment of malnutrition in urologic patients. Urology 75:1072–1076

Khorrami MH, Javid A, Izadpanaki MH, Alizadeh F, Zargham M, Khorrami F (2016) Efficacy of long-term acting octreoide on reducing mucus production in patients with ileal neobladder. Clin Genitourin Cancer. https://doi.org/10.1016/j.clgc.2016.10012

Kim KH, Yoon HS, Yoon H, Chung WS, Sim BS, Ryu DR, Lee DH (2016) Risc factors for developing metabolic acidosis after radical cystectomy and ileal neobladder. PLoS ONE 11(7):e0158220. https://doi.org/10.1371/journal.pone.0158220

Kim YI (2004) Folate and DNA methylation: a mechanistic link between folate deficiency and colorectal cancer? Cancer Epidemiol Biomark Prev 13:511–519

Kim YI (2005) Nutritional epigenetics: impact of folate deficiency on DNA methylation and colon cancer susceptibility. J Nutr 135:2703–2709

Klokow LM (2018) Leitliniengerechte Behandlung von Patienten mit beruflich verursachter Harnblasenkrebserkrankung. Bachelor-Abschlussarbeit, Hochschule Bonn-Rhein-Sieg, University of Applied Sciences, Fachbereich Sozialversicherung Hennef, 30.07.2018

Koch MO, McDougal WS (1985a) Nicotinic acid: treatment for the hyperchloremic acidosis following urinary diversion through intestinal segments. J Urol 134:162–164

Koch MO, McDougal WS (1985b) Chlorpromazine: adjuvant therapy for the metabolic derangements created by urinary diversion through intestinal segments. J Urol 134:165–169

Kofranyi E, Wirths W (2008) Einführung in die Ernährungslehre, 12. Aufl. Neuer Umschau Buchverlag, Neustadt an der Weinstraße

Lamprecht G (2010) Kurzdarmsyndrom. In: Biesalski HK, Bischoff SC, Puchstein C (Hrsg) Ernährungsmedizin, 4. Aufl. G. Thieme, Stuttgart/New York

Löffler BM (2018) Sie leiden an einer „stillen" Entzündung?! 2. Aufl. IMM, Berlin

Löffler G, Brigelius-Flohé R (2007) Vitamine. In: Löffler G, Pertrides PE, Heinrich PC (Hrsg) Biochemie und Pathobiochemie, 8. Aufl. Springer Medizin, Heidelberg

Löffler G, Mössner J (2007) Gastrointestinaltrakt. In: Löffler G, Pertrides PE, Heinrich PC (Hrsg) Biochemie und Pathobiochemie, 8. Aufl. Springer Medizin, Heidelberg

Madsen PO (1964) The etiology of hyperchloremic acidosis following urointestinal anastomosis>>>>: an experimental study. J urol 92:448–454

Mathur S, Plank L, Hill AG, Rice MA, Hill GL (2008) Changes in body composition, muscle function and energy expenditure after radical cystectomy. BJU Int 101:973–977

Max-Rubner Institut, Bundesforschungsinstitut für Ernährung und Lebensmittel (2008) Nationale Verzehrsstudie II, Ergebnisbericht, Teil 2. Bundesforschungsinstitut für Ernährung und Lebensmittel, Karlsruhe

N'Dow J, Robson CN, Metthews JN, Neal DE, Pearson JP (2001) Reducing mucus production after urinary reconstruction: a prospective randomized trial. J Urol 165:1433–1440

Naganuma T, Takemoto Y, Maeda S, Iwai T, Kuwabara N, Sholi T, Okamura M, Nakatani T (2012) Chronic kidney disease in patients with ileal conduit urinary diversion. Exp Ther Med 4:962–966. https://doi.org/10.3892/etm.2012.703

Nexo E, Hoffmann-Lücke E (2011) Holotranscoblamin, a marker of vitamin B-12 status: analytical aspects and clinical utility. Am J Clin Nutr. https://doi.org/10.3945/ajcn.111.013458

Niestroj I (1999) Praxis der orthomolekularen Medizin. Hippokrates, Stuttgart

Norman K, Pichard C, Lochs H, Pirlich M (2008) Prognostic impact of disease-related malnutrition. Clin Nutr 27:5–15

Parrish CR, DiBaise JK (2017) Managing the adult patient with short bowel syndrome. Gastroenterol Hepatol 13:600–608

Pirlich M, Schütz T, Norman K, Gastell S, Bischoff SC, Bolder U, Frieling T, Güldenzoph H, Hahn K, Jauch KW, Schindler K, Stein J, Volker D, Weimann A, Werner H, Wolf C, Zürcher G, Bauer P, Lochs H (2006) The German hospital malnutrition study. Clin Nutr 25:563–572

Rabenberg M, Scheidt-Nave C, Busch MA, Rieckmann N, Hintzpeter B, Mensink GBM (2015) Vitamin D status among adults in Germany – results from the German Health Interview and Examination Survey for Adults (DEGS 1). BMC Public Health 15:641. https://doi.org/10.1186/s12889-015-2016-7

Rote Liste Service GmbH (2020) Rote Liste® 2020, 60. Aufl. Rote Liste Service GmbH, Frankfurt am Main. ISBN 978-3-946057-52-9

Schall KA, Thornton ME, Isani M, Holoyda A, Hou X, Lien CL, Grubbs BH, Grikscheit TC (2017) Short bowel syndrome results in increased gene expression associated with proliferation, inflammation, bile acid synthesis and immune system activation: RNA sequencing a zebrafish SBS model. BMC Genomics 18:23. https://doi.org/10.1186/s12864-016-3433-4

Shigemura K, Tanaka K, Matsumoto M et al (2012) Post-operative infection and prophylactic antibiotic administration after radical cystectomy with orthotopic neobladder urinary diversion. J Infect Chemother 18:479–484

Sofra M, Fei PC, Fabrizi L, Marcelli ME, Claroni C, Gallucci M, Ensoli F, Forastiere E (2013) Immunomodulatory effects of total intravenous and balanced inhalation anesthesia in patients with bladder cancer undergoing elective radical cystectomy: preliminary results. J Exp Clin Cancer Res 32:6. https://doi.org/10.1186/1756-9966-32-6

Sullivan JW, Grabstald H, Whitmore WF (1980) Complications of ureteroileal conduit with radical cystectomy: review of 336 cases. J Urol 124:797–801

Suriano F, Gallucci M, Flammia GP, Musco S, Alcini A, Imbalzano G, Dicuonzo G (2008) Bacteriuria in patients with an orthotopic ileal neobladder: urinary tract infection or asymptomatic bacteriuria? BJU Int 101(12):1576–1579

Thorell A, Nygren J, Essen P, Andersson B, Ljunquist O (1996) The metabolic response to cholecystectomy: insulin resistance after open compared with laparoscopic operation. Clin Nutr 15:75–79

Turk TM, Koleski FC, Albala DM (1999) Incidence of urolithiasis in cystectomy patients after intestinal conduit or continent urinary diversion. World J Urol 17:305–307

Van der Aa F, Joniau S, van den Branden M, van Poppel H (2011) Metabolic changes after urinary diversion. Adv Urol 5:764325. https://doi.org/10.1155/2011/764325

Wagenlehner F, Pilatz A, Weidner W, Zwergel T, Zwergel U, Schlimmer P (2014) Entzündung. In: Hautmann R, Gschwend JE (Hrsg) Urologie, 5. Aufl. Springer, Berlin/Heidelberg

Weissmann C (1990) The metabolic response to stress: an overview and update. Anaesthesiology 73:308–327

Zellner M, Riedl R, Ridderskamp D, Zanker F (2014) Katabolie nach radikaler Zystektomie – Wirksamkeit einer hochdosierten Eiweisssubstitution. 40. Gemeinsame Tagung der Bayerischen Urologenvereinigung und der Österreichischen Gesellschaft für Urologie und Andrologie, Erlangen, Postersitzung 2: Urothelkarzinom

Zellner M, Ridderskamp D, Fawzy M. (2019) Qualified rehabilitation after radical treatment for bladder cancer. In: Merseburger AS, Burger M (eds.) Urologic oncology. Springer Nature, Swittzerland, 2019. https://doi.org/10.1007/978-3-319-42623-5.

Zimmermann M, Schurgast H, Burgerstein UP (2018) Burgerstein Handbuch Nährstoffe, 13. Aufl. TRIAS Verlag in G. Thieme Verlag KG, Stuttgart

Instrumentelle Harnableitung und Urostomieversorgung (Stoma Care)

Michael Zellner

Inhaltsverzeichnis

5.1 Kontinente Harnableitung: Ileum-Pouch und orthotope Neoblase 85
5.2 Versorgung nächtlicher Harninkontinenz bei orthotoper Neoblase 86
5.3 Hyperkontinenz der Frau bei orthotoper Neoblase 86
5.4 Stomaversorgung bei Ileum-Conduit und Ureterokutaneostomie 87
Literatur 88

5.1 Kontinente Harnableitung: Ileum-Pouch und orthotope Neoblase

Bei Anlage kontinenter Stomata (Pouchblasen) sowie pathologischer Restharnbildung bei Neoblase (bei knapp 10 % der Männer [Ahmadi et al. 2013] und 58 % der Frauen [Jemtzik et al. 2012]) sollte der intermittierende Katheterismus als Therapie der ersten Wahl gelten, sofern sich keine kausale Therapie (z. B. Urethrotomie bei Anastomosenengen) anbietet. Dabei muss die Durchführung des intermittierenden Katheterismus in ausreichender Frequenz (die einer physiologischen Miktionsfrequenz entsprechen sollte) und adäquater (steriler) Technik angeleitet, die Technik überprüft und bis zu sicherem Beherrschen (nach-)geschult werden. Durch die Bereitstellung verschiedener Kathetersysteme (Spitze, Beschichtung, Gleitmittelanwendung etc.) sollten die Anwenderin/der Anwender das für den individuellen Einzelfall am besten geeignete System durch Erprobung ermitteln können.

M. Zellner (✉)
Abteilung Urologie | Neurourologie, KWA Klinik Stift Rottal,
Bad Griesbach, Deutschland
e-mail: zellner-michael@kwa.de

5.2 Versorgung nächtlicher Harninkontinenz bei orthotoper Neoblase

Nach Anlage einer orthothopen Neoblase kann gute Tageskontinenz durch ein qualifiziertes multimodales Kontinenztraining rasch erreicht werden (s. Kap. 2). Als stark störend wird eine mitunter jedoch länger persistierende nächtliche Inkontinenz, u. a. infolge der fehlenden sensorische Rückmeldung des Füllungszustandes und der nächtlichen Relaxation der Verschlussmuskulatur, erlebt. Daneben kommt es aufgrund der gesteigerten Sekretion von freiem Wasser durch die Schleimhaut des Harnreservoirs zu einer mitunter erheblichen nächtlichen Volumenbelastung der Neoblase. Die noch immer weit verbreitete Praxis, nächtliche Kontinenz durch Wecken in 1- bis 2-stündlichen Intervallen („Wecker stellen") zu erreichen, führt zu einer starken Beeinträchtigung des physiologischen Schlafverhaltens (Chronodisruption). Störende Tagesmüdigkeit mit reduzierten kognitiven Funktionen, reduzierter Leistungsfähigkeit und erhöhtem Unfallrisiko sind anerkannte Folgen. Darüber hinaus wird langfristig ein erhöhtes Malignomrisiko diskutiert. Therapeutisch empfiehlt sich bei Männern nachts die Verwendung eines Kondomurinals. Mit zunehmender Beckenbodenkompetenz und Tageskontinenz im Rahmen des multimodalen Kontinenztrainings verbessert sich gelegentlich auch die nächtliche Kontinenz im Lauf der Zeit. Kommt es zu keiner Verbesserung des nächtlichen Urinverlustes, ermöglicht das Kondom dauerhaft den physiologisch bedeutsamen, erholsamen Nachtschlaf und vermeidet die potentiellen Folgen einer Chronodisruption. Ein negativer Einfluss auf die Trainingscompliance tagsüber wurde in der überwiegenden Zahl der Fälle bisher nicht festgestellt. Bedauerlicherweise gibt es bislang kein adäquates Pendant für die Anwendung bei der Frau.

5.3 Hyperkontinenz der Frau bei orthotoper Neoblase

Im Gegensatz zu der postoperativen Situation bei Männern kommt es bei Frauen in bis zu 50 % (Bartsch et al. 2014) der Fälle zu einer sog. Hyperkontinenz, die zur Blasenentleerung einen intermittierenden Katheterismus notwendig macht. Gerne möchten wir, insbesondere bei Frauen, die konstruktive und ehrliche Diskussion tatsächlicher Vorteile einer Neoblasenanlage mit ihren potenziellen Folgen und Komplikationen im Vergleich zu „inkontinenten" Harnableitungsverfahren (z. B. Ileum-Conduit) anregen.

5.4 Stomaversorgung bei Ileum-Conduit und Ureterokutaneostomie

Bereits in der frühen Phase der Rehabilitation gilt es, den Patienten mit den Besonderheiten einer Stomaanlage und der selbstständigen Versorgung sowie der Behandlung möglicher Schwierigkeiten und Komplikationen vertraut zu machen. Besonders sollte darauf hingewiesen werden, dass es sich bei dem Vorgang der Stomaversorgung um einen sauberen, keinen sterilen Prozess handelt. Dadurch kann eine oft latent vorhandene Angst und innere Ablehnung der Selbstversorgung ausgeräumt werden. Dabei sollte der Betroffene die Möglichkeit erhalten, aus verschiedenen angebotenen Systemen das für seine individuelle Versorgung am besten geeignete System auswählen zu können. Eine sichere selbstständige Versorgung sichert bestmögliche Lebensqualität, geringere Abhängigkeit von dem unmittelbaren sozialen Umfeld (z. B. Lebenspartner, Familienmitglieder, Pflegedienste) und bestmögliche Teilhabe. Dabei sollte v. a. auf trockene und gesunde peristomale Hautverhältnisse geachtet werden. Es kann nicht oft genug betont werden, dass bereits die sorgfältige präoperative Planung der Stomalokalisation und eine intraoperativ hochwertige Stomaanlage mit prominentem Nippel extrem bedeutsam sind, um spätere, applikationsbedingte Komplikationen der Beutelversorgung zu minimieren.

Insbesondere nach Abschluss der frühen postoperativen Phase kann die permanent latente Angst einer peinlichen Stomaleckage, v. a. bei beruflicher und/oder privater körperlicher Aktivität, Lebensqualität und Teilhabe der Patienten empfindlich stören. Im Gegensatz zu der noch immer weit verbreiteten Meinung führen moderne Stomabandagen aus hochelastischem Material, mit eingearbeiteten Stabilisierungsstäben und optimaler Anpassung mit faltenfreiem Sitz nicht zu einer Atrophie der abdominellen Muskulatur. Sie können vielmehr die Bauchwand unterstützen, das Stoma sicher zu fixieren, und darüber hinaus vor der Entstehung stomaler Hernien schützen (Abb. 5.1).

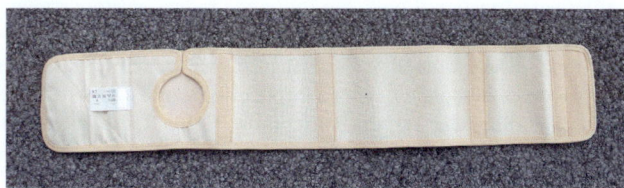

Abb. 5.1 Stoma Care: moderne Stomabandage

Abb. 5.2 Stoma Care: Badebandage

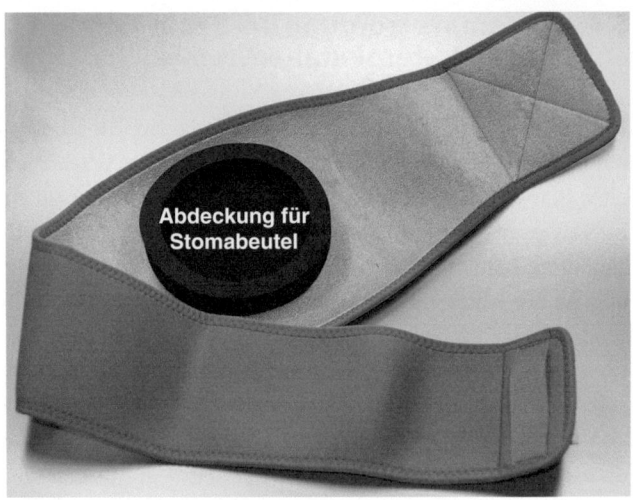

Nicht zuletzt aus Schamgründen vermeiden v. a. männliche Stomaträger (kaschieren der Stomaversorgung durch Badeanzug nicht möglich!) öffentliche Badbesuche und Strandurlaube. Abhilfe können hier spezielle Stomabandagen aus neoprenartigem Material schaffen, die im Bedarfsfall den Stomabeutel zusätzlich wasserdicht in einem Reservoir aufnehmen können (Abb. 5.2). Werden über der Stomabandage ggf. ergänzend Gewichte zur Wassergymnastik getragen, ist die Stomaversorgung als „Aqua-Jogger" nahezu überhaupt nicht mehr zu erkennen.

Literatur

Ahmadi H, Skinner EC, Simma-Chiang V, Miranda G, Cai J, Penson DF, Daneshmand S (2013) Urinary functional outcome following radical cystoprostatectomy and ileal neobladder reconstruction in male patients. J Urol 189:1782–1788

Bartsch G, Daneshmand S, Skinner EC, Syan S, Skinner DG, Penson DF (2014) Urinary functional outcomes in female neobladder patients. World J Urol 32:221–228

Jemtzik F, Schrader AJ, de Petriconi R, Hefty R, Mueller J, Doetterl J, Eickhoff A, Schrader M (2012) The neobladder in female patients with bladder cancer: long-term clinical, functional, and oncological outcome. World J Urol 30:733–739

Allgemein roborierende Maßnahmen in der Rehabilitation

6

Julia Weingärtner und Thomas Seyrich

Inhaltsverzeichnis

6.1	Grundlage der Roborierung	89
6.2	Allgemeine Maßnahmen	90
6.3	Therapeutische Maßnahmen	91
6.4	Klassifikation therapeutischer Leistungen (KTL): Anhaltspunkt für Therapiefrequenz und Dauer	95
Literatur		100

6.1 Grundlage der Roborierung

Allgemeine Roborierung bezeichnet Maßnahmen, die die Krankheitsanfälligkeit minimieren und eine Steigerung der Leistungsfähigkeit erreichen und erhalten sollen. Sie bedient sich dabei Maßnahmen aus den Bereichen physikalische Medizin, Physiotherapie, Balneologie und ggf. einer kurortspezifischen Klimatherapie und umfassen eine Vielzahl aktiver, aktivierender und passiver Anwendungsverfahren. Erreicht werden sollen dadurch u. a. eine Verringerung der allgemeinen Empfindlichkeit, eine körperliche und seelische Abhärtung und eine Steigerung der Abwehrkräfte. Vor allem durch aktivierende und aktive Therapieverfahren können hohe präventive, regenerative und gesundheitsfördernde

---

J. Weingärtner (✉)
Therapieleitung, Kliniken Bad Bocklet AG, Bad Bocklet, Deutschland

T. Seyrich
Urologische Abteilung, Reha- und Präventionszentrum Bad Bocklet, Bad Bocklet, Deutschland
e-mail: info@urologe-dr-seyrich.de

© Springer-Verlag GmbH Deutschland, ein Teil von Springer Nature 2022
M. Zellner, T. Seyrich (Hrsg.), *Urologische Rehabilitation*,
https://doi.org/10.1007/978-3-662-63784-5_6

Potenziale sowohl präoperativ als auch postinterventionell, z. B. nach radikaler Tumoroperation, Bestrahlung und/oder Chemotherapie erschlossen werden.

6.2 Allgemeine Maßnahmen

Geregelter Tagesablauf und guter Schlaf
Bezeichnend für einen erstrebenswerten, gesunden Lebensstil ist ein geregelter Tagesablauf. Er soll eine gute Balance schaffen zwischen:

- ausreichendem Schlaf,
- körperlicher Bewegung,
- zeitlich geregelten Mahlzeiten,
- bewusster Wahrnehmung körperlicher Leistungsfähigkeit und
- einer positiven Lebenseinstellung.

Zur Regeneration und Erholung des Körpers ist guter Schlaf existenziell. Während den Schlafphasen werden Abwehrkräfte gestärkt, die Hormonproduktion zum Zellwachstum angeregt und Erlebtes aus dem Tagesgeschehen reflektiert und verarbeitet. Ein erholsamer Schlaf kann die kognitiven Fähigkeiten, Orientierung und Kreativität verbessern, wobei v. a. eine angepasste Schlafqualität vorhanden sein muss.

Körperliche Bewegung
Körperliche Bewegung führt zu körperlichem Wohlbefinden. Um die Gesundheit positiv zu beeinflussen, sollten leichte Bewegungen von täglich mindestens 30 min Dauer in den Alltag eingebaut werden. Unter leichten Bewegungen sind allgemeine Übungen zur Stoffwechselanregung zu verstehen, z. B. Übungen aus dem Yoga, Atemübungen oder Dehnübungen.

Bewegung soll die körpereigenen Abwehrkräfte stärken und u. a. Herz-Kreislauf-Erkrankungen, Diabetes mellitus, Osteoporose und Adipositas vorbeugen (s. Kap. 9.). Daneben können stressbedingte psychische und körperliche Symptome positiv beeinflusst werden. Zudem sorgt Bewegung an der frischen Luft zusätzlich für optimale Sauerstoffaufnahme, begünstigt die Bildung von Vitamin D zur Stärkung der Knochensubstanz und Immunfunktion durch Lichtexposition und fördert die Ausschüttung des Botenstoffes Serotonin, das als sog. Glückshormon das Wohlbefinden fördert und beruhigend wirkt. Serotonin soll darüber hinaus auch die Gedächtnisleistung stimulieren und den Schlaf fördern (s. Kap. 11). Daher haben sich an die individuelle Leistungsfähigkeit adaptierte Bewegungstherapien postinterventionell, z. B. nach radikalen urologischen Tumoroperationen, als elementar in der Rehabilitation etabliert. Daneben werden die Rehabilitanden angeleitet, die erlernten Übungen selbstständig konsequent unter häuslichen Bedingungen fortzuführen und ggf. auch in den Arbeitsalltag zu integrieren. Verschiedene Institutionen bieten die Möglichkeit, für einen gewissen Zeitraum unter qualifizierter Anleitung auch am Heimatort weiterhin sportlich aktiv zu sein (z. B. Rehasport und Funktionstraining zu Lasten der Deutschen Rentenversicherung). Auch der Deutsche Olympische Sportbund bietet Krebssportgruppen an, um Patienten sowohl präventiv als auch postoperativ zu fördern.

Gesunde Beziehung und Lebensweise
Anzustreben ist eine gesunde Beziehung zu sich selbst (Selbstwahrnehmung) und eine gesunde Lebensweise. Nur wer sich und sein Handeln bewusst wahrnimmt und reflektiert, ist auch in der Lage, zwischenmenschliche Beziehungen aufzubauen und zu unterhalten. Hierzu gehören ein bewusstes Wahrnehmen der eigenen Bedürfnisse und der verantwortungsvolle Umgang mit eigenen körperlichen, psychischen oder krankhaften Ereignissen. Durch Verdrängung können chronische Erschöpfungszustände oder Schmerzen ausgelöst, konsekutiv das Immunsystem geschwächt und inflammatorische Prozesse induziert und langfristig Lebensfreude und Lebensqualität beeinträchtigt werden. Eine positive Lebenseinstellung eröffnet verbesserte psychische Bewältigungsstrategien und macht weniger anfällig für Stressfolgen und andere krankheitsauslösende Faktoren (Deutsche-Fatique-Gesellschaft). Zu einer gesunden Lebensweise gehört darüber hinaus eine Reduktion oder ein Verzicht auf gesundheitsschädliche Genussgifte, wie z. B. Drogen, Nikotin- und Alkohol.

6.3 Therapeutische Maßnahmen

Vor allem nach einer onkologischen Diagnose ist es wichtig, eine psycho-physisch-soziale Neuausrichtung zu realisieren. Die therapeutischen Maßnahmen der Roborierung sind dafür ein entscheidender Therapiebaustein. Die Anwendungen machen dem Betroffenen deutlich, wie weit er sich auf seinen eigenen Körper (wieder) verlassen kann, welche Defizite ausgeglichen werden können und vermitteln körperliche oder geistige Bewältigungsstrategien. Hierzu zählen nicht nur körperliche Aktivitäten, sondern auch das Verständnis struktureller körperbezogener Zusammenhänge, was am Beispiel des Zusammenhangs zwischen aufrechter Haltung und richtiger Atmung verdeutlicht werden soll. Der menschliche Körper besteht aus respiratorischen und faszialen Diaphragmen, sog. Pufferzonen. Diese setzen sich aus Tentorium cerebelli, Diaphragma abdominale, Diaphragma urogenitale et pelvis, den sog. respiratorischen Diaphragmen, und aus zervikookzipitalem Übergang, Os hyoideum, oberer Thoraxapertur, Kniekehlen und Fascia plantaris, den sog. faszialen Diaphragmen, zusammen. Sie bedingen sich gegenseitig durch Atmung, Haltung und Bewegung. Jede funktionelle Bewegung des Körpers wird durch die „Zentralsehne" beeinflusst. Die Osteopathie versteht unter der Zentralsehne einen faszialen Strang, der von der Schädelbasis bis zum Beckenboden reicht. Er verbindet den thorakalen Einlass, das Zwerchfell und den Beckenboden miteinander und schafft eine funktionelle Einheit zwischen den Thorax- und den Bauchorganen (Hebgen 2021). Durch ihre anatomische Verbindung hat die Zentralsehne eine wichtige Bedeutung bei der Positionierung der inneren Organe und der Wirbelsäule. Durch ein gut bewegtes, dynamisches und dadurch geschmeidiges Faszinennetz ist der Körper in der Lage, Verletzungen oder Fehlhaltungen besser zu kompensieren und zu verarbeiten (Langer und Hebgen 2012).

Zur allgemeinen Roborierung des Beckenbodens sind eine aufrechte Haltung und die richtige abdominale Atmung ausschlaggebend. Ein Haltungsbefund sollte daher bei allen therapeutischen Maßnahmen grundsätzlich an erster Stelle stehen. Darauf aufbauend erfolgt die Instruktion der aufrechten Haltung und der daraus resultierenden Grundspannung. Starke Abweichungen von der Norm können zu Dysfunktionen der Gewebestruktur und Funktionsstörungen der Organe führen.

Atmung
Die richtige Atmung steht in direkter Verbindung zur Bewegung der Diaphragmen und zur An- und Entspannung des Beckenbodens.

Bei der Einatmung senkt sich das Diaphragma abdominale, schiebt die Unterbauchorgane nach kaudal, das Diaphragma urogenitale/pelvis wird gedehnt und senkt sich gleichzeitig nach kaudal ab.

Bei der Ausatmung hebt sich das Diaphragma abdominale und die Muskulatur des Diaphragma urogenitale/pelvis kontrahiert und bewegt die Organe zurück nach kranial. Aufgrund dieser Abhängigkeit von Diaphragma abdominale und urogenitale ist die sachgerechte Atmung im Rahmen des multimodalen Kontinenztrainings essenziell.

Leichte Atemübungen, wie die Kontaktatmung, bieten sich zur Verbesserung des eigenen Körpergefühls an. Bei allen Übungen wird eine normale Atemfrequenz empfohlen – kein Atem anhalten und keine Pressatmung.

Bei den allgemeinen Spannungsintervallen sollte mit 2–4 Atemzügen begonnen werden. Danach sollten die Intervalle gezielt gesteigert werden. Während der Atmung sollte der Patient spüren, dass er das An- und Entspannen gezielt steuern kann.

Narben als Störfaktor der Heilung
Tief liegende Narben werden als Störfelder bzw. als Ursachen von Nervenirritationen genannt (Hermanns 2017). Bei massiven Traumata und operativen Eingriffen jeglicher Art entstehen sowohl äußere als auch innere, tief liegende Narben.

Narbengewebe kann zu vermehrter Gewebewucherung und Verklebungen führen. Diese können zu Beeinträchtigung der Organbeweglichkeit und der Einschränkung der Organfunktion führen. Narben sind mögliche Schwachstellen und können Dysfunktionen des Bewegungsapparates, Einschränkungen der Organmotilität und Behinderung der Blutzirkulation des umliegenden Bindegewebes hervorrufen. Therapeutisch bewährt hat sich die Narbenmobilisation auf verschiedenen Wegen. Äußerlich mit Cremes, Narbensticks, Crossingtapes oder mit manuellen Grifftechniken, welche vom Therapeuten angewandt und an dem Patienten zur Selbstanwendung vermittelt werden. Bei inneren, tief liegenden Narben sind zielgerichtete manuelle Grifftechniken notwendig und können durch Dehnlagerungen vom Patienten unterstützt werden. Hier sind v. a. die Compliance und Mobilität des Patienten ausschlaggebend. Meist erhalten Patienten ihr Feedback über die Wahrnehmung einer verbesserten Blasenfunktion, einer freieren Beweglichkeit im lumbosakralen Bereich, verringerten Schmerzen bei Bewegung oder im Schlaf. Durch gezielte Übungen, v. a. jedoch durch das Erlernen und Beibehalten einer aufrechten Haltung, kann eine geschädigte Gewebestruktur optimal in normale Alltagsbewegungen eingebracht und hierdurch zu einer reizfreien Struktur werden mit konsekutiver Optimierung der Lebensqualität. Um eine nachhaltige Verbesserung der Beschwerden zu erreichen, empfiehlt sich die Integration der Übungen in den Alltag.

Roborierende Physiotherapie
Die Physiotherapie bzw. Bewegungstherapie ist einer der wichtigsten Bausteine der Roborierung. Der Trainingsansatz kann ebenfalls passiv, assistiv oder aktiv sein. In Bezug auf sportliche Aktivitäten sollte eine Aktivität gewählt werden, welche dem Patienten bereits vertraut ist oder woran er Freude finden kann, z. B. Fahrrad fahren, Schwimmen, Nordic Walking etc.. Nur so wird der Patient auch motiviert sein, zu trainieren und sich später am Heimatort einer Sportgruppe anzuschließen. Risikofaktoren und Kontraindikationen müssen auch im Rahmen der Rehabilitation vorab fachärztlich abgeklärt werden, damit das Training während bzw. nach einer Krebserkrankung ohne Verletzungen oder Einschränkungen durchgeführt werden kann. Bei Patienten während oder nach einer Chemotherapie ist v. a. das subjektive Empfinden beim Ausüben der körperlichen Anstrengung zu berücksichtigen, um eine optimale Belastung zu finden (s. Kap. 9).

▶ Der behandelnde Arzt muss Indikationen und Kontraindikationen der jeweiligen Therapieangebote in Hinblick auf die bestehende Symptomatik, den Allgemeinzustand und die aktuelle Belastbarkeit des Patienten beachten und einen individuellen Übungsplan in Kooperation mit den beteiligten Therapeuten erstellen.

Therapieangebote
Die Tab. 6.1, 6.2, 6.3 und 6.4 geben einen exemplarischen Überblick für krankengymnastische Therapieangebote.

Tab. 6.1 Krankengymnastik

Beschreibung	Mobilisation, Kräftigung, Schmerzlinderung und Schwellungsresorption posttraumatischer, postoperativer und chronisch kranker Patienten
Häufigkeit	Mindestens 2-mal/Woche 20 min
Max. Patienten	1 Person
Indikationen	*Konservativ:* Schmerzzustände, Bandscheibenbeschwerden, Arthrose, akute/chronische Wirbelsäulenerkrankungen, rheumatische Erkrankungen, Osteoporose, Muskelerkrankungen, Polyneuropathie u. Angiopathie bei Stoffwechselerkrankungen, Durchblutungsstörungen am Stütz- u. Bewegungsapparat *Postoperativ:* Gelenkersatz, Bandscheibenvorfall, Spondylodese, Frakturen, Skoliose, Polytrauma, Amputation, radikale Prostatektomie, Zystektomie, Nephrektomie, Lymphadenektomie
Kontraindikationen	keine
KTL	B559 Sonstige physiotherapeutische Behandlung B557 Onkologische Krankheiten

Tab. 6.2 Rückenschule

Beschreibung	Erlernen des rückengerechten Alltags (Kräftigung, Schmerzlinderung, adäquate Druckübertragung auf den Beckenboden) *Inhalt:* Anatomie Sitzen (Theorie & Praxis) Gehen/Stehen (Theorie & Praxis) Heben/Tragen (Theorie & Praxis) Liegen (Theorie & Praxis)
Häufigkeit	6-mal 45 min
Max. Patienten	15 Personen
Indikationen	Rückenschmerzen, Präventivmaßnahme, Bandscheibenvorfall, radikale Prostatektomie, Zystektomie, Nephrektomie, Lymphadenektomie
Kontraindikationen	Akute Rückenbeschwerden (Schmerz), Spondylolisthesis
KTL	C651 Standardisierte aktive Rückenschule

Tab. 6.3 Atemgymnastik

Beschreibung	Bewegungsübungen für eine gezielte Atmung im Rahmen des Atemtrainings
Häufigkeit	2-mal/Woche mindestens 20 min
Max. Patienten	5 Personen
Indikationen	Erkrankungen der Atemwege, postoperativ Herz-Kreislauf-Patienten Fehlhaltungen und Erkrankungen der WS durch physische oder psychische Erkrankungen Therapiebaustein der multimodalen Kontinenztherapie
Kontraindikationen	Keine
KTL	B561 Physiotherapeutische Behandlung in der Kleingruppe für Atemwegserkrankung

Tab. 6.4 Progressive Muskelentspannung nach Jacobson (PME)

Beschreibung	Gezielte Entspannung der Körpermuskulatur. Durch bewusste Anspannung und anschließend bewusste Entspannung einzelner Muskelgruppen (z. B. Arme, Beine, Nacken etc.) können Muskelverspannungen beseitigt und ein Gefühl tiefer Entspannung erreicht werden
Häufigkeit	2-mal/Woche für 30 min
Max. Patienten	15 Personen
Indikationen	Arterielle Hypertonie, Migräne, Asthma, Durchschlafstörungen, Einschlafstörungen, Durchblutungsstörungen, Alltagsstress, postoperativ bzw. nach onkologischer Diagnose
Kontraindikationen	Patienten mit akutem Schmerzsyndrom
KTL	F612 Progressive Muskelrelaxation nach Jacobson in der Gruppe A630 Achtsamkeit- und Wahrnehmungsorientierte Sport-und Bewegungstherapie

Balneologische Maßnahmen
Balneologische Anwendungen umfassen therapeutische Anwendungen mit Heilquellen, Heilgasen und Peloiden in Form von Bädern, Trinkkuren und Inhalationen.

Die folgende Tabelle zeigt mögliche Anwendungen in der Rehabilitation aus dem Bereich Balneotherapie (Tab. 6.5).

Physikalische Anwendungen
Physikalische Anwendungen beinhalten medizinische Therapien, die physiologisches Feedback auf äußere Reizsetzung nutzen, gemäß dem Reiz-Reaktions-Prinzip. Dabei wird ein Stimulus, der initial meist einen Stress bzw. eine Belastung für den Körper darstellt, niedrig dosiert und gezielt eingesetzt, um eine Körperreaktion anzuregen, die die Gesundung unterstützt. Die Anwendungen bewirken zunächst eine Stressreaktion, die durch körpereigene Gegenreaktion dann aber zur besseren Zell- und Organfunktion und schließlich auch zu verbesserter Leistungskapazität führt. (Dieses Trainingsprinzip funktioniert bei allen physiologischen Reizen [Stiefelhagen 2017]). Unterschieden werden direkte Wirkung (z. B. Hautrötung), Konditionierung (z. B. Muskelkräftigung) und Adaptation (z. B. Abhärtung).

Tab. 6.6 zeigt Anwendungsbeispiele aus dem Bereich physikalische Therapie (Ebelt-Paprotny et al. 2017).

Elektrotherapie
Elektrotherapie bezeichnet die therapeutische Anwendung von elektrischem Strom in der physikalischen Therapie, z. B. zur Tonusregulierung oder Schmerzlinderung.

Tab. 6.7 zeigt Anwendungsbeispiele für die Rehabilitation aus dem Bereich Elektrotherapie (Ebelt-Paprotny et al. 2017).

Lichttherapie
Die Lichttherapie ist ein anerkanntes Verfahren zur Behandlung verschiedener Erkrankungen. Sie kann die innere Uhr ins Gleichgewicht bringen und den Serotoninspiegel erhöhen.

Tab. 6.8 zeigt Anwendungsbeispiele für die Rehabilitation aus dem Bereich Lichttherapie.

6.4 Klassifikation therapeutischer Leistungen (KTL): Anhaltspunkt für Therapiefrequenz und Dauer

Durch den federführenden Träger der Rehabilitation in Deutschland, der Deutschen Rentenversicherung (DRV), werden therapeutische Prozesse seit 1997 durch die Klassifikation therapeutischer Leistungen (KTL) standardisiert codiert (mit einem Buchstaben für den Therapiebereich und einer nachgestellten Zahl) und sind für eine Vielzahl von Behandlungsindikationen standardisiert vorgegeben (Roßbach und Keck 2014). Die Klassi-

Tab 6.5 Balneotherapie

Therapie	Erläuterung	Indikationen	Kontraindikationen
Mineralvollbäder mit kurortspezifischem Heilwasser	Vollbäder mit mineralhaltigem Quellwasser	Herz- und Kreislaufbeschwerden, Bluthochdruck, zur Durchblutungssteigerung, Schmerzlinderung bei Arthrose	Herzinsuffizienz Hypotonie, fieberhafte Erkrankungen, frische OP-Wunde, entzündliche Prozesse
Kneippsche Güsse	Kalter Guss Warm-/Kaltwechseltherapie: Ganzkörperguss Knieguss Unterguss Gesichtsguss	Anregung des Herz-Kreislauf-Systems, Anregung des Stoffwechsels, Training der Adaptationsfähigkeit auf wechselnde Temperaturen (Klimakterium), Verringerung der Infektanfälligkeit, Kopfschmerzen, Veneninsuffizienz	Abneigung gegen Kälte, Hypertonie
Fuß- und Armwechselbäder	Kaltes Fußbad Warm-/Kaltwechseltherapie	Chronisch kalte Füße, Hypotonie, beginnende arterielle Durchblutungsstörungen, Kopfschmerzen, Schlafstörungen	Varizen oder Veneninsuffizienz, akute arterielle Durchblutungsstörungen
Moorpackung/Fango/Peloid	Teilkörperpackung	Chronisch degenerative Erkrankungen, Myogelosen	Akute Hauterkrankungen, Wärmeintoleranz, Allergien
Inhalation (KTL: K619 Sonstige Inhalation)	Inhalieren von Medikamenten (Sole, Kamille)	Erkältung, Asthma bronchiale, akute oder chronische Bronchitis, Nasennebenhöhlenentzündung (Rhinosinusitis, Sinusitis, Rhinitis)	Allergische Reaktion auf angegebene Medikamente

Tab. 6.6 Physikalische Therapie

Therapie	Erläuterung	Indikationen	Kontraindikationen
Klassische Massagetherapie (KMT)	Klassische Teil- oder Ganzkörpermassage	Myogelosen im Schulter-Nackenbereich, zervikogene Kopfschmerzen oder Parästhesien der Hände und Füße, muskulär bedingte HWS-/BWS- und LWS-Symptomatik, lokale Durchblutungsanregung	Akute Hauterkrankungen, fieberhafte Erkrankungen, akuter Infekt
Bindegewebsmassage (BGM)	Gewebsstoffwechselanregung durch Aktivierung der Head'schen Zonen	Erkrankungen der inneren Organe, zur Stoffwechselanregung, akute Schmerzen, Parästhesien	Akute Hauterkrankungen im Applikationsbereich, fieberhafte Erkrankungen, akuter Infekt
Fußreflexzonenmassage	Reflexzonentherapie	Erkrankungen der Organe, zur Stoffwechselanregung, akute Schmerzen	Akute Hauterkrankungen im Applikationsbereich, fieberhafte Erkrankungen, akuter Infekt
Manuelle Lymphdrainage (MLD)	Entstauungstherapie	Bei Lymphstau nach Operation, zur Entstauung bei Abflusshindernis im Gesicht, den Extremitäten, am Rumpf, bei Stauungskopfschmerz	Fieber, Herzinsuffizienz, PAVK, Lungenembolie, Entzündungen im Applikationsgebiet, Arteriosklerose
Komplexe physikalische Entstauungstherapie (KPE)	Lymphdrainage mit Bandagierung bzw. Strumpfanlage	Lymphstau nach Operation, zur Entstauung bei Abflusshindernis im Gesicht, den Extremitäten, am Rumpf, bei Stauungskopfschmerz	Fieber, Herzinsuffizienz, PAVK, Lungenembolie, Entzündungen im Applikationsgebiet, Arteriosklerose

Tab. 6.7 Elektrotherapie

Therapie	Erläuterung	Indikationen	Kontraindikationen
Iontophorese	Applikation unter Verwendung eines Medikamentes z. B. Diclofenac Kontinuierlich gepulster Gleichstrom an ärztlich vorgegebenem Körperareal	Chronische, nichtentzündliche Gelenkschmerzen, Gelenkarthrose	Metallimplantate, Arthritis, Hautirritationen an der Applikationsstelle
Galvanisation	Längs- und Querdurchflutung an ärztlich vorgegebenem Körperareal	Dämpfende Schmerzlinderung im betroffenen Muskelareal	Metallimplantate, akute Entzündungen, Hautirritationen an der Applikationsstelle
Diadynamischer Strom/Träbert-Ultrareizstrom	Niederfrequente Stromtherapie (1–1000 Hz)	Schmerzlinderung, Muskeldetonisierung, Neuralgien, Phantomschmerz, Tendinosen	Thrombose, Hautulzeration im Applikationsbereich und Herzschrittmacher
Hochvolttherapie (HV)	Stromform mit sehr kurzen Reizimpulsen	Schmerzlinderung, Zellerneuerung und Durchblutungsförderung postoperativ, Wundheilungsstörung	Herzschrittmacher
Interferenzstrom (IF)	Zwei gleichzeitig applizierte amplitudenmodulierte, mittelfrequente Ströme zur lokalen Reizung	Myogelosen, Periarthropathie, Arthrose	Herzschrittmacher, Ulzerationen, offene Wunden und Hautveränderungen im Applikationsgebiet
Ultraschalltherapie (US)	Ultraschalltherapie, Quer- oder Längsdurchflutung mit Galvanisation gekoppelt möglich	Arthrose, chronische Gelenksschmerzen, Tendopathien	Hautirritationen, Metallimplantate, Herzschrittmacher
Vierzellenbad	Elektrogalvanisches Arm- und/oder Fußbad (Wassertemperatur 36–38 °C)	Hyper- und Hypotonus der Muskulatur, Paresen, Durchblutungsstörungen, Adnexitis, Fibromyalgie, Polyneuropathie (relative Indikation, nicht indiziert bei starken Sensibilitätsstörung)	Herzschrittmacher, offene Hautstellen im Applikationsgebiet, Thrombose, Metallimplantate im Applikationsgebiet, akute Infekte, Störungen der Blutgerinnung, dekompensierte Herzinsuffizienz, pulmonale Hypertonie

Tab. 6.8 Lichttherapie

Therapie	KTL	Erläuterung	Indikationen	Kontraindikationen
Rotlichttherapie	K562	Wärmetherapie	Fibromyalgie, akute Lumbago, rheumatische Erkrankungen, Myogelosen, akute Infekte (Applikationsbereich Gesicht und ventraler Thorax)	Herzinsuffizienz, KHK, akute Entzündungen im Applikationsgebiet, Thrombose, Niereninsuffizienz, akute rheumatoide Arthritis, Wärmeintoleranz
Lichttherapie	H583	Weißlichttherapie 10.000 Lux im Abstand von 80 cm, Ausgleichen von Helligkeit in den Wintermonaten	Herbst- und Winterdepression, Schichtarbeiterproblematik	Netzhautschäden, Erkrankung am Augenhintergrund

fizierung therapeutischer Leistung wird zur Qualitätssicherung einer Rehabilitationsmaßnahme eingesetzt, um das therapeutische Leistungsspektrum zu dokumentieren, zu analysieren und zu bewerten (Deutsche Rentenversicherung Bund – KTL 2015). Bislang wurde „gute Qualität" bei einer symmetrischen Verteilung aus den verschiedenen Therapiekapiteln unterstellt, demnächst soll jedoch vermehrt Dauer und Quantität der einzelnen Anwendungen qualitätsrelevant werden. Bereits 2005 wurden fachspezifische Qualitätsvorgaben für die urologische Rehabilitation durch ein Expertengremium der Deutschen Gesellschaft für Urologie publiziert (Vahlensieck et al. 2005), die jedoch bislang keinen Eingang in offizielle Vorgaben und Empfehlungen gefunden haben. Die in Folge angegebenen Therapiezeiten sind KTL-zielgerichtet und beinhalten neben der Therapiezeit auch die Rüstzeit (Zeit für Aus- und Ankleiden).

> **Die KTL umfasst folgende Bereiche**
> A Sport- und Bewegungstherapie
>   B Physiotherapie
>   C Information, Motivation, Schulung
>   D Klinische Sozialarbeit, Sozialtherapie
>   E Ergo-, Arbeits- und andere funktionelle Therapie
>   F Klinische Psychologie, Neuropsychologie
>   G Psychotherapie
>   H Reha-Pflege und Pädagogik
>   K Physikalische Therapie
>   L Rekreationstherapie
>   M Ernährungsmedizinische Leistungen

Tab. 6.9 Physikalische Therapien mit KTL-Nummer, Therapiedauer und Häufigkeit

Therapie	KTL-Nummer	Dauer (min)	Häufigkeit
Klassische Massage	K620	20	2-mal wöchentlich
Manuelle Lymphdrainage	K672	30	Bis zu 5-mal wöchentlich
Komplexe Entstauungstherapie	K671	60	Bis zu 5-mal wöchentlich
Elektrotherapie	K591–600	10	Bis zu 5-mal wöchentlich
Kneipp'sche Güsse	K571	10	2- bis 3-mal wöchentlich
Voll-/Teilbäder	K581/582	15	2- bis 3-mal wöchentlich
Wärmepackung	K562	20	2- bis 3-mal wöchentlich
Rotlicht	K562	10	2- bis 3-mal wöchentlich
Inhalation	K619	10	Bis zu 5-mal wöchentlich
Lichttherapie	K701	30	2- bis 3-mal wöchentlich

Die Tab. 6.9 zeigt gängige Therapieangebote mit KTL-Nummer und zugrunde gelegter Therapiedauer.

Literatur

Ebelt-Paprotny G, Taxhet G, Wappelhorst U (Hrsg) (2017) Leitfaden Physiotherapie, 7. Aufl. Urban-&-Fischer-Verlag. http://d-nb.info/1131374517

Hebgen E. Viszerale Läsionsketten: Zentralsehne – Diaphragma/Hüfte-ISG-https://fobi-hagen.de/viszerale-läsionskette-zentralsehne-diaphragma. Zugegriffen am 13.06.2021

Hermanns W (2017) Ganzheitliche osteopathische Therapie: GOT; auf der Grundlage des body adjustment nach Littlejohn und Wernham. HAUG. http://d-nb.info/1021545147

https://www.deutsche-rentenversicherung.de/DRV/DE/Experten/Infos-fuer-Reha-Einrichtungen/Klassifikationen-und-Dokumentationshilfen/klassifikationen_dokumentationshilfen.html. Zugegriffen am 01.08.2021

Langer W, Hebgen E (2012) Lehrbuch Osteopathie. HAUG Verlag. http://d-nb.info/1128747901

Roßbach G, Keck T (2014) Klassifikation therapeutischer Leistungen in der medizinischen Rehabilitation, Vorwort, Seite 3, 6. Aufl. DRV Bund, Berlin

Stifelhage P (2017) Reiz-Reaktions-Prinzip. Hausarzt 15:64

Vahlensieck W, Gäck M, Gleißner J, Liedke S, Otto U, Sauerwein D, Schindler E, Schultheis H, Sommer F, Templin R, Zellner M (2005) Struktur- und Prozeßqualität der stationären urologischen Rehabilitation. Urol A 44:51–56

Lymphabflussstörungen nach urologischer Lymphadenektomie

7

Christian Ure

Inhaltsverzeichnis

7.1	Diagnostik	103
7.2	Stadieneinteilung der Lymphödeme	103
7.3	Behandlungsziel	104
7.4	Goldstandard: Komplexe physikalische Entstauungstherapie	104
7.5	Intermittierende pneumatische Kompressionstherapie	107
7.6	Intermittierende Unterdruckbehandlung	109
Literatur		112

Nach Lymphadenektomie im Rahmen radikaler operativer Interventionen im Bereich des kleinen Beckens kann es als sekundäre Komplikation zu benignen Bein- und Genitallymphödemen und Lymphödemen der unteren Rumpfquadranten kommen.

Hier muss vorausgeschickt werden, dass es sich bei den Begriffen „Ödem" und „Lymphödem" um zwei völlig verschiedene Entitäten handelt: Das Ödem ist eine interstitielle eiweißarme Flüssigkeitsansammlung als Symptom verschiedener zugrunde liegender Erkrankungen (kardial, nephrogen, phlebostatisch, onkotisch).

▶ Das Lymphödem hingegen ist kein „Ödem", sondern eine eigenständige, chronische, entzündliche Erkrankung des Interstitiums.

Das Lymphödem tritt seltener infolge einer primären (anlagebedingten) Störung des Lymphabflusses auf, wesentlich häufiger entsteht es infolge einer sekundären (erworbenen)

C. Ure (✉)
Innere Medizin & Angiologie, Lymphklinik Wolfsberg, im LKH, Wolfsberg, Österreich
e-mail: Christian.Ure@kabeg.at

© Springer-Verlag GmbH Deutschland, ein Teil von Springer Nature 2022
M. Zellner, T. Seyrich (Hrsg.), *Urologische Rehabilitation*,
https://doi.org/10.1007/978-3-662-63784-5_7

Schädigung des Lymphdrainagesystems. Es handelt sich um eine chronische, zur Progression neigende Erkrankung als Folge einer primären oder sekundären Lymphtransportstörung (Moffatt et al. 2003; Földi et al. 2010). Die häufigste Form ist das sekundäre Lymphödem mit 88,7 % vs. dem primären Lymphödem (angeborene Lymphaufnahme- bzw. Lymphtransportstörung) mit 11,3 %. Bei der betroffenen Körperregion sind Beinlymphödeme mit 71 % am häufigsten, gefolgt von Armlymphödemen mit 18 %. Bei der Geschlechterverteilung sind Lymphödeme bei Frauen mit 84 % vs. Männern mit 16 % deutlich häufiger zu finden (Neuhüttler und Brenner 2003).

Im Rahmen der urologisch onkologischen Therapie erfolgt die iatrogene Unterbrechung der physiologischen Lymphabflusswege durch inguinale, iliakale und pelvine Lymphadenektomie, aber auch durch strahlentherapeutische Maßnahmen v. a. bei Prostata-, Urothel- oder Peniskarzinom, wie sie auch bei den sehr häufigen gynäkologisch onkologischen Therapiemaßnahmen notwendig sind (Witte et al. 2006). Der Begriff „sekundär benignes Lymphödem" beschreibt somit die Ursache (sekundär) durch die onkologischen Maßnahmen und die kurative Zielsetzung (benigne). Das „sekundär maligne Lymphödem" hingegen beschreibt eine tumorbedingte Blockade des Lymphabflusses, eine Lymphangiosis carcinomatosa bzw. lymphonodale Tumorinfiltration (Abb. 7.1) (Gnant und Schlag 2008).

Da das Lymphödem ein chronisches, zur Progression neigendes Krankheitsbild ist, kommt es im Laufe der Zeit auch bei einem „stabilen" Lymphödem unbehandelt zur kontinuierlichen Schwellungs- und Fibrosezunahme. Dies beruht auf einer mechanischen Insuffizienz des Lymphgefäßsystems. Die Transportkapazität der Lymphgefäße ist zu niedrig, um die anfallenden lymphpflichtigen Lasten aufzunehmen. Infolgedessen sammelt sich eiweißreiche Flüssigkeit im Gewebe und führt zu den, für das Lymphödem typischen fibrosklerotischen Umbauprozessen (Földi et al. 2010).

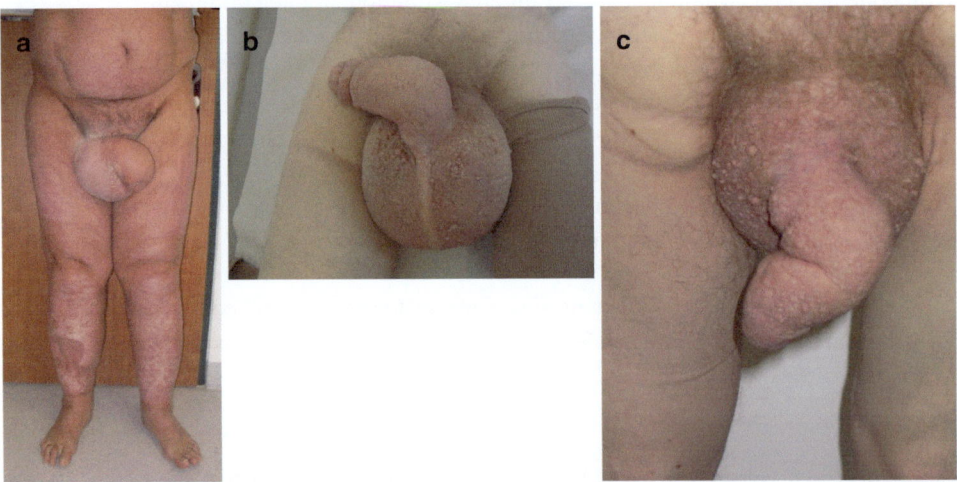

Abb. 7.1 (**a**): Genitallymphödeme, Lymphzysten; (**b**): Genital- und Beinlymphödem (**c**): Genitallymphödem mit Lymphzysten am Skrotum und Penisschaft

7.1 Diagnostik

Ziel der Lymphödemdiagnostik ist es, das Lymphödem von anderen, mit Ödemen einhergehenden Krankheiten abzugrenzen sowie die Ursache und Ausprägung des Lymphödems festzustellen, um eine stadiengerechte Therapie zu veranlassen.

Vom lymphologisch versierten Arzt kann mittels Basisdiagnostik (Anamnese, Inspektion und Palpation) die Diagnose meist klinisch gestellt werden. Bei nichteindeutiger Klassifizierbarkeit sowie bei lymphödemrelevanten Komorbiditäten ist die weitere Zusatzdiagnostik nötig (Ure und Döller 2011). Empfehlenswert ist ein stufenweises Vorgehen in Form eines Workflows, wobei Checklisten für Anamnese, Inspektion und Palpation als Hilfe dienen sollen. Diese sind im Anhang der AWMF S2k-Leitlinie „Diagnostik und Therapie der Lymphödeme" online abrufbar (https://www.awmf.org/uploads/tx_szleitlinien/058-001l_S2k_Diagnostik_und_Therapie_der_Lymphoedeme_2019-07.pdf). Dadurch kann nicht nur die Diagnose des Lymphödems gefestigt, sondern auch die Ursache und Ausprägung bestimmt und somit das Lymphödem klassifiziert und stadiengerecht behandelt werden (Schliehe 2006; S2k Leitlinie AWMF Reg.- Nr.058-001 2017).

7.2 Stadieneinteilung der Lymphödeme

Stadium 0: Latenz- oder Intervallstadium
Der Patient ist lymphödemgefährdet, hat aber noch keine sichtbare Schwellung. Die Sicherheitsventilfunktion des Lymphgefäßnetzes kommt zum Tragen. Die lymphpflichtige Last ist normal – die Tansportkapazität ist herabgesetzt – die Lymphangiomotorik erhöht. In diesem Stadium sind die Vorsorgemaßnahmen besonders bedeutsam, denn durch Überlastung, Verletzung oder Entzündung steigt die lymphpflichtige Last an und das Lymphödem wird sichtbar, geht also ins nächste Stadium über.

Stadium I: Spontan reversibles Stadium
Durch Anstieg der lymphpflichtigen Last über die Transportkapazität tritt zunächst eine zeitweise Schwellung besonders bei körperlicher Belastung auf. Diese Schwellung ist weich mit tief eindrückbaren Dellen („pitting edema"), jedoch noch ohne Gewebsveränderungen, durch Schonung und Hochlagerung noch reversibel.

Stadium II: Spontan irreversibles Stadium oder Fibrosierungsstadium
Die Schwellung wird zunehmend verhärtet, keine Delle mehr eindrückbar, Hochlagerung reduziert die Schwellung nicht mehr.

Stadium III: Deformierendes Stadium mit harter Schwellung
Die ausgeprägte Schwellung mit fibrosklerotischen Veränderungen führt zur Deformität der Extremität (früher auch als „Elefantiasis" bezeichnet), zum Teil mit massiven Hautveränderungen – v. a. nach immer wiederkehrenden Erysipelinfekten und nach jahrelangem

Verlauf mit der Gefahr einer malignen Entartung (Stewart-Treves-Angiosarkom) (Földi et al. 2010; International Society of Lymphology 2013).

7.3 Behandlungsziel

Primäres Ziel der Behandlung ist die Ödem- bzw. Volumenreduktion und die Reduktion der Fibrose (bindegewebige Verhärtung). Durch die Schulung der Patienten in der Selbstbehandlung (Selbstbandage, Hautpflege, Entstauungsgymnastik, Kompressionsstrumpfanwendung) erfolgt ein Schutz vor Spätkomplikationen und eine Steigerung der Lebensqualität (Földi 2012; Jaeger et al. 2006). Ambulant behandelt werden einerseits Patienten mit Lymphödemen der Gliedmaßen im Stadium I und im milden Stadium II. Andererseits gilt dies auch für alle Patienten nach einer stationären lymphologischen Rehabilitationsbehandlung, bei denen es trotz konsequenter Selbsttherapie zur neuerlichen Lymphödemzunahme kommt (Földi et al. 2010). Eine stationäre Behandlung ist indiziert bei ausgeprägten Lymphödemen der Gliedmaßen (Stadium II und III) und der Genitalien sowie bei malignen Lymphödemen, die häufig einer palliativen Begleittherapie bedürfen (Földi et al. 2010).

7.4 Goldstandard: Komplexe physikalische Entstauungstherapie

Die Standardtherapie der Lymphödeme ist die komplexe physikalische Entstauungstherapie (KPE) (Abb. 7.2).

Es gibt ausreichend Publikationen, die belegen, dass die manuelle Lymphdrainage (MLD) alleine keine ausreichende Wirksamkeit zur Behandlung des Lymphödems und zur Prävention von Lymphödemkomplikationen zeigt (Devoogdt et al. 2011; Huang et al. 2013; Yamamoto et al. 2008)!

Die aufeinander abgestimmten Therapiemaßnahmen bestehen aus 5 Säulen, wie in der nachfolgenden Übersicht dargestellt.

Die 5 Säulen der Lymphödemtherapie
1. Hauthygiene und Hautpflege mit Dermatologika
2. Manuelle Lymphdrainage (Abb. 7.3)
3. Kompressionstherapie mit lymphologischen Wechselbandagen (in der Entstauungsphase) und danach mit medizinischen Kompressionsstrümpfen (in der Erhaltungsphase) (Abbs. 7.4 und 7.5)
4. Gezielte Bewegungsübungen unter angelegter Kompression (Entstauungsgymnastik)
5. Schulung des Patienten im Selbstmanagement (Empowerment)

7 Lymphabflussstörungen nach urologischer Lymphadenektomie

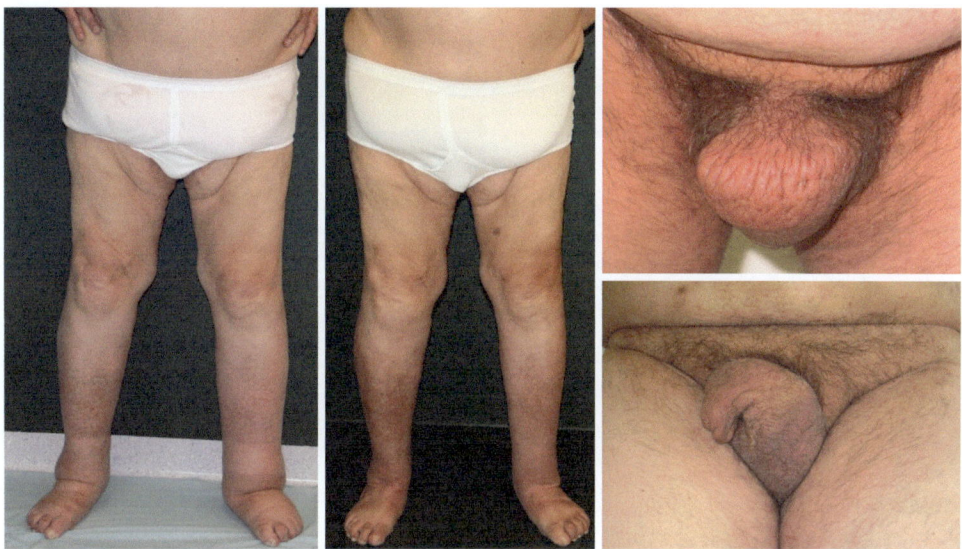

Abb. 7.2 Beinlymphödeme und Genitallymphödem vor/nach der KPE

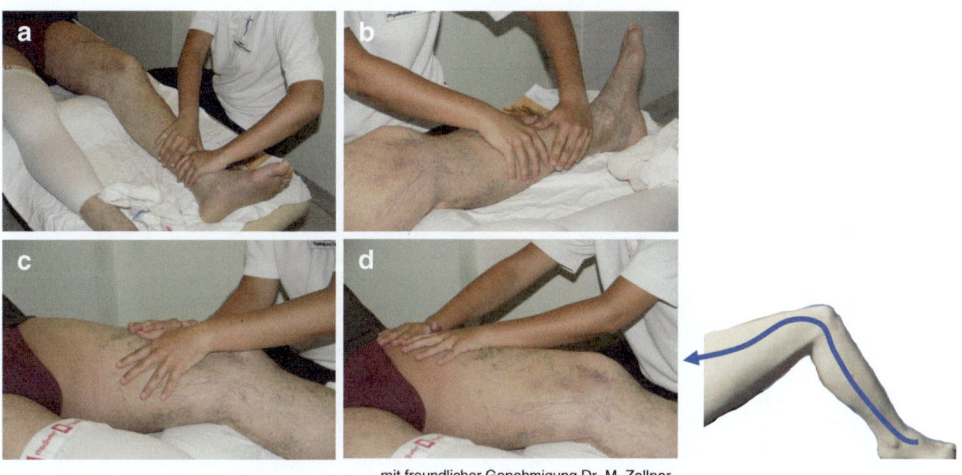

mit freundlicher Genehmigung Dr. M. Zellner

Abb. 7.3 a–d Manuelle Lymphdrainage von distal nach proximal (**a → d**) an der unteren Extremität

Bereits während der stationären Rehabilitation sollten den Patienten Übungen zur entstauenden Bewegungstherapie vermittelt werden, die unter häuslichen Bedingungen konsequent fortgeführt werden. Dabei wird der Lymphabstrom einerseits durch muskelkomprimierende Effekte auf Lymphgefäße und Venen v. a. des tiefen Lymphsystems, andererseits durch Anregung der lymphatischen Vasomotorik unter Ausnutzung der Schwerkraft bei angehobenen Beinen gefördert. Die Sitzungen beginnen mit der Eigendrainage der supraklavikulären Lymphknoten unter gleichzeitiger langsamer, tiefer

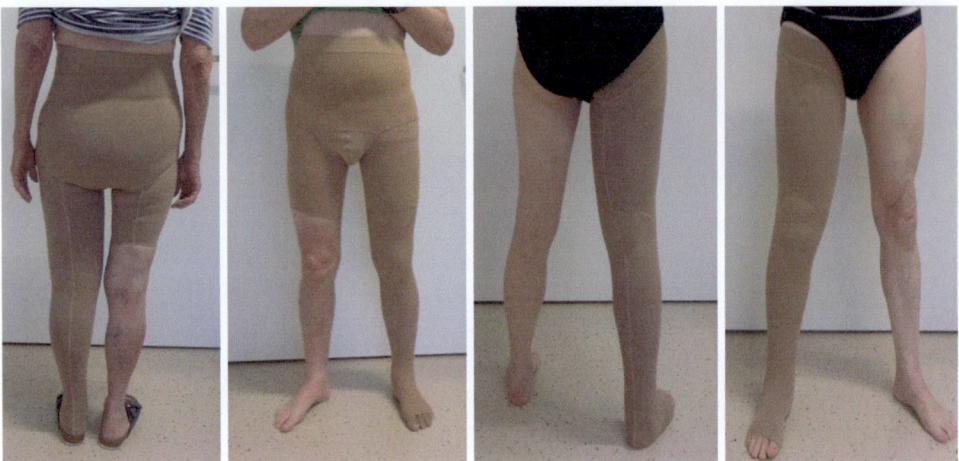

Abb. 7.4 Kompressionsstrümpfe nach Maß, flachgestrickt

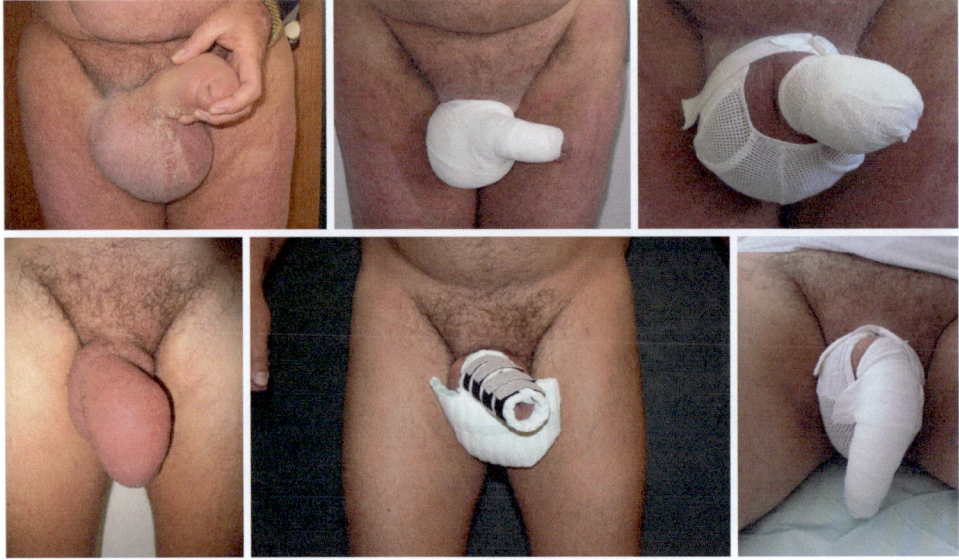

Abb. 7.5 Genitale Kompressionsbandagierung

Atmung zu Entleerung des Ductus thoracicus. Durch das tiefe Atmen gegen die breit gegen den Bauch gedrückten Hände wird der Lymphabstrom aus den lumbalen und iliakalen Lymphbahnen sowie der Cysterna chyli gefördert. Danach erfolgt die Aktivierung der Muskelgruppen an den Beinen. Die gleichzeitig ergänzenden Techniken der Atemtherapie fördern ebenfalls den Lymphabstrom aus den unteren Extremitäten durch rezidivierende thorakale Druckänderung (Zellner et al. 2019).

▶ Diese kombinierten Maßnahmen der komplexen physikalischen Entstauungstherapie bewirken eine Verbesserung des Lymphabflusses, eine Erweichung und Reduzierung fibrosklerotischer Gewebsveränderungen, eine Verbesserung der Funktionsdefizite der Gliedmaßen und erhöhen dadurch die Wirksamkeit der Muskel- und Gelenkpumpe.

Die Intensität und Dauer der KPE beim Lymphödem muss stadiengerecht je nach Ausprägung des Lymphödems angewendet werden.
Die komplexe physikalische Entstauungstherapie (KPE) verläuft in 2 Phasen:

- In der ersten Phase werden durch tägliche Anwendung der physikalischen Maßnahmen das mobile Ödem entfernt und die Fibrosen gelockert.
- In der zweiten Phase wird der erreichte Entstauungszustand gehalten und optimiert (International Society of Lymphology 2013).

7.4.1 Kontraindikationen

Als absolute Kontraindikation für die KPE gelten die schwere (dekompensierte) Herzinsuffizienz, die akute bakterielle Entzündung wie z. B. das Erysipel, die pAVK im Stadium III und IV sowie die frische Thrombose. Eine relative Kontraindikation wäre die „aktive Krebserkrankung" – hier hat die onkologische Therapie natürlich Vorrang.

Daneben gibt es lokale Einschränkungen nach radikaler Intervention im Bereich des kleinen Beckens für die KPE. Für die Behandlung am Bauch sind als Kontraindikationen entzündliche Darmerkrankungen (Colitis ulcerosa, M. Crohn), Bauchaortenaneurysma, Strahlenzystitis und Strahlenkolitis und ggf. Schwangerschaft zu nennen.

Die Entscheidung, welche Therapie in welcher Intensität verordnet werden soll, hängt also von zahlreichen Faktoren ab und muss durch einen lymphologisch erfahrenen Arzt individuell für jeden Patienten geprüft werden (Lymphoedema-Framework 2006).

7.5 Intermittierende pneumatische Kompressionstherapie

Die intermittierende pneumatische Kompressionstherapie (IPK) ist eine intermittierende Überdruckbehandlung die synonym auch als apparative intermittierende Kompressionstherapie (AIK) bezeichnet wird. Besonders bei Begleiterkrankungen des Stütz- und Bewegungsapparates, die das Lymphödem negativ beeinflussen, sind zusätzlich zur komplexen physikalischen Entstauungstherapie (KPE) weitere gezielte physiotherapeutische Maßnahmen unabdingbar. Eine additive apparative Kompressionstherapie kann beispielsweise bei bewegungseingeschränkten oder immobilisierten Patienten sinnvoll sein.

Die apparative intermittierende Kompression sollte nur additiv zur KPE unter ärztlicher Überwachung bei Extremitätenlymphödemen eingesetzt werden. Falls es unter der Therapie zur zentralen Ödematisierung im Leistenbereich oder zu einem Genitallymphödem kommt, sollte die IPK abgesetzt und ein Abflusshindernis ausgeschlossen werden. Die apparative intermittierende Kompression arbeitet mit Luftdruck, welcher über ein Steuergerät in Manschetten mit hintereinandergeschalteten Luftkammern gepumpt wird, wodurch eine von distal nach proximal rhythmisch verlaufende Druckwelle erzeugt wird, welche die interstitielle Flüssigkeit zentripetal verschiebt. Nach vollständiger Füllung der Kammern fällt der Druck ab und die nächste Druckwelle läuft wieder von peripher nach zentral. Diese pneumatische Wechseldruckbehandlung kann daneben u. a. zur Thromboembolieprophylaxe, zur Entstauungstherapie venöser Ödeme und Ulzera sowie bei pAVK zur Beeinflussung der arteriellen Durchblutung eingesetzt werden (Deutsche Gesellschaft für Phlebologie 2018).

7.5.1 Bauart: Steuergerät und Manschetten

Das *Steuergerät* mit Kompressor für die Extremitätenpumpe gewährleistet einen sequenziellen Druckverlauf von den distalen zu den proximalen Kammern. Dieses System kann je nach Bauart Drücke von 12–200 mmHg aufbauen.

Manschetten: Es sind Beinmanschetten, Hosenmanschetten, Armmanschetten und Jackenmanschetten auf dem Markt. Mittels doppelwandiger Manschetten wird Druck auf die Extremität ausgeübt in Form überlappender mehrkammeriger Systeme (bis 12 Kammern). Ein wesentliches Kriterium für die Effektivität ist neben der Anzahl und Anordnung der Luftkammern (idealerweise eine höhere Anzahl an Luftkammern, die überlappend angeordnet sind) v. a. die Drucksteuerung. Hierdurch ist ein sequenzieller Druckverlauf von den distalen zu den proximalen Kammern gewährleistet, mit einem Melkeffekt („milking"). Dies verhindert die Gefahr von Pendelflüssen, Kompartimentierung und Einschnürungen (Abb. 7.6) (Johansson et al. 1998; Moattari et al. 2012).

Der Einsatz dieser Therapieoption muss immer individuell entschieden werden, da in bestimmten Fällen diese Therapie kontraproduktiv sein kann. So können Abflusshindernisse im Lymphabstrombereich die Entwicklung eines Leisten- oder Genitallymphödems unter der IPK Anwendung verursachen. Zum Beispiel kann es bei postonkologischen Lymphödemen nach radikaler Lymphadenektomie und Bestrahlung durch die Anwendung der IPK mit Beinmanschette zu einer Verlagerung und damit Verschlimmerung kommen, indem aus einem peripheren Beinlymphödem ein zentrales Genitallymphödem wird.

7.5.2 Kontraindikationen

Die Kontraindikationen der intermittierenden pneumatischen Kompression sind denen der komplexen physikalischen Entstauungstherapie gleich und betreffen v. a. die dekompen-

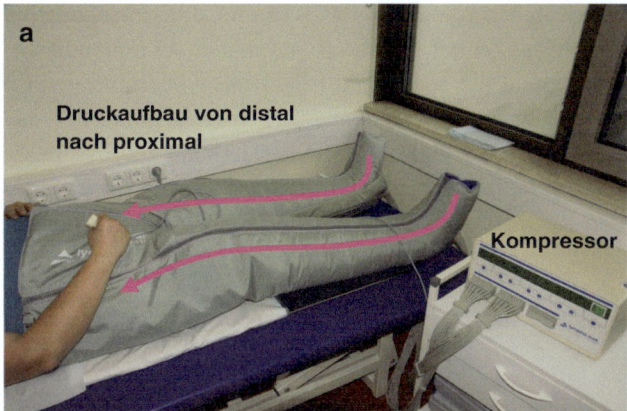
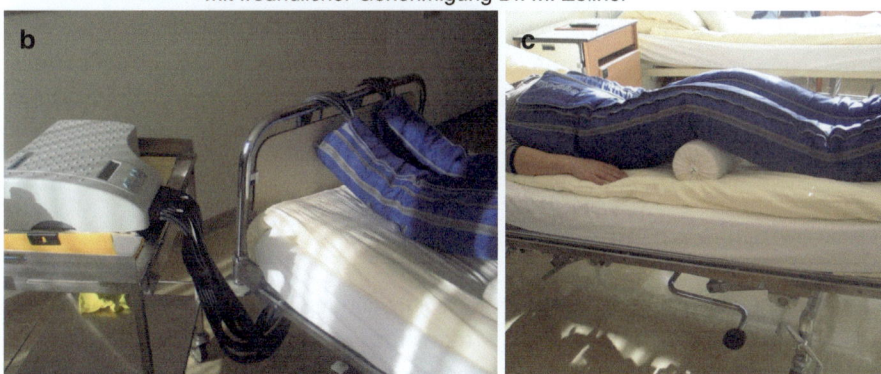

Abb. 7.6 (**a**) Intermittierende pneumatische Kompression unter Einschluss der Beckenregion. (**b, c**) Intermittierende pneumatische Kompressionstherapie (IPK)

sierte Herzinsuffizienz, Thrombosen, die ausgedehnte Thrombophlebitis, akut entzündliche Prozesse (Erysipel, Phlegmone) und den nicht eingestellten Hypertonus.

Unter Beachtung der Kontraindikationen, der korrekten Indikationsstellung und Anwendung ist die intermittierende pneumatische Kompressionstherapie eine sichere und effektive additive Therapiemaßnahme zur KPE.

7.6 Intermittierende Unterdruckbehandlung

Intermittierende Unterdruckgeräte (LBNPD – Lower Body Negative Pressure Devices) wurden ursprünglich von der NASA entwickelt, um im schwerelosen Raum die Blutperfusion zu verbessern und dem Verlust der orthostatischen Toleranz entgegenzuwirken. In Deutschland war es das DLR (Deutsches Zentrum für Luft- und Raumfahrt), das mit dem

Entwicklungsstart für die bemannte Raumfahrt in den 1960er-Jahren zur Erforschung der Sicherstellung einer ausreichenden Perfusion der unteren Extremitäten bei fehlender Erdanziehung führte. Der daraus abgeleitete therapeutische Effekt einer intermittierenden Unterdruckbehandlung findet Anwendung in der Therapie der peripheren arteriellen und venösen Perfusionsstörungen, aber auch in der konservativen Behandlung von Lymphabflussstörungen und Lymphozelen nach radikaler Tumorchirurgie im kleinen Becken. Als ergänzende Therapiemaßnahme im Rahmen der komplexen physikalischen Entstauungstherapie zeigt die intermittierende Unterdrucktherapie einen volumenreduzierenden Effekt (Campisi et al. 2015).

7.6.1 Bauart

Bei der intermittierenden Vakuumtherapie (IVT) befindet sich der Unterkörper bis etwas oberhalb der Nabelhöhe in einer mittels Irisblende abgedichteten Unterdruckkammer (Abb. 7.7). Wiederholt wechseln in der Kammer indikationsabhängig vorwählbarer Unterdruck (ca. −20 mbar) und Luftdruck in definierten Zeitabständen.

7.6.2 Kontraindikationen

Bei der intermittierenden Vakuumtherapie ist die Anwendung bei schwerer Herzinsuffizienz, frischen Thrombosen (≤12 Wochen), infizierten Wunden im Behandlungsgebiet (Bauch und Beine), klinisch relevantem Leistenbruch, Bauchwand-, Narben- und Nabelhernien kontraindiziert.

Abb. 7.7 Intermittierende Vakuumtherapie

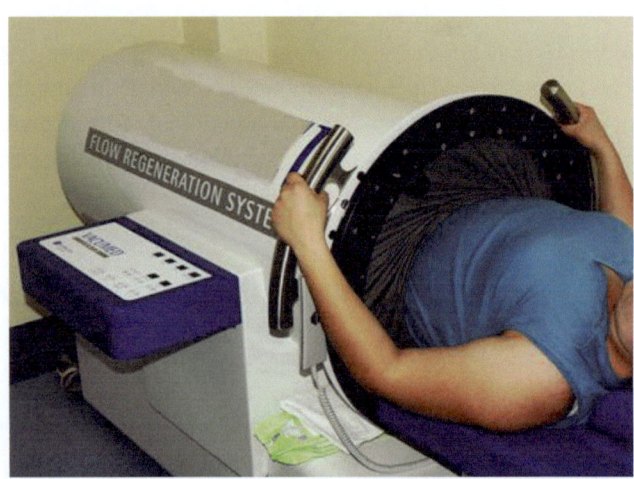

mit freundlicher Genehmigung Dr. M. Zellner

7.6.3 Lymphozelen nach pelviner Lymphadenektomie

Da es im Rahmen der v. a. bei Zystektomien häufig extendierten Lymphadenektomie nicht gelingt, alle eröffneten Lymphgefäße zu ligieren, können aufgrund der geringen Koagulabilität der Lymphflüssigkeit und dadurch fehlendem Spontanverschluss retroperitoneale Flüssigkeitsansammlungen (Lymphozelen) mit umgebender Pseudokapsel entstehen. Die Inzidenz nach pelviner Lymphadenektomie wird in der Literatur mit hoher Streubreite zwischen 1 % und 58 % angegeben. Symptomatische Lymphozelen werden mit einer Häufigkeit von 5–18 % angegeben. Sie können sich durch Beckenschmerzen, Beinödeme, gastrointestinale Obstruktion, obstruktive Uropathie und tiefe Beinvenenthrombose manifestieren. Kompliziert werden können sie z. B. durch Infektionen bis zu septischen Verläufen und der Bildung von Lymphfisteln (Tinelli 2013). Wichtige Zielsetzung der Rehabilitationsbehandlung ist, die Entwicklung bzw. Progredienz bestehender Lymphozelen zu verhindern, die Regredienz zu fördern und dadurch invasive Interventionen (Drainage, Sklerosierung oder [laparoskopische] operative Fensterung) durch intensive Lymphdrainagebehandlung möglichst zu verhindern. Durch die komplexe physikalische Entstauungstherapie, ergänzt durch intermittierende Überdrucktherapie, können inguinale Lymphozelen in 24,9 % (n = 173), bei begleitender intermittierender Unterdruckbehandlung in 32,9 % (n = 222) beseitigt werden. Während das Lymphozelenvolumen bei der klassischen Entstauungstherapie im Mittel um 2,4 % zugenommen hat (von 85,0 cm^3 auf 87,0 cm^3), reduzierte sich das Volumen bei ergänzender IVT um 66,6 % (von 86,5 cm^3 auf 28,9 cm^3). In beiden Behandlungsgruppen haben sich unter den Behandlungen jeweils zehn Lymphozelen neu gebildet (Zellner 2019). Die absolute Indikation zur Intervention besteht grundsätzlich bei Kompression des venösen inguinalen Gefäßstammes mit dopplersonografischem Nachweis einer venösen Perfusionsstörung und/oder tiefer Beinvenenthrombose sowie infizierten Lymphozelen (Zellner 2019; Zellner et al. 2019).

Fazit
Nach invasiver Intervention (Operation, Strahlentherapie) im Bereich des kleinen Beckens sind Lymphabflussstörungen und Lymphödeme häufig. In allgemein onkologisch ausgerichteten Rehabilitationseinrichtungen ist die lymphologische Versorgung sehr oft nicht ausreichend. Sowohl zur Prävention als auch zur Therapie ist eine intensive komplexe physikalische Entstauungstherapie, ergänzt durch apparative Verfahren wie intermittierende Kompressions- und Vakuumtherapie, indiziert. Bei schweren Ausprägungen und fortgeschrittenen Stadien besteht massiver Leidensdruck mit ausgeprägter Behinderung und Stigmatisierung durch das sekundäre Lymphödem; hier ist vordringlich und frühzeitig die lymphologische Rehabilitation in einem entsprechenden Zentrum indiziert (Jaeger et al. 2006; Flaggl und Döller 2006)!

Literatur

Campisi C et al (2015) Intermittierend negative Drucktherapie bei der kombinierten Behandlung des peripheren Lymphödems. Lymphology 48:197–204

Deutsche Gesellschaft für Lymphologie und Gesellschaft Deutschsprachiger Lymphologen (2017) S2k Leitlinie „Diagnostik und Therapie des Lymphödems". AWMF Reg.-Nr.058-001, Mai 2017

Deutsche Gesellschaft für Phlebologie (2018) S1-Leitlinie Intermittierende pneumatische Kompression (IPK, AIK). AWMF Registernummer: 037/007, Juli 2018

Devoogdt N, Christiaens MR, Geraerts I, Truijen S, Smeets A, Leunen K, Neven P, Van Kampen M (2011) Effect of manual lymph drainage in addition to guidelines and exercise therapy on arm lymphoedema related to breast cancer: randomised controlled trial. BMJ 343:d5326d5326

Flaggl F, Döller W (2006) Prävalenz komorbider psychischer Störungen bei Lymphödempatienten in der medizinischen Rehabilitation. Praxis Klin Verhaltensmed Rehab 7(1):75–82

Földi E (2012) The current state of chronic lymphedema therapy: a 40-year retrospective. Top Geriatr Rehabil 28(4):240–242. https://doi.org/10.1097/TGR.0b013e31826a9315

Földi M, Földi E, Kubik S (Hrsg) (2010) Lehrbuch der Lymphologie für Ärzte, Physiotherapeuten und Masseure, 7. Aufl. Elsevier, Urban und Fischer, München

Gnant M, Schlag PM (Hrsg) (2008) Chirurgische Onkologie, Strategien und Standards für die Praxis. Springer, Wien, S 365–399

Huang TW, Tseng SH, Lin CC, Bai CH, Chen CS, Hung CS, Wu CH, Tam KW (2013) Effects of manual lymphatic drainage on breast cancer-related lymphedema: a systematic review and meta-analysis of randomized controlled trials. World J Surg Oncol 11:15. https://doi.org/10.1186/1477-7819-11-15

International Society of Lymphology (2013) The diagnosis and treatment of peripheral lymphedema: 2013 Consensus Document of the International Society of Lymphology. Lymphology 46(1):1–11

Jaeger G, Döller W, Roth R (2006) Quality-of-life and body image impairments in patients with lymphedema. Lymphology 39(4):193–200

Johansson K, Lie E, Ekadahl C, Lindfeldt J (1998) A randomized study comparing manual lymph drainage with sequential pneumatic compression for treatment of postoperative arm lymphedema. Lymphology 31:56–67

Lymphoedema-Framework (2006) Best practice for the management of lymphoedema. International consensus. MEP Ltd, London

Moattari M, Jaafari B, Talei A, Piroozi S, Tahmasebi S, Zakeri Z (2012) The effect of combined decongestive therapy and pneumatic compression pump on lymphedema indicators in patients with breast cancer related lymphedema. Iran Red Crescent Med J 14(4):210–217

Moffatt CJ, Franks PJ, Doherty DC, Williams AF, Badger C, Jeffs E, Bosanquet N, Mortimer PS (2003) Lymphoedema: an underestimated health problem. QJM 96(10):731–738. https://doi.org/10.1093/qjmed/hcg126

Neuhüttler S, Brenner E (2003) Beitrag zur Epidemiologie des Lymphödems. Phlebologie 35:181–187

Schliehe F (2006) Das Klassifikationssystem der ICF. Rehabilitation 45(5):258–271

Ure C, Döller W (2011) Extremitätenlymphödem – Diagnosesicherung durch einen diagnostischen Algorithmus. Z Gefäßmed 8:5–8

Witte MH, Jones K, Wilting J, Dictor M, Selg M, McHale N, Gershenwald JE, Jackson DG (2006) Structure function relationships in the lymphatic system and implications for cancer biology. Cancer Metastasis Rev 25(2):159–184. https://doi.org/10.1007/s10555-006-8496-2

Yamamoto T, Todo Y, Kaneuchi M, Handa Y, Watanabe K, Yamamoto R (2008) Study of edema reduction patterns during the treatment phase of complex decongestive physiotherapy for extremity lymphedema. Lymphology 41(2):80–86

Zellner M (2019) Intermittierende Vakuumtherapie zur konservativen Behandlung postoperativer Lymphozelen nach radikaler Tumorchirurgie im kleinen Becken. 60. Jahrestagung der Südwestdeutschen Gesellschaft für Urologie e.V., Stuttgart, 23.05.2019

Zellner M, Ridderskamp D, Fawzy M (2019) Qualified rehabilitation after radical treatment for bladder cancer. In: Merseburger AS, Burger M (Hrsg) Urologic oncology. Springer, 437–468

Psychoonkologische Rehabilitation

8

Marlene Troch

Inhaltsverzeichnis

8.1	Einleitung	115
8.2	Biopsychosoziales Modell	116
8.3	Psychosoziale Nebenwirkungen (Folgen) uroonkologischer Erkrankungen und Behandlungskonzepte	117
8.4	Psychosoziale Faktoren und deren Einfluss auf onkologische Erkrankungen	119
8.5	Definition Psychoonkologie	120
8.6	Die Aufgabe der Psychoonkologie in der Rehabilitation	120
8.7	Psychoonkologische Diagnostik	122
8.8	Wirksamkeit psychosozialer Intervention	124
8.9	Wirksamkeit onkologischer Rehabilitation in Hinblick auf psychosoziale Faktoren	125
8.10	Psychoonkologische Interventionen in der onkologischen Rehabilitation	125
	Fazit	126
Literatur		127

8.1 Einleitung

Die Diagnose onkologischer Erkrankungen verändert das Leben der Patienten schlagartig und oft umfassend. Zusätzlich zu körperlichen Einschränkungen nehmen onkologische Erkrankungen und ihre Behandlungskonzepte Einfluss auf die psychosoziale Situation der Patienten und resultieren in einer Reduktion der Partizipation und Lebensqualität. Umgekehrt beeinflussen psychosoziale Faktoren den Verlauf onkologischer Erkrankungen.

M. Troch (✉)
Klinik Pirawarth in Wien, Wien, Österreich
e-mail: troch-onkologie@A1.net

Somit ist es erforderlich, dass psychosoziale Faktoren standardisiert erhoben und im Behandlungskonzept berücksichtigt werden. Psychoonkologische Rehabilitation ist keine gesonderte Rehabilitation, sondern fixer Bestandteil der onkologischen Rehabilitation und wird, in Abhängigkeit von der Notwendigkeit, jedem Rehabilitanden angeboten. Im folgenden Kapitel werden die Hintergründe, Zielsetzung und Möglichkeiten psychoonkologischer Elemente im Rahmen onkologischer Rehabilitation näher beleuchtet.

8.2 Biopsychosoziales Modell

Das biopsychosoziale Modell von Gesundheit und Krankheit bezieht psychosoziale Faktoren mit ein und beschränkt sich nicht auf die Erkrankung als biomedizinisches Ereignis. Vielmehr werden die Wechselbeziehungen zwischen biologischen, psychologischen und soziokulturellen Faktoren berücksichtigt und der Patient als biopsychosoziales Wesen mit seiner Erkrankung wahrgenommen (Abb. 8.1) (Borrell-Carrió et al. 2004).

In der Uroonkologie können diese Wechselwirkungen sehr anschaulich dargestellt werden. Die Therapiemodalitäten in der Akutversorgung uroonkologischer Erkrankungen sind vielfältig und reichen von Strategien der „active surveillance" bis hin zu multimodalen Therapiekonzepten mit anspruchsvollen chirurgischen Eingriffen, Strahlentherapien, medikamentösen Antitumortherapien und deren Kombination. Diese Therapiemodalitäten haben die unterschiedlichsten Nebenwirkungsprofile. Es werden allgemeine Beschwerden wie z. B: reduzierte körperliche oder kognitive Leistungsfähigkeit, Fatigue, Libidoverlust

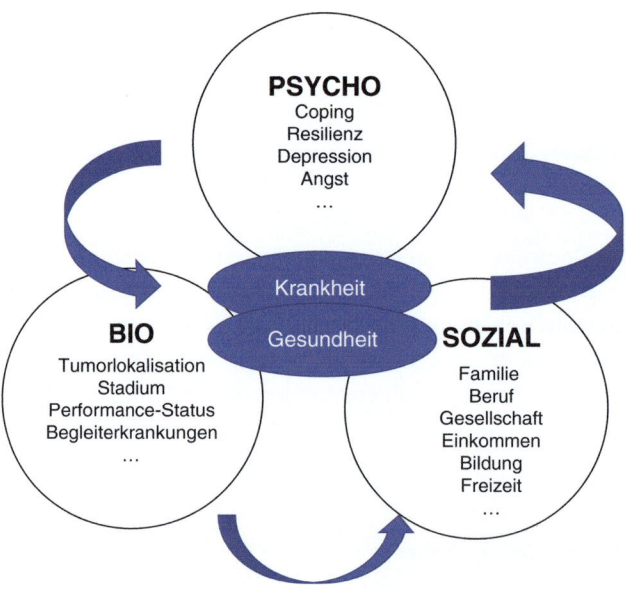

Abb. 8.1 Biopsychosoziales Modell

und Veränderungen des Körperbildes beobachtet. Gleichzeitig können spezifische Nebenwirkungen wie Funktionsstörungen der Sexualorgane oder der Blasenfunktion auftreten. Es werden Veränderungen des Sexuallebens und der Partnerschaft von den Patienten beschrieben. Die häufigsten psychologischen Folgen sind vermehrte Angst und Depressivität (Watts et al. 2014). Diese Beschwerdebilder führen zu Einschränkungen im alltäglichen Leben mit Beeinträchtigung der Partizipation, sozialem Rückzug und/oder Beeinträchtigung der Erwerbsfähigkeit. Die Nebenwirkungen und Belastungen stehen in Wechselbeziehung zueinander. Die Betrachtung des Patienten mit seinem Symptomenkomplex als biopsychosoziales Wesen, sprich auch die Bedeutung der Erkrankung für die Betroffenen in ihrer Gesamtheit zu erfassen, ermöglicht eine multiprofessionelle, interdisziplinäre Therapie, um einen optimalen therapeutischen Nutzen anzubieten.

Dieses Konzept wird auch in der Rehabilitation von Patienten berücksichtigt, in dem eine multiprofessionelle, interdisziplinäre Betreuung angeboten wird. Dieser integrative Ansatz unter Berücksichtigung der Wechselwirkungen ermöglicht eine Behandlung aller Faktoren, die das Beschwerdebild des Patienten prägen und die Erkrankung ungünstig beeinflussen. Die Ziele der Rehabilitation werden interdisziplinär unterstützt.

8.3 Psychosoziale Nebenwirkungen (Folgen) uroonkologischer Erkrankungen und Behandlungskonzepte

Die Auswirkungen von Tumorerkrankungen, deren Therapie mit Folgen und Komplikationen reichen weit über die biomedizinischen hinaus. Immer mehr Studien widmen sich den Zusammenhängen von Diagnose, Therapien, Nebenwirkungen und psychosozialen Belastungen. Bereits bei Diagnosestellung kann es durch eine Reihe von Untersuchungen, häufigen Arztkontakten und konsekutiver Verunsicherung zu vermehrter Angst. Gleichzeitig führt die Bedrohung durch eine potenziell lebensbedrohliche Erkrankung zu vermehrter Ängstlichkeit und Depressivität. In dieser Situation ist meist eine Angststörung nicht zu beobachten, da die Ängste nicht irrational sind, vielmehr eine adäquate, normale Reaktion darstellen.

Wenn man speziell die Situation bei Prostatakarzinompatienten beleuchtet, sind hier einige erstaunliche Beobachtungen gemacht worden:

▶ Selbst in frühen Stadien eines Prostatakarzinoms, welche in der Mehrheit der Fälle kurativ behandelt werden können, entstehen spezielle Situationen, in denen vermehrt Angst auftritt.

Generell erleiden 20–60 % aller Patienten zu irgendeinem Zeitpunkt einer Prostatakarzinomerkrankung Angst. Dies kann bereits in der Abklärungsphase, im Verlauf, nach abgeschlossener Behandlung im Sinne von Rezidivangst oder im Umgang mit dem sozialen Stigma, möglicherweise in Zusammenhang mit der Sexualfunktion, auftreten. So konnte gezeigt werden, dass bereits bei Screeningmethoden wie dem PSA-Test vermehrt

Angst auftritt. In der Abklärungsphase betrifft das immerhin 30–40 % aller Patienten, die eine Beeinträchtigung des täglichen Lebens angeben, wobei die Werte am höchsten in der Gruppe sind, die auf ein Biopsieergebnis wartet. Interessant ist, dass nach Vorliegen des definitiven Befundes die Werte auch in der Karzinomgruppe fallen, wenngleich nicht in dem Ausmaß wie bei negativem Testresultat. Somit dürfte die Ungewissheit einen Beitrag zur erhöhten Angst leisten. Gefürchtete Nebenwirkungen der Prostatakarzinomerkrankung sind erektile Dysfunktion und Harninkontinenz. Durch Harninkontinenz, den Geruch nach Urin, das Tragen von Vorlagen kann im Vergleich zur erektilen Dysfunktion die soziale Teilhabe stärker beeinträchtigt sein und als Depressionssymptom missinterpretiert werden. Hier ist eine Verhaltenstherapie, Psychotherapie unterstützend, um die Patienten in dieser veränderten Alltagssituation zu begleiten. Depressivität korreliert mit fortgeschrittener Erkrankung, Schmerzen, vermehrten Therapienebenwirkungen und mit dem Vorliegen einer Depression in der Anamnese. Höheres Alter, verheiratet zu sein, weniger physische Symptome zu haben, vermehrte soziale Unterstützung zu haben und optimistisch zu sein gehen mit einem niedrigeren Risiko für Depression einher.

▶ Hervorzuheben ist, dass Partner der Prostatakarzinomerkrankten eine höhere Wahrscheinlichkeit für depressive Beschwerden haben als die Patienten selbst (De Sousa et al. 2012).

Das Blasenkarzinom stellt ebenso eine häufige uroonkologische Erkrankung dar, auch hier sind die Behandlungsstrategien vielfältig. Bei muskelinvasiven Karzinomen ist eine Reihe an Studien zur mentalen Gesundheit verfügbar. Psychischer Distress wird bei fast der Hälfte aller Patienten vor der Operation beobachtet und persistierte bei 34 % aller Patienten einen Monat post Zystektomie unverändert. Generell war eine Abnahme von Distress/Depressivität nach der Operation zu beobachten. Nicht überraschend ist, dass bei schlechterem pathologischen Stadium postoperativ Distress und Angst erhöht waren und, je mehr Symptome nach radikaler Zystektomie bestanden, Depressivität und Ängstlichkeit erhöht waren. Somit korreliert die Symptomlast mit Angst und Depressivität. Es finden sich auch Hinweise in der Literatur, dass ein Teil der Patienten angibt, zu wenig Information über Harnableitungsmöglichkeiten, Selbstfürsorge, Beschwerdebild und Erholungsprozess erhalten zu haben. Darüber hinaus berichteten die Patienten über nicht befriedigte Bedürfnisse durch psychologischen Support, da aufgrund von Körperbildveränderungen und Einschränkungen der Sexualfunktion erhöhte Ängstlichkeit und Depressivität bestehen, welche auch 72 Monate post Zystektomie weiter persistierten (Pham et al. 2019). Einen weiteren interessanten Aspekt, nämlich die Suizidrate, beleuchtet diese Studie:

▶ Patienten mit Blasenkarzinomen hatten im Vergleich zu anderen Tumorentitäten die höchste Suizidrate, mit höchster Inzidenz innerhalb der ersten 5 Jahre nach Diagnosestellung.

Afroamerikaner und Verheiratete begingen weniger wahrscheinlich Suizid. Die stärksten prädiktiven Faktoren für Suizid waren männliches Geschlecht und fortgeschrittene Erkrankung.

Weitere Folge einer onkologischen Diagnose und Therapie ist die vermehrte finanzielle Belastung, auch bei gut versicherten Patienten, wobei in einer Studie bei rund 15 % der Patienten Belastungen bis 10 % und bei rund 6 Prozent der Patienten bis 20 % des Familieneinkommens dokumentiert werden. Vermehrte finanzielle Belastung führt zu erhöhtem psychischen Stress, reduzierter mentaler Gesundheit und reduzierter Lebensqualität (Park und Look 2018). Die Folgen und Nebenwirkungen sind nicht nur für den Patienten selbst, sondern auch für den Partner und die Familie spürbar, betreffen somit das gesamte soziale Umfeld des Patienten. Sozialer Rückzug und reduzierte Partizipation sind die Folge. In Abhängigkeit von körperlichen Funktionseinschränkungen und/oder – partiellem – Verlust von Organfunktionen, Stadium der Erkrankung und Dauer der Therapie können diese Effekte anhalten und das Leben, somit die Lebensqualität der Patienten, längerfristig und nachhaltig beeinträchtigen.

8.4 Psychosoziale Faktoren und deren Einfluss auf onkologische Erkrankungen

Die Erhebung psychosozialer Faktoren und deren Wechselwirkungen mit biologischen Faktoren wie Nebenwirkungen, Tumorprogress und Überleben ist Gegenstand zahlreicher Studien und rückte in den letzten Jahren zunehmend in den wissenschaftlichen Fokus.

▶ Hier gibt es Hinweise, dass psychosoziale Faktoren Einfluss auf das Auftreten von Nebenwirkungen nach Operationen nehmen, sprich bei Vorliegen von mentalen Beeinträchtigungen signifikant mehr postoperative Komplikationen auftreten und sowohl das Gesamtüberleben als auch das tumorspezifische Überleben ungünstig beeinflussen (Pham et al. 2019).

Gleichzeitig gibt es Hinweise, dass Depressivität und Ängstlichkeit, niedriger sozioökonomischer Status und das Gesundheitsverhalten Einfluss auf die Prognose von Tumorerkrankungen nehmen (Lang-Rollin und Berberich 2018; Watts et al. 2014). Zahlreiche Autoren weisen darauf hin, dass durch Screening und Behandlung von psychosozialen Faktoren nicht nur die Nebenwirkungen reduziert bzw. gezielter behandelt werden können, sondern auch der Verlauf der Tumorerkrankung selbst möglicherweise günstig beeinflusst wird.

Lebensqualität
Das Bestreben nach einem Ausdruck, einem Parameter, der letztendlich alle Dimensionen erfasst, messbar und vergleichbar ist, gewinnt in den letzten Jahren zunehmend an Bedeutung und wird oft als Lebensqualität angegeben. Auch wenn Lebensqualität nicht eindeu-

tig definiert ist, können fast alle Patienten ihre Lebensqualität bewerten. Die gesundheitsbezogene Lebensqualität ist somit ein multidimensionales Konzept, das die subjektive Wahrnehmung des Patienten in Bezug auf seine Erkrankung und Therapie, auf biologische, soziale und psychologische Aspekte und ihren Einfluss auf den Alltag erfasst. Es fließen funktionelle, körperorientierte Fähigkeiten, Beschwerden, Aktivitäten, seelisches und familiäres Wohlbefinden, soziale Funktion und Zufriedenheit, Behandlungszufriedenheit, Sexualität und Köperbild ein (S3-Leitlinie Psychoonkologie 2014). Die Lebensqualität als vergleichbaren Wert in seiner Multidimensionalität zu erfassen, birgt einige Limitationen. Es sind unterschiedliche validierte Fragebögen, teilweise auch nach Tumorentität spezifisch, verfügbar. Die häufigsten in Studien verwendeten, Fragebogen basierten Scores für „cancer survivors" sind der EORTC-QoL-30 und der FACT-G (van Leeuwen et al. 2018).

▶ Die Lebensqualität immer wieder im Verlauf einer Erkrankung/Behandlung zu evaluieren, gibt Aufschluss über deren Folgen für den Patienten im alltäglichen Leben und die Möglichkeit, das Behandlungskonzept daran anzupassen.

Die Lebensqualität uroonkologischer Patienten kann durch unterschiedliche psychosoziale Maßnahmen verbessert werden, welche im Weiteren näher beleuchtet werden.

8.5 Definition Psychoonkologie

Die Psychoonkologie versteht sich nicht als eigene Disziplin, sondern als Teilgebiet der Onkologie und ist als interdisziplinäre Zusammenarbeit zu betrachten, um der Multidimensionalität gerecht zu werden. Das Aufgabenfeld der Psychoonkologie ist mannigfaltig, es reicht von der wissenschaftlichen Untersuchung psychosozialer Faktoren im Kontext der Erkrankung, über die Unterstützung und Behandlung der Patienten und ihrer Angehörigen bis hin zu Fortbildung, Unterstützung und Supervision der Behandler. Es schließt alle Berufsgruppen, die mit onkologischen Patienten arbeiten mit ein. Um einige zu nennen: Ärzte, Pflegende, Psychologen/Psychotherapeuten, Sozialarbeiter, Physiotherapeuten, Ergotherapeuten, Seelsorger (S3-Leitlinie Psychoonkologie 2014).

▶ Trainingsprogramme für Ärzte zu Kommunikation, Achtsamkeit und Selbsterfahrung reduzieren die Burn-out-Rate, steigern die Lebensqualität der Ärzte und ermöglichen ein patientenzentriertes Arbeiten (Krasner et al. 2009).

8.6 Die Aufgabe der Psychoonkologie in der Rehabilitation

Psychoonkologie ist ein fixer Bestandteil eines Rehabilitationsprogrammes für onkologische Patienten und ergibt sich aus der Wechselwirkung biopsychosozialer Faktoren, der Prävalenz von psychosozialer Belastung bei onkologischen Patienten, dem Einfluss auf

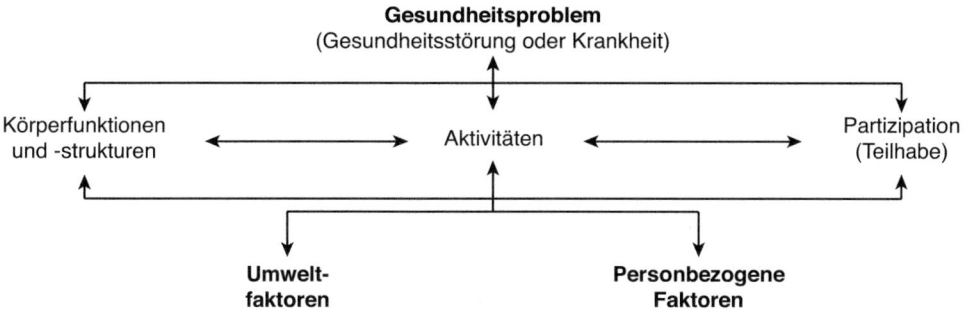

Abb. 8.2 Wechselwirkungen zwischen den Komponenten der internationalen Klassifikation von Funktionsfähigkeit, Behinderung und Gesundheit (ICF). (WHO 2001)

die gesundheitsbezogene Lebensqualität und letztendlich dem Einfluss von psychosozialen Faktoren auf die Prognose onkologischer Erkrankungen und ist somit aus dem Behandlungskonzept nicht mehr wegzudenken (Abb. 8.2).

▶ Eine zentrale Aufgabe der Psychoonkologie im Rahmen der Rehabilitation onkologischer Patienten ist es, Funktionsstörungen, Fähigkeitsstörungen und Beeinträchtigungen der Partizipation zu beseitigen, zu reduzieren bzw. das Auftreten zu verhindern. Nach der internationalen Klassifikation von Funktionsfähigkeit, Behinderung und Gesundheit (ICF, nach WHO 2001) findet sich hier ebenso wieder ein biopsychosozialer Ansatz.

Psychoonkologische Interventionen gehen auf psychische und soziale Probleme sowie Funktionsstörungen in Zusammenhang mit der Tumorerkrankung und deren Behandlung ein. Es sollen die Krankheitsverarbeitung unterstützt die psychische Befindlichkeit und Nebenwirkungen der medizinischen Diagnose oder Therapie verbessert soziale Ressourcen gestärkt sowie Partizipation ermöglicht und damit die Lebensqualität der Patienten und ihrer Angehörigen erhöht werden. Zu unterstreichen ist, dass Patienten mit Tumorerkrankungen viel durchgestanden haben und Belastungssituationen normale Reaktionen auf belastende Situationen sind. Das Spektrum der psychischen Reaktion reicht somit von normal bis hin zu Störungen wie Angst- und Anpassungsstörungen, Depression sowie familiären oder spirituellen Krisen. Es soll betont werden, dass eine normale Reaktion auf eine belastende Situation nicht mit fehlender Behandlungsbedürftigkeit gleichzusetzen ist (Mehnert et al. 2006).

Die individuelle Notwendigkeit von psychosozialer Rehabilitation ist abhängig von verschiedenen Variablen, welche die Anpassung an die Situation der Tumorerkrankung und deren Therapien beeinflussen. Neben dem Management von Spätfolgen und psychosozialen Interventionen sind soziale Unterstützung durch Freunde und Familie, Beziehung zum medizinischen Personal, ökonomische Ressourcen, andere Stressoren und individuelle Charakteristika wie Soziodemografie, Persönlichkeitsmerkmale, prämorbide Anpassung und Gesundheitswahrnehmung zu berücksichtigen (McQuellon und Danhauer 2007). Nicht alle Patienten benötigen daher psychosoziale oder psychoonkologische Interventionen.

In vielen Studien, auch für uroonkologische Entitäten, ist zumindest als sekundärer Endpunkt eine Wirksamkeit von körperlicher Aktivität auf psychosoziale Endpunkte wie die Reduktion von Depressionssymptomen dokumentiert (Livingston et al. 2015). Es handelt sich jedoch nicht primär um eine psychoonkologische Intervention im eigentlichen Sinn. Es unterstreicht vielmehr die Wechselwirkungen und unterstützt einen integrativen Ansatz.

8.7 Psychoonkologische Diagnostik

Ähnlich wie bei biomedizinischen Symptomen ist es auch für geschultes Personal nicht auf Anhieb ersichtlich, unter welchen Belastungen oder Beschwerden ein Patient leidet, um die Bedeutung für den Patienten im alltäglichen Leben einzuschätzen und das Ausmaß des Einflusses auf Partizipation und Lebensqualität zu erfassen. Gleichzeitig ist es für den Patienten oft nicht möglich, seine Bedürfnisse und Belastungen wahrzunehmen oder zu artikulieren. In Zusammenschau dieser Umstände ist ein Screening, eine standardisierte Erhebung psychosozialer Faktoren, im Verlauf einer Tumorerkrankung und deren Behandlung mehrfach erforderlich und wird im Rahmen onkologischer Rehabilitation zu Beginn und am Ende durchgeführt. Dies ermöglicht eine multidimensionale Erfassung des Beschwerdebildes, das Ausmaß der Belastungen eine individualisierte Zusammenstellung des Rehabilitationsprogramms und somit ein individuelles Eingehen auf die Bedürfnisse der Patienten.

Es stehen mehrere Screening Tools unterschiedlicher Belastungen/Symptome, teilweise auch adaptiert an die onkologische Diagnose zur Verfügung und werden in Kombination zu Rehabilitationsbeginn angewandt, wobei hier jedes Zentrum andere Strategien verfolgt. Einen Teil davon machen Fragebögen zur Evaluierung der Lebensqualität, Depressivität und Ängstlichkeit, allgemeiner psychosozialer Belastung, posttraumatischer Belastungsreaktion und spezifischer Nebenwirkungen wie z. B. Fatigue, kognitiver Funktionsstörungen und anderen aus (Mehnert et al. 2006). Die Evaluierung der gesundheitsbezogenen Lebensqualität kann bei einigen Entitäten durch spezifische Fragebögen an die spezifische Situation angepasst werden. In der Uroonkologie stehen z. B. beim Prostatakarzinom spezifische Fragebögen zur Evaluierung der Lebensqualität zur Verfügung (Beispiele: EORTC-QoL-PR25, PROPUS).

Hinzu kommen eine standardisierte Anamnese und Diagnostik wie z. B. im Rahmen von strukturierten Interviews durch Pflege, Ärzte, Psychologen, Psychotherapeuten, Ergotherapeuten, Physiotherapeuten und Sozialarbeiter, um hier wiederum die biopsychosozialen Faktoren in ihrer Gesamtheit zu erfassen, Diagnosen stellen zu können und die Bedeutung für den Alltag des Patienten abschätzen und gleichzeitig ein Behandlungskonzept ermöglichen zu können (Mehnert et al. 2006). Ein großer Vorteil onkologischer

8 Psychoonkologische Rehabilitation

Rehabilitation ist die enge Zusammenarbeit der einzelnen Disziplinen mit regelmäßiger therapeutischer Absprache im Rehabilitationsverlauf, die eine interdisziplinäre Betreuung des Patienten ermöglicht. Dadurch ist ein optimales Unterstützungsangebot gegeben.

Ansatzpunkte psychoonkologischer Interventionen sind

Physische Symptome

- Fatigue
- Schmerz
- Sexualität
- Physische und/oder kognitive Leistungseinbuße
- Schlafstörungen
- Andere physische Beschwerden in Abhängigkeit des Tumors/der Tumortherapie (z. B. Inkontinenz, Polyneuropathie, erektile Dysfunktion etc.)

Psychische Symptome

- Psychiatrische Begleiterkrankungen
- Angst (Rezidiv, Progress)
- Krankheitsbewältigung
- Depressivität

Unterstützung der Therapie

- Adhärenz
- Therapieentscheidungen

Unterstützung von Gesundheit

- Lifestyle
- Ernährung
- Bewegung
- Stressbewältigung
- Coping und Resilienz
- Substanzabusus

Spirituelle Aspekte

- Religiöse Aspekte
- Sinnfragen
- Trauer, Tod

> Unterstützung bei sozialen Alltagsproblemen
>
> - Berufliche Wiedereingliederung
> - Finanzielle Situation
> - Kinderbetreuung
> - Wohnsituation
> - Familiäre Situation
>
> (Adaptiert nach Lang-Rollin und Berberich 2018)

8.8 Wirksamkeit psychosozialer Intervention

Eine Reihe an systematischen Übersichtsarbeiten und Metaanalysen untersuchen die Effekte von psychosozialen Interventionen bei Tumorpatienten.

▶ Psychosoziale Interventionen reduzieren signifikant psychosoziale Probleme, steigern die Lebensqualität und verbessern die emotionale und soziale Funktion.

Nachdem die Effektgröße beträchtlich variiert, wäre eine Subgruppenanalyse zur Identifizierung der Patienten, die besonders profitieren, anzustreben. Subgruppenanalysen von randomisierten Kontrollstudien geben Hinweise auf abgeschwächte Effekte bei jüngerem Alter, weiblichem Geschlecht, niedrigem sozioökonomischen Status, niedrigerem Selbstwertgefühl, vermehrt depressiven Symptomen und bei Brusttumoren – im Vergleich zu Lungentumoren. Randomisiert kontrollierte Studien sind jedoch in der Regel nicht dafür gepowert, Subgruppen zu identifizieren und somit ist bei der Interpretation Vorsicht geboten. Aggregierte Daten von randomisierten Kontrollstudien zeigen größere Effekte von psychosozialen Interventionen auf besseres psychisches Wohlbefinden bei älteren Patienten, männlichem Geschlecht, niedrigerem Einkommen und anderen Tumorerkrankungen als malignen Brusttumoren. Größere Effekte wurden auch bei höherem Distress und niedriger Lebensqualität zu Behandlungsbeginn beobachtet (Kalter et al. 2018).

Eine Übersichtsarbeit belegt einen positiven Nutzen psychosozialer Interventionen auf die Lebensqualität in Abhängigkeit von der Interventionsdauer, wobei die Autoren hier einen Interventionszeitraum von mindestens 12 Wochen diskutieren. Wenn Patienten ohne Depressions- oder Angstsymptome psychosozialen Interventionen zugeführt werden, lässt sich ein geringer präventiver Effekt für das Symptom Angst, nicht jedoch für Depression für Risikopatienten dokumentieren. Daraus schlussfolgern die Autoren, Patienten mit Symptomen entsprechenden Interventionen zuzuführen. Generell ist unter Berücksichtigung von strengen Kriterien der Evidenz wie durch die Cochrane Collaboration festgelegt, ist die Aussagekraft der verfügbaren, randomisiert kontrollierten Studien psychosozialer

Interventionen durch viele Faktoren limitiert (McQuellon und Danhauer 2007). Wenn man rein uroonkologische Entitäten betrachtet, findet sich ein ähnliches Ergebnis: Eine systematische Cochrane-Übersichtsarbeit bei Prostatakarzinompatienten (Parahoo et al. 2015) arbeitet einen kleinen, kurzfristigen Effekt von psychosozialen Interventionen auf generelle und tumorspezifische Lebensqualität heraus, kann jedoch keine signifikanten Effekte auf symptombezogene Lebensqualität, Selbstwirksamkeit, Unsicherheit, Distress oder Depression zeigen (Parahoo et al. 2015).

8.9 Wirksamkeit onkologischer Rehabilitation in Hinblick auf psychosoziale Faktoren

Onkologische Rehabilitation ist in der Summe aller Interventionen bei unterschiedlichen Entitäten untersucht und eine Reihe an Studien, welche psychosoziale Endpunkte beleuchten, sind verfügbar (Weis et al. 2020). Eine rezent publizierte Arbeit, welche retrospektiv Patient-Reported-Outcome-Daten von 5912 Patienten vor und nach einem 3-wöchigen, stationären, onkologischen Rehabilitationsprogramm vergleicht, listet auch die Zusammensetzung des interdisziplinären Behandlungskonzeptes auf. Hier wurde eine Reihe unterschiedlicher psychosozialer Interventionen gesetzt. Es findet sich eine verbesserte gesundheitsbezogene Lebensqualität, reduzierter psychischer Distress, Angst und Depression eingeschlossen (Licht et al. 2021). Diese Studie arbeitet eine Entitätenspezifische Varianz heraus.

▶ Bei Prostatakarzinompatienten zeigen rehabilitative Maßnahmen ebenso Wirksamkeit in Bezug auf Verbesserung der Lebensqualität und Reduktion der Angst. Dennoch ist, trotz signifikanter Verbesserung der Lebensqualität und Reduktion der Angst, ein Jahr nach der Rehabilitation eine niedrigere Lebensqualität im Vergleich zur Normalbevölkerung dokumentiert (Rath et al. 2016).

Bei Blasenkarzinompatienten wird die Evidenz der aktuellen Datenlage zur Beurteilung psychosozialer Interventionen im Rahmen onkologischer Rehabilitation als insuffizient eingestuft, wenngleich positive Effekte auf Fatigue, Angst, Depression, gesundheitsbezogene Lebensqualität („health related quality of life", HRQoL) und posttraumatische Persönlichkeitsentwicklung beschrieben sind (Rammant et al. 2018).

8.10 Psychoonkologische Interventionen in der onkologischen Rehabilitation

Als psychoonkologische Interventionen werden alle Maßnahmen durch spezialisierte Therapeuten zusammengefasst, die das Ziel der Reduktion von psychosozialen Belastungen und die Verbesserung der Lebensqualität definieren. Dazu zählen psychosoziale

Beratungen, Information, Psychoedukation, Krisenintervention, psychotherapeutische Einzel- und Gruppeninterventionen, Entspannungsmethoden, Stressbewältigungstraining und Kunsttherapie (S3-Leitlinie Psychoonkologie 2014; Härtl und Hermelink 2013).

Psychoonkologische Interventionen können und werden in den unterschiedlichsten Phasen einer Tumorerkrankung eingesetzt und stellen im Rahmen onkologischer Rehabilitation einen Eckpfeiler des Behandlungskonzeptes dar. Im Rahmen onkologischer Rehabilitation adressieren psychoonkologische Interventionen z. B. die Förderung von Gesundheit, Patientenkompetenz und aktive Mitwirkung, die Reduktion von psychischen Belastungen, Angst, Depression, Hilflosigkeit und Hoffnungslosigkeit, Reduktion von Funktionseinschränkungen wie Fatigue und neuropsychologische Beeinträchtigungen sowie Förderung der beruflich-sozialen Integration (Weis et al. 2020). Die Interventionen sind methodenübergreifend und sind v. a. ressourcenorientiert. Das bedeutet, dass die für den Patienten unterstützenden Ressourcen erkannt und gestärkt werden. Dazu zählen persönliche Stärken und Begabungen, liebevolles familiäres und soziales Umfeld, Spiritualität, Religiosität, Freude an Freizeitaktivitäten und vieles mehr (Härtl und Hermelink 2013).

Prinzipiell werden im Rahmen onkologischer Rehabilitation Gruppen- und Einzeltherapien angeboten. Die Inhalte der Einzeltherapien können individualisiert werden, richten sich nach der Zielsetzung und können, sofern die Teilnahme des Partners möglich ist, den Partner miteinschließen. Selbst wenn psychosoziale Belastungen mittels Fragebogenevaluation und diagnostischem Gespräch ausgeschlossen wurden, sollten psychosoziale Beratungen angeboten werden.

Gruppentherapien zum Austausch mit anderen Patienten werden z. B. zur Unterstützung der Krankheitsbewältigung und des Umgangs mit krankheits- und behandlungsbedingten Folgen angeboten. Psychoedukative Maßnahmen beinhalten nicht nur medizinische Information, sondern auch psychosoziale Aspekte und Erläuterungen zu den biopsychosozialen Zusammenhängen. Information zu Stressbewältigungsstrategien werden durch praktische Übungen ergänzt. Entspannungsverfahren, wie die progressive Muskelrelaxation, Imagination oder autogenes Training, finden ebenso therapeutische Anwendung (Weis et al. 2020).

Fazit
Ein beträchtlicher Anteil uroonkologischer Patienten leidet an psychosozialen Belastungen wie Angst und Depressivität. Die Folgen sind vielfältig und oft unterschätzt: Neben Reduktion der Lebensqualität und Interaktionen mit physischen Nebenwirkungen wird auch ein negativer Einfluss auf den Verlauf der onkologischen Erkrankung und das Gesamtüberleben beobachtet. Psychosoziale Interventionen, v. a. im Rahmen onkologischer Rehabilitation, sind effektiv, um Beschwerden wie Angst und Depressivität zu lindern und die Lebensqualität zu verbessern. Onkologische Rehabilitation ermöglicht eine umfassende Behandlung im Sinne eines biopsychosozialen, integrativen Konzepts.

Literatur

Borrell-Carrió F, Suchman AL, Epstein RM (2004) The biopsychosocial model 25 years later: principles, practice, and scientific inquiry. Ann Fam Med 2(6):576–582. https://doi.org/10.1370/afm.245. Zugegriffen am 19.05.2021

De Sousa A, Sonavane S, Mehta J (2012) Psychological aspects of prostate cancer: a clinical review. Prostate Cancer Prostatic Dis 15:120–127. https://doi.org/10.1038/pcan.2011.66. Zugegriffen am 19.05.2021

Härtl K, Hermelink K (2013) Onkologie interdisziplinär. Psychoonkologische Ansätze – Bedeutung für die gynäkologische Onkologie? Geburtshilfe Frauenheilkd 73(10):992–995. https://doi.org/10.1055/s-0033-1350760. Zugegriffen am 19.05.2021

Kalter J, Verdonck-de Leeuw IM, Sweegers MG et al (2018) Effects and moderators of psychosocial interventions on quality of life, and emotional and social function in patients with cancer: an individual patient data meta-analysis of 22 RCTs. Psychooncology 27(4):1150–1161. https://doi.org/10.1002/pon.4648. Zugegriffen am 19.05.2021

Krasner MS, Epstein RM, Beckman H et al (2009) Association of an educational program in mindful communication with burnout, empathy, and attitudes among primary care physicians. JAMA 302(12):1284–1293. https://doi.org/10.1001/jama.2009.1384. Zugegriffen am 19.05.2021

Lang-Rollin I, Berberich G (2018) Psycho-oncology. Dialogues Clin Neurosci 20(1):13–22. https://doi.org/10.31887/DCNS.2018.20.1/ilangrollin. Zugegriffen am 19.05.2021

Lardas M, Liew M, van den Bergh RC, De Santis M, Bellmunt J, Van den Broeck T, Cornford P, Cumberbatch MG, Fossati N, Gross T, Henry AM, Bolla M, Briers E, Joniau S, Lam BT, Mason MD, Mottet N, van der Poel HG, Rouvière O, Schoots IG, Wiegel T, Willemse PPM, Yuhong Yuan C, Bourke L (2017) Quality of life outcomes after primary treatment for clinically localised prostate cancer: a systematic review. Eur Urol 72(6):869–885. https://doi.org/10.1016/j.eururo.2017.06.035. ISSN 0302-2838. Zugegriffen am 19.05.2021

van Leeuwen M, Husson O, Alberti P et al (2018) Understanding the quality of life (QOL) issues in survivors of cancer: towards the development of an EORTC QOL cancer survivorship questionnaire. Health Qual Life Outcomes 16:114. https://doi.org/10.1186/s12955-018-0920-0. Zugegriffen am 19.05.2021

Licht T, Nickels A, Rumpold G, Holzner B, Riedl D (2021) Evaluation by electronic patient-reported outcomes of cancer survivors' needs and the efficacy of inpatient cancer rehabilitation in different tumor entities. Support Care Cancer. https://doi.org/10.1007/s00520-021-06123-x. Epub ahead of print. PMID: 33755805. Zugegriffen am 19.05.2021

Livingston PM, Craike MJ, Salmon J, Courneya KS, Gaskin CJ, Fraser SF, Mohebbi M, Broadbent S, Botti M, Kent B (2015) Effects of a clinician referral and exercise program for men who have completed active treatment for prostate cancer: a multicenter cluster randomized controlled trial (ENGAGE). Cancer 121:2646–2654. https://doi.org/10.1002/cncr.29385. Zugegriffen am 19.05.2021

McQuellon RP, Danhauer SC (2007) Psychosocial rehabilitation in cancer care. In: Ganz PA (Hrsg) Cancer survivorship: today and tomorrow. Springer Science + Business Media, New York, S 238–250. https://doi.org/10.1007/978-0-387-68265-5_18. Zugegriffen am 19.05.2021

Mehnert A, Lehmann C, Cao P, Koch U (2006) Die Erfassung psychosozialer Belastungen und Ressourcen in der Onkologie ± Ein Literaturüberblick zu Screeningmethoden und Entwicklungstrends. Psychother Psych Med 56:462–479. https://doi.org/10.1055/s-2006-951828. Georg Thieme Verlag KG, Stuttgart/New York. ISSN 0937–2032

Paraboo K, McDonough S, McCaughan E, Noyes J, Semple C, Halstead EJ, Neuberger MM, Dahm P (2015) Psychosocial interventions for men with prostate cancer: a Cochrane systematic review. BJU Int 116:174–183. https://doi.org/10.1111/bju.12989. Zugegriffen am 19.05.2021

Park J, Look KA (2018) Relationship between objective financial burden and the health-related quality of life and mental health of patients with cancer. J Oncol Pract 14(2):e113–e121. https://doi.org/10.1200/JOP.2017.027136. Epub 2018 Jan 30. PMID: 29381411. Zugegriffen am 19.05.2021

Pham H, Torres H, Sharma P (2019) Mental health implications in bladder cancer patients: a review. Urol Oncol 37(2):97–107. https://doi.org/10.1016/j.urolonc.2018.12.006. Epub 2018 Dec 21. PMID: 30584034. Zugegriffen am 19.05.2021

Quelle deutsche Übersetzung WHO ICF (2001) https://www.bar-frankfurt.de/themen/icf/grundlagen-der-icf/das-bio-psycho-soziale-modell.html. Zugegriffen am 19.05.2021

Rammant E, Decaestecker K, Bultijnck R et al (2018) A systematic review of exercise and psychosocial rehabilitation interventions to improve health-related outcomes in patients with bladder cancer undergoing radical cystectomy. Clin Rehabil 32(5):594–606. https://doi.org/10.1177/0269215517746472

Rath HM, Ullrich A, Otto U et al (2016) Psychosocial and physical outcomes of in- and outpatient rehabilitation in prostate cancer patients treated with radical prostatectomy. Support Care Cancer 24:2717–2726. https://doi.org/10.1007/s00520-016-3076-7. Zugegriffen am 19.05.2021

S3-Leitlinie Psychoonkologische Diagnostik, Beratung und Behandlung von erwachsenen Krebspatienten Version 1.1 – Januar 2014 AWMF-Registernummer: 032/051OL

Watts S, Leydon G, Birch B, Prescott P, Lai L, Eardley S, Lewith G (2014) Depression and anxiety in prostate cancer: a systematic review and meta-analysis of prevalence rates. BMJ Open 4(3):e003901. https://doi.org/10.1136/bmjopen-2013-003901. PMID: 24625637; PMCID: PMC3963074

Weis J, Giesler JM, Bergelt C (2020) Psychoonkologie in der Rehabilitation. In: Bengel J, Mittag O (Hrsg) Psychologie in der medizinischen Rehabilitation. Springer, Berlin/Heidelberg. https://doi.org/10.1007/978-3-662-61170-8_24. Zugegriffen am 19.05.2021

World Health Organization (2001) International classification of functioning, disability and health: ICF. 1.Human development 2.Body constitution 3. Health status 4. Disability evaluation 5.Socioeconomic factors 6.Causality 7.Classification 8.Manuals I.Title: ICF. World Health Organization, Geneva. ISBN 92 4 154542 9

Bewegungstherapie in der uroonkologischen Rehabilitation

9

Jenny Hoffart, Freerk T. Baumann, und Nadine Reimer

Inhaltsverzeichnis

9.1	Begriffsbestimmung	130
9.2	Prostatakrebs	135
9.3	Nierenkrebs	140
9.4	Blasenkrebs	143
9.5	Hodenkrebs	145
9.6	Peniskrebs	147
Literatur		149

Lange Zeit wurde die Rolle der körperlichen Aktivität in Zusammenhang mit der Prävention und Rehabilitation von Krebs unterschätzt. Ende der 1970er-Jahre gab es erste bewegungstherapeutische Erfahrungen in der Onkologie, welchen die Mediziner zu dieser Zeit zunächst skeptisch entgegentraten. Da ein Progress der Krebserkrankung und mögliche gesundheitliche Risiken durch Bewegung vermutet wurden, blockierte man die Förderung dieses Bereiches der Therapie lange Zeit. Laut Baumann und Herweg bringe sich der Patient durch die „Ruhigstellung" jedoch in einen gefährlichen Teufelskreis aus den Nebenwirkungen der medizinischen Behandlung und den negativen Folgen des Bewe-

---

J. Hoffart (✉)
Institut für Sportwissenschaften, Johann Wolfgang Goethe-Universität,
Frankfurt am Main, Deutschland

F. T. Baumann
Klinik I für Innere Medizin, Universitätsklinik Köln, Köln, Deutschland
e-mail: freerk.baumann@uk-koeln.de

N. Reimer
AG Onkologische Bewegungsmedizin, Köln, Deutschland
e-mail: nadine.reimer@uk-koeln.de

© Springer-Verlag GmbH Deutschland, ein Teil von Springer Nature 2022
M. Zellner, T. Seyrich (Hrsg.), *Urologische Rehabilitation*,
https://doi.org/10.1007/978-3-662-63784-5_9

gungsmangels (Baumann und Herweg 2008). Gerade bei Krebspatienten kann ein Bewegungsmangel oder sogar die Immobilität weitreichende Folgen haben und zu Muskelatrophie (Kachexie) oder Pneumonien führen, die lebensbedrohlich sein können (Baumann et al. 2010). Aber auch Probleme auf psychischer Ebene sind möglich und sollten durch gezielte Bewegung vermindert werden, da viele Krebspatienten durch Schmerzen, Erschöpfung, Anfälligkeit für Infektionen oder Neuropathien in eine Bewegungsmangelsituation gelangen (Krebsinformationsdienst KID 2019). Bereits 1983 konnte Klaus Schüle mit der Machbarkeitsstudie zeigen, dass körperliche Aktivität für Krebspatienten nicht schädlich ist. Um sich diesen Problemen zu stellen, hilft körperliche Aktivität den negativen Konsequenzen durch Bewegungsmangel entgegenzuwirken.

Die Empfehlung nach Kushi aus dem Jahr 2006 besagt, dass moderate körperliche Aktivität mindestens 5-mal pro Woche für mindestens 30 min durchgeführt werden sollte, jedoch zeigen sich noch positivere Effekte auf den allgemeinen Gesundheitsstatus bei einem höheren Umfang der Bewegung von 45–60 min pro Tag (Kushi et al. 2006).

Die Tätigkeitsfelder der Bewegungstherapie in der Onkologie können in 3 Bereiche aufgeschlüsselt werden (Baumann und Herweg 2008):

1.) *Prähabilitation*, in der man die allgemeine Verbesserung/Stabilisierung des physischen wie auch psychischen Zustandes zum Ziel hat.
2.) *Akutphase*, in der der Erhalt psychischer und physischer Komponenten im Vordergrund steht.
3.) *Rehabilitationsphase und Nachsorge*, in der es um die Wiederherstellung der physischen und psychischen Komponenten geht.

Die Ziele richten sich in allen Phasen nach der individuellen Situation der Patienten, die abhängig ist, von:

- Krebsentität,
- medizinischer Therapie,
- medizinischen Nebenwirkungen und
- der Bewegungserfahrung.

9.1 Begriffsbestimmung

9.1.1 Onkologische Trainings- und Bewegungstherapie

Die onkologische Trainings- und Bewegungstherapie (OTT) ist ein Versorgungskonzept, welches Krebspatienten während der medizinischen Behandlung, in der Nachsorge und in einigen Fällen auch prähabilitativ begleitet. Das Konzept wurde 2012 von der Deutschen Sporthochschule Köln und dem Centrum für integrative Onkologie (CIO) entwickelt und ausgeführt. Der Kern des Bewegungsprogramms ist das individuelle Training aus einer Kombination von Kraft- und Ausdauerübungen an Geräten und einem Modultraining, welches je nach Nebenwirkung der Behandlung spezifische Bewegungsformen fördert, wie z. B. ein Vibrationstraining bei Polyneuropathien oder eine individuelle Anpassung des Kraft- und Ausdauertrainings. Intensität, Ausführung und Methode sind festgelegt und werden therapeutisch begleitet, sodass Fehler und Überbelastungen vermieden werden können. Die Ziele des Trainings sind vom Zustand der Patienten abhängig und werden nach einer bestimmten Zeit neu formuliert, um neue Trainingsreize zu setzen (Centrum für Integrierte Onkologie 2020). Die Gesellschaft „Physical Excercise Across the Cancer Experience" (PEACE) hat außerdem Empfehlungen für fünf mögliche Zeitpunkte der Bewegungstherapie entwickelt. Die erste Phase soll eine Überbrückung vor dem tumorspezifischen Therapiebeginn darstellen, während der Therapie soll die zweite mögliche Phase zur Verbesserung der Therapieverträglichkeit beitragen. Die Empfehlung der dritten Phase bezieht sich auf die Rehabilitation unmittelbar nach der Behandlung, die vierte Phase hingegen soll zur Langzeitverbesserung des Gesundheitszustandes und dem Gesamtüberleben der Patienten mit positiven Behandlungsergebnissen führen. Die letzte und somit fünfte Empfehlung des Zeitpunktes der Bewegungstherapie bezieht sich auf die palliativen Symptome bei Patienten ohne kurative Operation/Therapie (Courneya 2001). In verschiedenen Studien konnte die Wirksamkeit der Trainingstherapie bei Krebspatienten belegt werden, wodurch die OTT zu einem wichtigen Bestandteil der optimalen Patientenbetreuung in enger Zusammenarbeit mit Medizinern geworden ist. Obwohl das Training und seine Auswirkungen sich positiv auf die Krebspatienten auswirken, ist die OTT in vielen Bereichen aufgrund fehlender finanzieller und personeller Mittel gar nicht möglich und kann so nur wenigen Erkrankten helfen, bestmöglich in ihr alltägliches Leben zurückzukehren (Centrum für Integrierte Onkologie 2020).

9.1.2 Bewegungstherapie und ihre Ziele

„Bewegungstherapie ist ärztlich indizierte und verordnete Bewegung, die vom Fachtherapeuten geplant und dosiert, gemeinsam mit dem Arzt kontrolliert und mit dem Patienten alleine oder in der Gruppe durchgeführt wird" (Schüle und Deimel 1990, zitiert nach Baumann 2012, S. 33). Doch erst seit einigen Jahren werden die Bewegungstherapie und ihre positiven Auswirkungen und Verbesserungen bei unterschiedlichen Krankheitsbildern in der Medizin anerkannt.

▶ Mittlerweile ist durch unterschiedliche Studien belegt worden, dass regelmäßige Bewegung und körperliche Aktivität nicht nur präventive, sondern auch therapeutische Effekte bei einer Vielzahl von Krankheiten hat, wenn die Bewegung richtig dosiert und eingesetzt wird (Pedersen und Saltin 2006).

Das individuell angepasste Training ist jedoch nur wirksam, wenn eine Überlastung und somit eine Gefährdung der Gesundheit oder eine Unterforderung ohne wirksamen Trainingsreiz vermieden werden. Studien im Hinblick auf Bewegung in der Onkologie konnten bereits zeigen, dass Bewegungstherapie mit einem individuellen und an die Patienten angepassten Training eine wirksame Maßnahme gegen Tumorfatigue sein kann, welches ca. 70 % aller Erkrankten während einer Chemo- oder Radiotherapie betrifft (Dimeo 2004). Die Ziele der Bewegungstherapie sind somit auf die Verbesserung und Erhaltung der Gesundheit ausgerichtet und nehmen Einfluss auf Physis, Psyche, soziale und edukative Ebene. Auf physischer Ebene soll mithilfe der Bewegung Patienten so geholfen werden, dass Bewegungseinschränkungen nach der Operation verhindert, Alltagsbewegungen und allgemeine Fitness erhalten werden sowie Fatigue-Syndrom, Schmerzen und das Rezidivrisiko reduziert werden. Auf psychischer Ebene sollen durch die Bewegung Selbstvertrauen und Mut gefördert, Ängste und depressive Stimmungen vermindert werden und die Akzeptanz des eigenen Körpers zur Verbesserung des allgemeinen Wohlbefindens der Patienten führen. Auch auf sozialer Ebene kann die Bewegungstherapie zu verbesserten Ergebnissen führen, indem die Patienten aus ihrer Isolation geholt werden, Freude und Spaß am Austausch mit anderen finden und Kommunikation durch das Gruppenerleben ermöglicht wird. Ein weiteres Ziel der Bewegungstherapie wird in der edukativen Ebene gesehen. Hier soll die Aufklärung von Einflüssen der Bewegung und möglicher Lebensstilveränderungen in den Fokus rücken, aber auch eine Art „Dominoeffekt" auf andere Patienten wirken, die so sehen, dass sie mit ihrer Krankheit nicht alleine sind (Baumann et al. 2012). Die aktuell gültigen Empfehlungen zur Prävention von Krebs, kardiovaskulären und metabolischen Krankheiten stimmen weitestgehend überein (Rank et al. 2012).

▶ In der Bewegungstherapie wird neben der alltäglichen körperlichen Aktivität ein individuell angepasstes Training durchgeführt, welches auf den Komponenten Ausdauer, Kraft, Koordination, Flexibilität und Entspannungstechniken aufbaut.

9.1.3 Behandlungsphasen und ihre Ziele

Nicht nur die verschiedenen Bewegungsarten, sondern auch der Zeitpunkt der Bewegung sind ausschlaggebend für den Therapieverlauf. Hinsichtlich der Akutphase dachte man bis in die 1990er-Jahre noch, dass Bewegung zusätzlich zu den Tumorbehandlungen zu diesem Zeitpunkt den Patienten noch mehr schaden könnte, weshalb die meisten Patienten mit Inaktivitätsfolgen, Muskelatrophie, Depressionen und Fatigue zu kämpfen hatten (Schüle 1990). Erst Ende der 1990er-Jahre konnten Studien zeigen, dass die verbesserte körperliche Leistungsfähigkeit und eine Reduktion des Fatigue-Syndroms positive Ergebnisse der Bewegungstherapie in der akuten Phase sind (Courneya und Friedenreich 2011). Das Ergebnis dieser Studien belegt, dass körperliche Bewegung unter kontrollierten Bedingungen bereits während der Tumortherapie positive Effekte auf die üblichen negativen Auswirkungen der Therapie hat und dem Fatigue-Syndrom entgegenwirken kann. Die Bewegungstherapie in der Rehabilitation hat v. a. positive Effekte auf die Psyche und die soziale Ebene, da die Lebensqualität und Teilhabe am gesellschaftlichen Leben durch Gruppenprogramme gesteigert werden kann. In der heutigen Zeit ist die Sporttherapie in onkologischen Rehakliniken eine aktive Maßnahme der Therapie von Krebspatienten. Über die Bewegungstherapie in der Palliativmedizin liegen nur wenige Erkenntnisse vor, jedoch ist auch diese Phase ein Teil der Therapie und sollte deshalb nicht außer Acht gelassen werden. Meist sind physiotherapeutische Maßnahmen und Massagen nur zur Schmerzlinderung gedacht und werden in passiver Form durchgeführt, denn für die aktive Teilnahme an der Bewegung fehlen meist die Mittel. Viele Patienten verlassen jedoch die Stationen und kommen erst in der Terminalphase zurück, und genau deshalb ist es wichtig, sie durch eine ganzheitliche Sporttherapie auf den Alltag vorzubereiten. „Mobilität stellt damit die Schlüsselkomponente zur physischen und psychischen Identität und Unabhängigkeit dar", weil die Patienten v. a. in den letzten Zügen ihres Lebens „mit geringerer Hilflosigkeit würdiger und leichter als mit einem passiven Todeserwarten" zurechtkommen (Baumann und Herweg 2008).

9.1.4 Trainingsformen und ihre Ziele

Ausdauertraining
Im rehabilitativen Bereich konzentriert man sich hauptsächlich auf die Grundlagenausdauer und zielt auf die Stabilisierung und Verbesserung des Herz-Kreislauf-Systems, des Stoffwechsels und der Atmung ab, v. a. nach einer Operation und Immobilisation. Das regelmäßige Ausdauertraining führt zu einer verbesserten Kondition, welche für Krebspatienten während der Chemotherapie und Bestrahlung zur Genesung beitragen kann. Zu Beginn des Trainings sollten die Patienten nicht überfordert werden und die Intensität hauptsächlich im aeroben Bereich in Form eines gesundheitsorientierten Ausdauertrainings mit der extensiven Dauermethode bei niedriger bis moderater Intensität ausgeführt werden. Die Dauer sollte dabei immer an die jeweilige Situation und Belastbarkeit des Patienten angepasst sein. Aufgrund des wechselnden Leistungsniveaus und Zustandes der Patienten, gerade während der Chemotherapie, sollten Überforderungen vermieden und ausreichend Pausen gewährt werden. Nachdem die Krebspatienten durch die Grundlagenausdauer ihren eigenen Leistungszustand verbessert haben, kann das Training in Form einer Intervallmethode im Wechsel zwischen einer Belastungsphase bei 70–80 % der maximalen Sauerstoffaufnahme (VO_2max) und einer aktiven Erholungspause bei ca. 50–60 % angewendet werden. Durch das Ausdauertraining als Teilbereich der Bewegungstherapie kann den Patienten geholfen werden, ihre Fitness und Leistungsfähigkeit so zu steigern, dass sie ihren Alltag besser bewältigen können (Prien 2018). Des Weiteren können die ausdauernden Bewegungen das Gewicht der Patienten regulieren, das Fatigue-Syndrom reduzieren und das Immunsystem stärken und sie haben viele positive Auswirkungen auf den Gesundheitszustand der Krebspatienten und können als Basis des späteren Krafttrainings dienen (Baumann und Herweg 2008).

Krafttraining
Das Krafttraining ist eine weitere Form der Bewegungstherapie und kann dabei helfen, die Muskulatur trotz Tumorbehandlung und vorübergehender Immobilisation zu erhalten und wiederherzustellen. Dies ist v. a. wichtig, um den Patienten die uneingeschränkte Alltags- und Freizeitbewegung zu ermöglichen. Außerdem erleiden Krebspatienten häufig eine Muskelkachexie, welcher durch das angeleitete, gesundheitsorientierte Training entgegengewirkt werden kann (Baumann und Herweg 2008). Hierbei sollte aber auf den individuellen Zustand geachtet werden, v. a. auf krebsspezifische Kontraindikationen, wie Knochenmetastasen mit einhergehender Frakturgefährdung. Deshalb gibt es empfohlene Richtlinien für das Krafttraining mit Krebspatienten, jedoch muss je nach Krebsentität weiter unterschieden werden. Allgemein sollte berücksichtigt werden, dass das Krafttraining dynamisch und primär als Kraftausdauer mit vielen Wiederholungen und wenig Gewicht erfolgt. Des Weiteren sollen große vor kleinen Muskelgruppen trainiert werden und ein zusätzliches Aufwärmen und eine Mobilisation vor dem Training als Einstieg dienen. Besonders das Training an Geräten sollte individuell an den Leistungszustand angepasst und nur langsam gesteigert werden. Zusätzlich empfiehlt sich eine Schulung der Koordination, da diese als Grundvoraussetzung für das Ausdauertraining gilt. Eine verbesserte Koordination kann als Sturzprophylaxe, v. a. nach einer Polyneuropathie, den Alltag erleichtern und die Bewegungen sicherer machen. Auch in höherem Alter können Patienten durch ein geeignetes Koordinationstraining ihre Bewegungsgenauigkeit und -ökonomie stabilisieren und verbessern (Badtke und Bittmann 1999). Als unterstützende Maßnahme können Patienten als Grundlage für das Krafttraining an ihrer Flexibilität arbeiten. Ziele des Trainings sind die Verbesserung der Beweglichkeit in den Gelenken, die Dehnfähigkeit, die Schmerzreduktion und auch das Vorbeugen von Fehl- und Schonhaltungen. Bei allen bewegungstherapeutischen Trainingsvarianten ist nicht nur das Aufwärmen von Bedeutung, sondern auch die Entspannung und Regeneration nach der Anstrengung. Um den Körper wieder in die Ausgangssituation zu bringen und das eigene System herunterzufahren, ist bei Krebspatienten aufgrund der erhöhten Rekonvaleszzeit zwischen den Trainingseinheiten in den ersten Trainingswochen eine Pause von ca. 36–48 h empfohlen, und v. a. nach Kraft- und Ausdauerübungen sollte sogar noch eine längere Pause zwischen den Einheiten bestehen (Baumann und Herweg 2008).

9.1.5 Bewegungsempfehlungen und S3-Leitlinien

Ein Zusammenschluss aus der Wissenschaftlichen Medizinischen Fachgesellschaft e. V., der Deutschen Krebsgesellschaft e. V. und der Deutschen Krebshilfe hat gemeinsam ein Leitlinienprogramm der Onkologie erstellt, um die Entwicklung und den Einsatz von empfohlenen medizinisch-wissenschaftlichen Leitlinien zu fördern. In der Leitlinie S3 geht es hautsächlich um die Früherkennung, die Diagnostik und Therapie von Krebsarten. Diese Leitlinien geben für unterschiedliche Stadien von onkologischen Erkrankungen eine evidenzbasierte Möglichkeit, die Behandlung zu verbessern; sie geben nicht nur Patienten und

Angehörigen Auskunft, sondern können v. a. Ärzte in ihren Entscheidungen unterstützen. So versucht man aktuell erforschte Ergebnisse anzuwenden, um die bestmögliche Behandlung zu gewährleisten und durch die qualitative Betreuung der Patienten nicht nur Morbidität und Mortalität zu senken, sondern die Lebensqualität deutlich zu steigern. In den onkologischen Leitlinien wird über Epidemiologie, Risikofaktoren, Prävention und Ernährung aufgeklärt. Des Weiteren enthalten sie die Themen Früherkennung, Diagnostik und Einteilung der Krankheitsstadien und berichten von der Therapie, der damit verbundenen Rehabilitation, der Nachsorge und v. a. auch den psychosozialen Aspekten und der Lebensqualität (Leitlinienprogramm Onkologie 2017). Ob in der Therapie und Rehabilitation eine bestimmte Bewegung empfehlenswert ist, muss individuell für jeden Patienten modifiziert werden. Die Deutsche Krebshilfe hat allgemeine Empfehlungen von Bewegung bei onkologischen Erkrankungen erstellt, um Patienten und Therapeuten eine Richtlinie für die körperliche Aktivität zu bieten. Die Bewegung sollte allgemein 3-mal pro Woche für jeweils 60 min ausgeführt werden, bei intensiverem Training verringert sich die Dauer einer Einheit auf mindestens 30 min. Wichtig ist laut Krebshilfe v. a., die Bewegungen in das alltägliche Leben zu integrieren, sei es durch Treppensteigen oder Spazierengehen. Dabei sollen die Patienten auf sich und ihren Körper hören und keine Schmerzen oder Überlastungen riskieren. Beim Ausdauertraining empfehlen sich Sportarten wie Walken, Radfahren und Schwimmen für je 30–60 min, es sind aber auch Nordic Walking oder Skilanglauf durchführbar. Beim Krafttraining sollte darauf geachtet werden, dass die Atmung richtig ausgeführt wird, egal ob das Training an Geräten oder als freies Training absolviert wird. Diese Übungen sollten 3-mal pro Woche für 45–60 min bei einer Maximalkraft von 50–75 % durchgeführt werden. Das Koordinationstraining dient der Verbesserung des Nerv-Muskel-Zusammenspiels und sollte immer durch Aufwärmen vorbereitet werden. Die Dehnungen sollten zwischen 20 s und 30 s gehalten und langsam ausgeführt werden (Ludwig 2017).

9.2 Prostatakrebs

Zahlreiche Studien konnten bereits seit den 1960er-Jahren belegen, dass regelmäßige körperliche Aktivität positive Auswirkungen auf chronische Erkrankungen hat (Sommer et al. 2002). Patienten mit einer urologischen Krebserkrankung leiden häufig unter den Nebenwirkungen der Behandlung, wie Müdigkeit, Osteoporose, aber auch psychischen Begleiterscheinungen, die die Lebensqualität deutlich einschränken können. Einige Interventionsstudien können belegen, dass körperliche Aktivität während und unmittelbar nach der medizinischen Behandlung der Patienten, welche als moderates Trainingsprogramm durchgeführt wird, belastende Nebenwirkung verringern kann.

▶ Allgemein kann bei Patienten mit einer urologischen Krebsdiagnose festgestellt werden, dass ein regelmäßig durchgeführtes Bewegungsprogramm die körperliche und psychische Leistungsfähigkeit stärkt, medizinische Nebenwirkungen und Komplikationen während und nach der Behandlung vermindert, die Müdigkeit reduziert und den Allgemeinzustand der Patienten verbessern kann.

Daher wird ein regelmäßiges Trainingsprogramm als ein wichtiger Bestandteil der Rehabilitationsmaßnahmen bei Tumorpatienten gesehen. Auch durch die entstehenden sozialen Interaktionen und die gesellschaftliche Reintegration können psychosoziale Parameter verbessert werden.

Um die Harninkontinenz bzw. die erektile Dysfunktion bestmöglich zu behandeln, sollte der Trainingsbeginn so früh wie möglich, idealerweise noch vor Beginn der medizinischen Therapie starten. Der Schwerpunkt sollte zunächst auf gymnastische Kräftigungsübungen zur Stärkung der Beckenbodenmuskulatur gelegt werden, um frühzeitig der Inkontinenz entgegenzuwirken. Die Ziele der Bewegungstherapie bei Prostatakrebspatienten sind demnach v. a. die Verbesserung der Harninkontinenz, die Kräftigung der Beckenbodenmuskulatur, die Minderung der erektilen Dysfunktion, das Erlernen beckenboden- und rückenfreundlicher Alltagstechniken, die Aneignung spezieller Atemtechniken und entlastender Körperhaltungen, die Verbesserung der Körperwahrnehmung, besonders in Bezug auf die Schließmuskulatur, die Minderung des Fatigue-Syndroms und damit insgesamt eine Steigerung der Lebensqualität (Baumann und Herweg 2008).

9.2.1 Prävention und Überleben

Mehrere Studien haben bereits 1987–1997 die Beziehung zwischen körperlicher Aktivität und Prostatakrebs untersucht. Jedoch konnten in diesen Studien zumeist keine signifikanten Risikoreduktionen durch körperliche Bewegung festgestellt werden (Paffenbarger et al. 1987; Albanes et al. 1989; Le Marchand et al. 1991). In einer Übersichtsarbeit von 2017 wurden insgesamt 85 Studien berücksichtigt, die als Kohortenstudie oder Fallstudie zum Thema „Einfluss von Beruf, Freizeitaktivitäten und/oder Sport auf das Prostatakrebsrisiko" durchgeführt wurden. In acht Studien konnten negative Wirkungen gefunden werden und in weiteren 31 Studien gab es keinen klaren Zusammenhang zwischen körperlicher Aktivität und der Risikoreduktion für Prostatakrebs. In 25 Berichten wird ein Trend zur Risikoreduktion sichtbar, der in 22 weiteren Studien signifikant war. Diese Übersichtsarbeit zeigt zusammengefasst, dass ein aktiver Lebensstil Vorteile für positive Einflüsse auf die Krebserkrankung mit sich bringen kann (Shephard 2017).

In einer Studie zur Erfassung des Zusammenhangs von körperlicher Aktivität und der Risikoreduktion nach Prostatakrebs wurden 2705 Männer im Zeitraum von 1990–2008 untersucht. Bei Männern mit Prostatakrebs kann bei körperlicher Aktivität ein geringeres Gesamtmortalitätsrisiko festgestellt werden. Auch kraftvolle Aktivitäten, wie Tennis oder Joggen für mehr als 3 h pro Woche, zeigen eine signifikante Verbesserung der Überlebenschancen (Kenfield et al. 2011). Diese Erkenntnisse wurden in weiteren Kohortenstudien bestätigt, reichen jedoch nicht aus, um eine hohe Evidenz zu rechtfertigen, da randomisierte kontrollierte Studien (RCTs) weiterhin fehlen.

9.2.2 Medizinische Nebenwirkungen

Inzwischen existieren zahlreiche Studien, die sich mit den Effekten der Bewegungsinterventionen auf die körperliche Gesamtverfassung und die medizinischen Nebenwirkungen beschäftigen. Viele Studien, die sich mit Bewegungsmerkmalen auseinandersetzen, berücksichtigen Patienten, die sich in einer Androgendeprivationstherapie (ADT) befinden. Die Auswirkung der Bewegungstherapie auf die ADT wurde in mehreren Studien geprüft und in Bezug zum Ausdauer- und Krafttraining untersucht. Es zeigt sich, dass insbesondere Krafttraining wirksam ist, das 2- bis 3-mal pro Woche durchgeführt wird. Das Training kann nicht nur die Muskelkraft und -ausdauer verbessern, sondern hat auch positive Effekte auf die Lebensqualität der Patienten und kann das Fatigue-Syndrom verringern (Segal et al. 2003). Zudem kann ein beaufsichtigtes Krafttraining im Zeitraum von 12 Wochen die kardiorespiratorische Fitness und den Body Mass Index (BMI) verbessern, die fettfreie Körpermasse erhöhen und den Körperfettanteil senken (Hanson et al. 2013). Des Weiteren wird ein positiver Effekt auf das Gleichgewicht und verbesserte Fähigkeiten im Sitzen, Stehen und beim Treppensteigen durch die erhöhte Muskelkraft des Quadrizeps aufgrund des Widerstandstrainings erkannt (Galvão et al. 2006). Auch im Bereich der reinen Ausdauerübungen gab es in den letzten Jahren Studien zur Überprüfung der bewegungstherapeutischen Auswirkungen. 60-min-Walking und Dehnen an 2 Tagen die Woche und zusätzlich ein 45–60 min Ausdauertraining 3- bis 5-mal als „home-based program" kann die kardiorespiratorische Fitness, den BMI und das Gewicht verbessern sowie die Ruheherzfrequenz und das Fatigue-Syndrom verringern (Culos-Reed et al. 2007). Einige Studien haben das kombinierte Training von Ausdauer und Kraft evaluiert und kommen zu folgenden Ergebnissen: Ein beaufsichtigtes Training über 12 Wochen führt zu einer Verbesserung der Muskelkraft und -ausdauer, der Lebensqualität, aber auch zu einer Senkung der Körperfettmasse und des C-reaktiven Proteins (CRP) (Galvão et al. 2010). Bei einer Trainingsdauer von 24 Wochen kann zusätzlich der BMI verringert werden (Segal et al. 2009). Ein 3-monatiges Übungsprogramm als Kombination von Kraft und Ausdauer kann die fettfreie Masse erhalten, die Gesamtfettmasse verringern, die kardiorespiratorische Fitness verbessern und den Cholesterinspiegel senken (Cormie et al. 2013). Aerobic Übungen, die beaufsichtigt und unbeaufsichtigt einmal pro Woche für 30 min, und ein Widerstandstraining, das einmal pro Woche ausgeführt wurden, können ebenfalls die kardiorespiratorische Fitness, die Muskelkraft und das Fatigue-Syndrom positiv beeinflussen (Bourke et al. 2014). Ein bewegungstherapeutisches Programm über 24 Wochen führt zur signifikanten Verbesserung des Fatigue-Syndroms, der aeroben Fitness, der Muskelkraft und der Lebensqualität (Brawley et al. 2002). Zusammengefasst: Bei Patienten unter Androgendeprivation (ADT) scheint die Kombination aus Ausdauer- und Krafttraining eine Verbesserung ihres Zustandes zu fördern bzw. zumindest keine Verschlechterung des Zustandes zur Folge zu haben.

Auch bei anderen medizinischen Therapieformen wurden Erkenntnisse gewonnen: Sowohl Aerobic als auch Widerstandstraining reduzieren das Fatigue-Syndrom bei Patienten in der Strahlentherapie (Segal et al. 2017) und können als selbstgesteuertes Trainingsprogramm von zuhause in Form von moderat-intensivem Gehen ausgeführt werden (Windsor et al. 2004).

9.2.3 Harninkontinenz

Das Training nach Prostatektomie als rehabilitative Maßnahme wurde ebenso untersucht, um die Wirksamkeit einer Verbesserung der Harninkontinenz zu bestätigen. Yang et al. 1926 gehörten zu den ersten Urologen, die Empfehlungen für ein Schließmuskeltraining für das Wiedererlangen der Kontinenz nach einer Prostatektomie verfasst haben (Moore et al. 1999). Die Kräftigung der Beckenbodenmuskulatur kann zu einer Verbesserung der Harninkontinenz nach Prostatektomie führen; dies konnten verschiedene Studien belegen (Bales et al. 2000). Studien beschreiben, dass Männer ihre Beckenbodenmuskeln präoperativ trainieren sollten, um die Funktion des Beckenbodens nach der Operation aufrechtzuerhalten bzw. wieder schneller herzustellen.

▶ Die Wirksamkeit des präoperativen, biofeedbackgestützten Trainings zur Verbesserung der postoperativen Harninkontinenz und der damit verbundenen Lebensqualität konnte in mehreren Studien belegt werden.

Körperliche Aktivität für mehr als 1 h pro Woche war mit einer verbesserten Fitness und mit einer Gewichtsabnahme verbunden und kann so die negativen Nebenwirkungen der Behandlung schon vor der Operation ausgleichen (Wolin et al. 2010). Ein 2- bis 4-wöchiges, abgestuftes Beckenbodentraining (BBT) mit Biofeedback vor der Operation hatte einen guten Einfluss auf die Inkontinenz, wodurch 96 % der Patienten der Interventionsgruppe bereits nach 6 Monaten ihre volle Kontinenz zurückgewinnen konnten (Bales et al. 2000). Weitere Ergebnisse können durch das präoperative Training sogar eine Kontinenz nach 3 Monaten feststellen (Hirschhorn et al. 2014). Allgemein konnte gezeigt werden, dass ein präoperatives Training der Beckenbodenmuskulatur in Hinblick auf die Harninkontinenz und die Trainingsparameter wesentlich wirksamer ist als eine Standardversorgung (Aydın Sayılan und Özbaş 2018). Beckenbodentraining mit Biofeedback kann Patienten, die unter Belastungsinkontinenz oder Dranginkontinenz leiden, durch individuelle Trainingsprogramme helfen, die Kontinenz zu verbessern (Burgio et al. 1998). Aber auch Studien, die das Beckenbodentraining nach Operation untersuchten, zeigen die Wirksamkeit eines solchen Trainings für Patienten mit Prostatakrebs. Ein frühes Rehabilitationsprogramm nach Prostatektomie in Form von Kegelübungen kann die Erholungszeit bis zur Kontinenz signifikant verkürzen (Filocamo et al. 2005). Generell konnte gezeigt werden, dass ein Trainingsprogramm, welches direkt nach der Entfernung des Katheters durchgeführt wurde, die Zeitspanne bis zur Kontinenz relevant verkürzen kann (Cornel et al. 2005). Hierbei scheint ein individuelles Programm mit angepassten Übungen für die Genesung der

Patienten positiv zu sein. Außerdem kann die Dauer und der Schweregrad der Inkontinenz durch ein Training bis über einem Jahr nach der Operation signifikant verbessert werden (van Kampen et al. 2000). Die Stärkung der Beckenbodenmuskulatur verbessert die Harnkontinenz nach Prostatektomie signifikant.

▶ Eine Beckenbodenphysiotherapie kann als sichere und gute Methode zur Behandlung der Inkontinenz nach der Operation bewertet werden (Fanciullacci et al. 2001).

Eine Kombination aus prä- und postoperativem Training zeigt ebenfalls eine positive Wirkung, im Sinne einer verringerten Harnkontinenz. Ein präoperatives Trainingsprogramm mit geringer Intensität kombiniert mit einem postoperativen, biofeedbackgestützten Training ist wirksamer als die Standardversorgung (Tienforti et al. 2012). Dies bestätigte sich in einer weiteren Studie, die eine Verbesserung der frühen Kontinenz und der Lebensqualität belegt (Cornel et al. 2005). In einer einjährigen Beobachtungsstudie erlangte der Großteil der Interventionsgruppe die Kontinenz vor der Kontrollgruppe wieder, jedoch zeigte sich bei einer schweren Harnkontinenz nur ein begrenzter Nutzen (Parekh et al. 2003). Das präoperative Beckenbodentraining in Kombination mit einem postoperativen Programm ist eine Behandlungsstrategie, die in der Wiederherstellung der Kontinenz bei Patienten mit Prostatektomie deutlich wirksamer ist als die Standardversorgung (Tienforti et al. 2012) (s. auch Kap. 2).

9.2.4 Sexuelle Dysfunktion

Die sexuelle Dysfunktion ist eine der häufigsten, unerwünschten Nebenwirkungen der Prostatakrebsbehandlung und hat einen negativen Einfluss auf die Lebensqualität der Patienten und ihrer Partner. Sexuelle Dysfunktion beschreibt die Verminderung des sexuellen Verlangens und der Erregung, eine erektile Dysfunktion oder auch den vorzeitigen, fehlenden oder schmerzhaften Orgasmus (Sanda et al. 2008). Die Auswirkungen sind nicht nur bei den Patienten und dessen Einschränkungen zu beobachten, sondern auch bei den Partnern, die ebenfalls darunter leiden. Es wurde festgestellt, dass 87 % der betroffenen Männer und 60 % der Paare sich von der sexuellen Dysfunktion in ihrer Lebensqualität beschränkt fühlen (Sommer et al. 2002). Vor allem die Therapieverfahren der radikalen Prostatektomie, der Strahlentherapie und der Androgenentzugstherapie führen zu einer 10- bis 15-fach erhöhten Prävalenz von erektiler Dysfunktion im Vergleich zu Männern ohne Prostatakrebs.

▶ Mehrere Studien belegten die Wirksamkeit von körperlicher Aktivität bei der Linderung der behandlungsbedingten Nebenwirkungen, die für die sexuelle Funktionsstörung von Bedeutung sind (Galvão et al. 2006, 2010; Segal et al. 2009; Speck et al. 2010).

Eine optimale Behandlung für die sexuelle Dysfunktion bei Patienten mit Prostatakrebs kann weiterhin noch nicht definiert werden. Die körperliche Bewegung als Maßnahme wird aber als positiver Faktor im Hinblick auf die erektile Dysfunktion gesehen, da sie Einfluss auf die Nebenwirkungen nimmt, welche letztendlich die Funktionsstörung „sexuelle Dysfunktion" begünstigen. Empfehlungen zur Behandlungsstrategie sind noch nicht eindeutig festgelegt und müssen noch durch weitere Studien geprüft werden. Jedoch scheint ein Ausdauertraining von mehr als 150 min pro Woche bei moderater bis hoher Intensität und ein zusätzliches Krafttraining der großen Muskelgruppen mit 6–8 Übungen 2- bis 3-mal pro Woche, ein mögliches Training zur Bewältigung darzustellen (Cormie et al. 2013). Das 15-monatige, überwachte Gruppentraining der ProRehab-Studie brachte Hinweise für die Wirksamkeit der Rehabilitation in Sportgruppen, im Sinne einer verbesserten sexuellen Funktion der Patienten. In dieser langen Intervention zeigte sich ein tendenzieller, jedoch nicht signifikanter Unterschied gegenüber der Kontrollgruppe. Zeitlich kürzere Studien von ca. 8–24 Wochen können hingegen signifikante Unterschiede der Gruppen in Bezug auf Lebensqualität, Inkontinenz und erektiler Dysfunktion belegen. Ein 12-wöchiges Kombinationstraining aus Widerstands-, Flexibilitäts- und Beckenbodentraining nach der Prostatektomie kann die körperliche Aktivität, die funktionelle Fitness, die Harninkontinenz und die sexuellen Funktionen positiv beeinflussen (Park 2013).

▶ Durch körperliche Aktivität können negative Auswirkungen auf die Sexualität und somit auch die erektile Dysfunktion im weitesten Sinne bewältigt werden (Hamilton und Mirza 2014).

Ein Beckenbodentraining, das mindestens 12 Monate nach der Prostatektomie durchgeführt wird, verbessert die erektile Dysfunktion und schon nach 3 Monaten ausgeführtem Training kommt es zu einer positiven Veränderung der sexuellen Dysfunktion und der Zufriedenheit mit dem Geschlechtsverkehr (Geraerts et al. 2016). Um die sexuelle Dysfunktion jedoch bewältigen zu können, sind neben den körperlichen Bewegungsübungen ggf. auch pharmazeutische und psychologische Maßnahmen notwendig, um eine ganzheitliche Linderung der Funktionsstörungen der Patienten zu erzielen (s. auch Kap. 3).

9.3 Nierenkrebs

9.3.1 Prävention

Beim Nierenkrebs zeigt sich eine steigende Inzidenz der Neuerkrankungen und dennoch gibt es bisher nicht viele Belege durch Studien, die die Wirkung von körperlicher Aktivität auf das Nierenkrebsrisiko eindeutig beschreiben. Die bekannten Risikofaktoren, wie Rauchen, Fettleibigkeit, Bluthochdruck und Diabetes mellitus Typ II, lassen die Zahl der Erkrankungen steigen. Durch regelmäßige körperliche Aktivität könnte das Nierenkrebsrisiko v. a. durch die Verringerung der genannten Risikofaktoren, wie Fettleibigkeit und

Bluthochdruck, gesenkt und die Zahl der Neuerkrankungen reduziert werden. Aus bisherigen Studien lässt sich eine protektive Wirkung der körperlichen Aktivität vermuten, doch nicht alle Studien belegen diesen positiven Zusammenhang zwischen dem Risiko und der körperlichen Aktivität (Sommer et al. 2002). In einer krankenhausbasierten Fallkontrollstudie zwischen 1977 und 1983 wurden 189 Männer und 78 Frauen mit Nierenzellkarzinom eingeschlossen. Das Ergebnis zeigt, dass die körperliche Aktivität im beruflichen Leben nicht in Zusammenhang mit dem Auftreten der Krankheit gesehen werden kann (Goodman et al. 1986). Auch eine nachfolgende Studie aus dem Jahr 2001 fand keinen Zusammenhang der beruflichen körperlichen Aktivität und des Risikos, an Nierenkrebs zu erkranken, jedoch gab es auch keine positiven Ergebnisse im Hinblick auf die Freizeitaktivität (Bergström et al. 2001). Weitere Studien verzeichnen unterschiedliche Ergebnisse, sie zeigen durch die Ergebnisse der Intervention keine einheitlichen Zusammenhänge der körperlichen Aktivität und des Nierenkrebsrisikos. Die Ergebnisse einer Fallkontrollstudie in Italien zwischen 1992 und 2004 mit 767 männlichen und weiblichen Probanden weisen zwar keinen signifikanten Zusammenhang der Freizeitaktivität und des Krebsrisikos auf, jedoch zeigt sich, dass eine erhöhte körperliche Aktivität im Beruf bei der Nierenkrebsreduktion hilft (Tavani et al. 2007). Eine weitere Studie hat ebenfalls die Rolle der körperlichen Aktivität bei der Entstehung des Nierenzellkarzinoms überprüft. In einer bevölkerungsbezogenen Fallkontrollstudie in Kanada wurde die Studie an 486 Frauen und 447 Männern durchgeführt. Die Ergebnisse zeigen, dass moderate körperliche Aktivität bei Frauen nicht mit einem reduzierten Krebsrisiko assoziiert war. Auch für die berufliche Aktivität konnte sowohl bei Männern als auch bei Frauen kein Zusammenhang mit dem Krebsrisiko erkannt werden. Bei Männern steht eine hohe Freizeitaktivität mit einem verringerten Gesamtrisiko im Zusammenhang, v. a. wenn die Aktivität schon als Teenager ausgeübt wurde (Menezes et al. 2003). Unterstützt wird die Annahme von einer Studie, dass sich bei Männern durch körperliche Aktivität das Krebsrisiko verringert, wobei nur männliche Probanden untersucht wurden. In dieser Kohortenstudie kann zwar die Bewegung am Arbeitsplatz nicht in Verbindung mit einem verringerten Risiko gebracht werden, gegenteilig aber die Aktivitäten in der Freizeit, denn diese lassen durch die Auswirkungen auf das Körpergewicht einen positiven Zusammenhang als Schutzfunktion vermuten (Mahabir et al. 2004). Auch bei Frauen wurden ähnliche Erkenntnisse gewonnen: Eine Studie zeigte bei Frauen eine Verringerung des Nierenkrebsrisikos durch körperliche Aktivität, dieser Zusammenhang war jedoch bei Männern nicht signifikant (Setiawan et al. 2007). In einer weiteren Kohortenstudie aus Schweden wurde eine Erhöhung des Risikos für Nierenzellkrebs mit abnehmender beruflicher körperlicher Aktivität beobachtet. Bei Männern mit langjähriger sitzender Tätigkeit erhöhte sich dieses Risiko sogar um 25 % im Vergleich zu denjenigen, die körperlich anstrengende Berufe ausüben. So konnte in dieser Studie für Männer ein positiver Zusammenhang der beruflichen körperlichen Aktivität und des Krebsrisikos bestätigt werden (Bergström et al. 1999).

In einer kanadischen Studie mit 177 Probanden konnte mittels Befragung ein protektiver Effekt der beruflichen körperlichen Aktivität auf das Risiko, an Nierenkrebs zu erkranken, gefunden werden (Parent et al. 2011). Eine weitere Studie zeigt ebenfalls den Schutzeffekt, der durch Bewegung entstehen kann (van Dijk et al. 2004). Auch bei weiblichen Probanden gab es eindeutige Hinweise auf eine positive Auswirkung der körperlichen Bewegung. Vor allem durch lebenslange körperliche Aktivität von mindestens 20 min pro Tag, auch schon im Jugendalter, kann das Nierenkrebsrisiko für 50- bis 71-Jährige deutlich gesenkt werden (Moore et al. 2008). Auch durch regelmäßiges Joggen oder Laufen kann das Risiko einer Erkrankung verringert werden (Williams 2014). Wenn die Art der körperlichen Bewegung genauer betrachtet wird, können auch hier Unterschiede bzgl. der Wirksamkeit festgestellt werden. Die Freizeitaktivität zeigt in den vorliegenden Studien eine Risikoreduktion von ca. 9 % im Gegensatz zu der beruflichen Aktivität, welche das Risiko um 6 % verringert (Speck et al. 2010). Die Wirksamkeit der Freizeitaktivität in Bezug auf die Senkung des Nierenkrebsrisikos wurde in sechs Studien (Chiu et al. 2006; Mahabir et al. 2004; Menezes et al. 2003; Moore et al. 2008; Nicodemus et al. 2004; van Dijk et al. 2004) und die der beruflichen körperlichen Aktivität in vier Studien (Lindblad et al. 1994; Moore et al. 2008; Tavani et al. 2007; van Dijk et al. 2004) untersucht. Zudem gibt es insgesamt sieben Studien, die beide Arten der körperlichen Aktivität geprüft haben (Bergström et al. 2001; Goodman et al. 1986; Mahabir et al. 2004; Mellemgaard et al. 1995; Moore et al. 2008; Tavani et al. 2007; van Dijk et al. 2004).Van Dijk et al. und Moore et al. konnten positive Auswirkungen nachweisen, Mahabir et al. stellten eine positive Assoziation zur Freizeitaktivität, jedoch nicht zur beruflichen Aktivität fest. Tavani et al. beobachteten jedoch umgekehrt, dass die positiven Auswirkungen bei der beruflichen Aktivität und nicht bei der Freizeitaktivität auftreten, und Goodmann et al. sahen keinen Zusammenhang bzgl. der körperlichen Aktivität und des Risikos, an Nierenkrebs zu erkranken. Gleich zwei Studien berichten, dass sowohl die berufliche Aktivität als auch die Freizeitaktivität positiv mit der Krebsrisikoreduktion assoziiert sind (Bergström et al. 2001; Mellemgaard et al. 1995). In der krankenhausbasierten Fallkontrollstudie mit 160 Nierenkrebspatienten wurde zudem festgestellt, dass lebenslange körperliche Inaktivität einen negativen Einfluss auf das Krebsrisiko hat (Cannioto et al. 2017).

▶ Zusammengefasst belegen Studien zur beruflichen- und Freizeitaktivität, dass bei körperlicher Inaktivität das Risiko für Nierenkrebs steigt.

Vor allem bei Übergewicht kommt es häufiger zur Nierenkrebserkrankung, somit zählt der erhöhte BMI zu einem der größten Risikofaktoren. Eine Reduktion des BMI kann also zu einer Schutzfunktion und zu einem verminderten Risiko führen. In der Studie von Chiu et al. aus dem Jahr 2006 zeigt sich bei Frauen mit rund 40 Jahren das größte Erkrankungsrisiko bei einem zu hohen BMI: Insgesamt können Fettleibigkeit als Risikofaktor und erhöhte körperliche Aktivität als protektiv bestätigt werden (Chiu et al. 2006). Eine weitere Studie weist eine Verminderung des Risikos mit zunehmend steigender körperlicher Aktivität, die Übergewicht verhindert, nach (Menezes et al. 2003).

▶ Die Verringerung des Risikofaktors Übergewicht durch körperliche Aktivität führt zu einer Verminderung des Nierenkrebsrisikos (Nicodemus et al. 2004). Das verringerte Körpergewicht infolge physischer Aktivität kann so das Gesamtrisiko einer Erkrankung senken (Chiu et al. 2006; Mellemgaard et al. 1995).

9.3.2 Medizinische Nebenwirkungen

In ersten Studien zeigt sich, dass körperliche Aktivität ein modifizierbarer Lebensstilfaktor ist, der Auswirkungen auf die Lebensqualität und den Krankheitsverlauf von Nierenkrebspatienten haben kann (Trinh et al. 2011). Es bedarf noch weiterer Untersuchungen, um diese Erkenntnisse zu stützen und um die Wirksamkeit zu bestätigen. Es sollten besonders zu den verschiedenen Nebenwirkungen noch weitere aktuelle Studien durchgeführt werden, die die bisherige Forschung in ihren Annahmen stützen. Vor allem der veränderten Lebensqualität der Patienten sollte in den Testungen mehr Aufmerksamkeit geschenkt werden, da die psychischen Belastungen auch immer Auswirkungen auf die Krankheit und die physische Ebene haben können.

9.4 Blasenkrebs

9.4.1 Medizinische Nebenwirkungen

Körperliche Aktivität kann eine Vielzahl von gesundheitlichen Vorteilen für den Patienten haben. Die Bewegungstherapie als supportive Maßnahme hat sich mittlerweile sehr verbreitet. Die wissenschaftlichen Daten zur Überprüfung der Effektivität der Bewegung ist bei manchen Krebsarten, wie Prostatakrebs, schon viel weitreichender erfasst als beim Harnblasenkarzinom. So bedarf es einer Erweiterung der spezifischen Studienlage in Hinsicht auf das Harnblasenkarzinom, um die Effekte und Auswirkungen von Bewegung auf den Blasenkrebs feststellen und bestätigen zu können. Es gibt jedoch schon einige Studienergebnisse, die auf positive Auswirkungen hindeuten. Viele Studien im Bereich der Bewegungstherapie bei Blasenkrebs wurden mit Patienten durchgeführt, die mit einer (radikalen) Zystektomie behandelt wurden.

▶ Eine Metaanalyse zeigt, dass ein aktiver Lebensstil mit einem verringerten Blasenkrebsrisiko verbunden ist.

Mithilfe von Cross-Sectional-Studien wurde der Zusammenhang von körperlicher Aktivität und dem Erkrankungsrisiko getestet. Es konnte festgestellt werden, dass körperliche Aktivität zu einer 15 %igen Verringerung des Erkrankungsrisikos führen kann und eine Vielzahl gesundheitlicher Vorteile mit sich bringt (Keimling et al. 2014). Unterstützt wird dieses Ergebnis von einer weiteren Studie, die nachweisen konnte, dass körperliche Inaktivität in der Freizeit ein wichtiger unabhängiger Risikofaktor für Blasenkrebs darstellt, der durch Bewegungsangebote reduziert werden könnte (Cannioto et al. 2017).

Eine randomisierte, kontrollierte Machbarkeitsstudie in Bezug auf die kardiopulmonale Leistungsfähigkeit wurde präoperativ in einem 4-wöchigen, betreuten Training in zwei Einheiten pro Woche durchgeführt. Es konnte eine signifikante Verbesserung der VO_2max in der Interventionsgruppe, nicht aber in einer Kontrollgruppe festgestellt werden (Banerjee et al. 2013). Auch die Kombination eines präoperativen und postoperativen Trainings brachte den Patienten Vorteile. So konnte gezeigt werden, dass ein 2-wöchiges unbeaufsichtigtes Heimtraining vor der Operation und ein einwöchiges betreutes Training im Krankenhaus nach der Operation die ADL-Fähigkeit, die gesundheitsbezogenen Lebensqualität und die Muskelkraft in den unteren Extremitäten verbessern kann. Diese Studie stützt die Annahme, dass körperliche Aktivität sowohl vor als auch nach der Operation einen positiven Einfluss auf die Gesamtverfassung der Patienten mit Blasenkrebs hat. Des Weiteren zeigt sich, dass für Patienten nach Zystektomie ein rein postoperatives Training über 12 Wochen mit Ausdauer-, Kraft- und Beweglichkeitstraining (2-mal pro Woche für 45 min) Vorteile bringen kann: Das Training ging mit einer signifikanten Verbesserung der funktionalen Kapazität und der Lebensqualität sowie mit einer Erhöhung der Gehstreckenlänge einher. Auch ein Jahr nach der Studie zeigte sich bei der Interventionsgruppe eine weiterhin erhöhte Gehstrecke und lässt so auf langfristige positive Effekte schließen (Porserud et al. 2014).

Körperliche Aktivität kann bei Blasenkrebspatienten zu einer Verbesserung von belastenden Faktoren führen. Der Case Report eines 85-jährigen multimorbiden Mannes mit Harnblasenkarzinom, Knieprothese, chronischer Niereninsuffizienz sowie Diabetes mellitus Typ 2 verzeichnet Verbesserungen nach einem 12-wöchigen Heimtraining mit Ausdauer-, Kraft- und Entspannungsübungen. Der Patient führte das Training 3-mal wöchentlich für jeweils 60 min durch und konnte so positive Effekte in Bezug auf funktionelle Kapazität, isometrische Handkraft, Depressivität und seine gesundheitsbezogene Lebensqualität erlangen (Carli et al. 2014). Einige Studien haben die Verbesserung der gesundheitsbezogenen Lebensqualität (Health-related Quality of Life, HRQOL) in Zusammenhang mit der körperlichen Aktivität bereits bestätigt.

▶ Bei Blasenkrebsüberlebenden konnte festgestellt werden, dass das Ausmaß der körperlichen Aktivität positiv mit der gesundheitsbezogenen Lebensqualität korreliert und die Bewegung nachweislich zu einer verbesserten Lebensqualität und zu einer Vielzahl positiver gesundheitlicher Effekte führt.

9.5 Hodenkrebs

9.5.1 Prävention

Zunehmend kann gezeigt werden, dass körperliche Aktivität und Sport das Risiko von Hodenkrebs positiv beeinflussen könnten. Die bereits erwähnte Fallkohortenstudie von Brownsen et al. konnte neben den Ergebnissen für Prostatakrebs auch Auswirkungen der körperlichen Aktivität auf Hodenkrebs hervorbringen. In die Studie wurden Patienten mit Hodenkarzinomen, die zum Zeitpunkt der Diagnose im Alter von 20 Jahren oder älter waren, aus Daten des staatlichen Krebsregisters von Missouri einbezogen. Es konnte ein erhöhtes Hodenkrebsrisiko bei Männern mit niedriger körperlicher Aktivität festgestellt werden (Brownson et al. 1991). Auch die Fallkontrollstudie der United Kingdom Tesicular Cancer Study Group beschäftigte sich mit dem Einfluss der körperlichen Aktivität auf das Hodenkrebsrisiko. 794 Männer zwischen 15 und 49 Jahren wurden in der Zeitspanne von 1984–1986 beobachtet.

▶ Das Risiko für Hodenkrebs konnte mit Hilfe einer steigenden Trainingshäufigkeit signifikant gesenkt werden und steigt mit zunehmender sitzender Tätigkeit an.

Die körperliche Aktivität zeigte also auch hier einen schützenden Effekt (UK Testicular Cancer Study Group 1994). Bestätigt werden diese Ergebnisse durch eine Fallkontrollstudie mit 510 Männern zwischen 15 und 79 Jahren mit einer Hodenkrebserkrankung. Es wurde der Zusammenhang von beruflicher und freizeitlicher Aktivität zum Krebsrisiko geprüft. Bezüglich der beruflichen körperlichen Aktivität konnte kein signifikanter Zusammenhang beobachtet werden, doch eine moderat bis leicht erhöhte körperliche Aktivität in der Freizeit konnte einen Schutzeffekt entfalten (Gallagher et al. 1995).

Widersprüchliche Ergebnisse brachte eine Studie von Thune und Lund hervor. Sie testeten neben Prostata- auch Hodenkrebspatienten in Hinblick auf körperliche Aktivität im Beruf und in der Freizeit. Hier fiel ein doppelt so hohes Risiko für Hodenkrebs bei Männern in der Schwerarbeiterkategorie auf, doch die Ergebnisse waren nicht statistisch signifikant (Thune und Lund 1994). In Studien aus den 1970er-Jahren ergaben sich mögliche negative Auswirkungen von körperlichem Training auf das Hodenkrebsrisiko. Von 1970–1977 wurden 128 Patienten begleitet, die einen negativen Zusammenhang zwischen körperlicher Aktivität und Hodenkrebs aufzeigten, v. a. das Radfahren und Reiten wurden als Risikofaktoren angesehen (Coldman et al. 1982). Diese Publikationen legen dar, dass die Studienlage in früheren Zeiten keine eindeutigen Ergebnisse erbracht hat.

Die zu früheren Zeiten festgestellten Ergebnisse stehen mit den heutigen Daten in Widerspruch. Aktuellere Studien können keine Hinweise auf Zusammenhänge zwischen der beruflichen Aktivität und Hodenkrebs feststellen (Srivastava und Kreiger 2000) und stützen damit ebenfalls Interventionen aus früheren Zeiten (Gallagher et al. 1995; Dosemeci et al. 1993). Weitere Studien legten ihren Schwerpunkt auf die Untersuchung bei Freizeitaktivitäten und prüften deren Einfluss auf die Patienten, auch hier gibt es positive und negative Ergebnisse. Eine Studie belegt eine mäßig starke Schutzassoziation, indem eine hohe Aktivität mit einem verringerten Risiko für Hodenkrebs einherging (Dusek et al. 2008). Ähnliche Ergebnisse konnten bereits von Gallagher et al. in ihrer Studie aus dem Jahr 1995 gezeigt werden. In anderen Studien wurden bei 128 Patienten konkrete Zusammenhänge zwischen den Sportarten Radfahren, Reiten und Fußball und der Krebserkrankung und deren Auswirkungen untersucht. Im Hinblick auf den Radsport wurde in den 1980er-Jahren publiziert, dass regelmäßige Aktivität in diesem Sport das Risiko für Hodenkrebs um das Doppelte steigert (Coldman et al. 1982). Jüngere Studien mit größeren Kohorten zeigen jedoch keinen Zusammenhang zwischen Radfahren und einem erhöhten Risiko (Littman et al. 2009). Beim Reiten wurden in der Vergangenheit Studienergebnisse ausgewertet, die in den 1980er-Jahren eine 3-fach höhere Wahrscheinlichkeit für eine Erkrankung beschrieben haben (Coldman et al. 1982). Doch auch beim Reiten widersprechen die aktuellen Ergebnisse den früheren, sodass es hier keine Hinweise auf einen Zusammenhang gibt. Hingegen konnten Littmann et al. bei der Evaluation des Fußballsports hinsichtlich einer Risikoreduktion starke positive Assoziationen aufzeigen (Littman et al. 2009).

9.5.2 Medizinische Nebenwirkungen

Eine recht aktuelle Studie beschäftigte sich mit den Hodenkrebsüberlebenden und den Auswirkungen eines hochintensiven Intervalltrainings (HIIT). Nach der Krebserkrankung haben viele Patienten mit dem Fatigue-Syndrom, psychosozialen Beeinträchtigungen und einer eingeschränkten psychischen Lebensqualität (HQOL) zu kämpfen. Um die Auswirkungen des Trainings auf diese Faktoren zu prüfen, wurde ein 12-wöchiges überwachtes HIIT durchgeführt, und eine Bewertung jeweils zu Beginn und nach Abschluss des Trainings und 3 Monate nach Abschluss der Intervention vorgenommen.

▶ Durch ein hochintensives Intervalltraining zeigen sich signifikante und klinisch bedeutsame Verbesserung des Fatigue-Syndroms und ein kleiner bis mittlerer positiver Effekt auf das Selbstwertgefühl.

Außerdem führt das Training zu einer Verbesserung der psychosozialen Ergebnisse, wie Angst, Depressionen, Stress und Schlafmangel. Auch die allgemeine Lebensqualität konnte durch das HIIT gesteigert werden (Adams et al. 2018).

9.6 Peniskrebs

Aufgrund der geringen Fallzahlen findet die Erkrankung Peniskrebs wenig öffentliche Aufmerksamkeit. Dies führt auch auf wissenschaftlicher Ebene zu einem Mangel an standardisierten Behandlungen und Studien für neue Therapien. Dennoch konnte in einer Studie ein Zusammenhang zwischen körperlicher Aktivität und dem Risiko, an Peniskrebs zu erkranken, gefunden werden. Eine kontrollierte Fallstudie untersuchte in 100 Fällen in Form eines Fragebogens die reguläre körperliche Aktivität der Teilnehmer, mit dem Ziel Risikofaktoren zu entdecken (Tsen et al. 2001). Tsen et al. konnten so herausfinden, dass körperliche Aktivität eine protektive Auswirkung auf das Erkrankungsrisiko haben kann. Auch eine gesunde Lebensweise wie Nichtrauchen, ausgewogene Ernährung, regelmäßige körperliche Aktivität und ein gesundes Gewicht können helfen, Peniskrebs vorzubeugen, doch aufgrund der sehr begrenzten Studienlage kann man dies nur vermuten. Dennoch kann in anderen allgemeineren Studien gezeigt werden, dass diese Art von Veränderungen positive Auswirkungen auf die generelle Gesundheit der Menschen haben können und sich auch auf das Risiko für Peniskrebs oder andere Krebsarten erstrecken (Urologische Klinik und Poliklinik München). Außerdem zeigt sich für die meisten urologischen Krebsarten eine positive Korrelation zwischen der Bewegung und Nebenwirkungen, wie dem Fatigue-Syndrom, und der Lebensqualität. Dies lässt darauf schließen, dass körperliche Aktivität auch bei Peniskrebspatienten zu einer Verbesserung der Nebenwirkungen führen kann (Craft et al. 2012).

> **Zusammenfassung**
> Körperlich aktive Menschen erkranken statistisch gesehen weniger häufig an Krebs, jedoch ist der Einfluss der Bewegung auf jede einzelne Krebsentität unterschiedlich und das mit ganz unterschiedlicher Evidenz. Das Thema Sport und Bewegung wird in der Gesellschaft aufgrund der positiven Einschätzung der Forscher im Hinblick auf chronische Erkrankungen zunehmend wichtiger. Die entstandene Schnittstelle zwischen Medizin und Bewegungstherapie nähert sich immer weiter an, denn durch Forschung und Wissenschaft konnte gezeigt werden, dass Bewegungstherapie die medizinische Behandlung positiv unterstützen kann. Insbesondere beim Prostatakarzinom kann ein zielgerichtetes sportliches Training präventive Wirkungen auf den Erhalt und die Funktion der Sexualität in Form von Beckenbodentraining haben. Die körperliche Bewegung scheint jedoch auch insgesamt einen besonders positiven Einfluss auf urologische Krebsentitäten zu haben. Die Bewegung soll den Patienten außerhalb der körperlichen Einflüsse auch als Stabilisator der Psyche und des Immunsystems dienen und bei Vorliegen der Erkrankung die Nebenwirkungen der medizinischen Behandlung lindern. Die Ergebnisse der Studien belegen, dass v. a. die Lebensqualität und das Fatigue-Syndrom durch körperliche Aktivität verbessert werden können. Ein moderates bis intensives Training während und nach der Krebsbehandlung verringert die Intensität und Häufigkeit der Nebenwirkungen

nachweislich. Aufgrund der vielfältigen vorliegenden Ergebnisse zu anderen chronischen Erkrankungen kann man auf noch weitere Erkenntnisse in Zukunft hoffen. Es stellt sich jedoch auch heraus, dass Bewegungstherapie immer im Zusammenspiel mit Medizin, Psychoonkologie und Pflege betrachtet werden muss.

Die meisten Studien im Bereich der urologischen Krebsarten gibt es zum Prostatakrebs; dieser ist quantitativ am besten erforscht. Die Auswahl der Studien zeigt, dass die Ergebnisse zwar nicht eindeutig, aber in vielerlei Hinsicht positiv zu bewerten sind. Bewegungstherapie kann bei Prostatakrebspatienten positive Effekte auf die Nebenwirkungen der Behandlung, wie das Fatigue-Syndrom oder die verminderte Lebensqualität, haben. Besonders signifikant sind die Ergebnisse zur Harninkontinenz und sexuellen Dysfunktion. Ein prä- und postoperatives Beckenbodentraining hilft die Kontinenz schneller und früher wiederherzustellen. Durch allgemeine körperliche Aktivität kommt es zur Linderung von Begleiterscheinungen, die eine sexuelle Dysfunktion nach sich ziehen können. Insgesamt sind die Auswirkungen der Bewegungstherapie zum Vorteil der Patienten und derer Beschwerden. Auch im Hinblick auf Nierenkrebs bestätigen einige Studien einen günstigen Einfluss der körperlichen Aktivität auf das Erkrankungsrisiko. Durch Bewegung lassen sich Risikofaktoren wie Übergewicht verringern und somit das Risiko, an Nierenkrebs zu erkranken, eindämmen. Weiter können medizinische Nebenwirkungen reduziert und die Lebensqualität positiv beeinflusst werden. Unterstützt wird die Annahme, dass der Zusammenhang von körperlicher Aktivität und dem Nierenkrebsrisiko womöglich positiv ist, durch eine Studie, die bestätigen konnte, dass die lebenslange Inaktivität das Erkrankungsrisiko begünstigt. Ebenfalls positiv sind die Ergebnisse zum Blasenkrebsrisiko, welches durch körperliche Aktivität wahrscheinlich gesenkt werden kann. Durch gezielte Bewegungen können neben den kardiopulmonalen Leistungen, auch weitere wichtige körperliche Funktionen verbessert werden, welche wiederum positive Auswirkungen auf die Lebensqualität haben. Auffallend sind bei den Studien zum Blasenkrebs, dass erzielte Ergebnisse auch noch ein Jahr nach der Intervention nachweisbar sind, was auf eine langfristig positive Auswirkung der körperlichen Aktivität hinweist. Studien zum Hodenkrebs lassen zwar auch positive Trends der körperlichen Aktivität erkennen, jedoch zeigt sich bei dieser Krebsart die meiste Ambivalenz. Hier liegen auch negative Ergebnisse vor, die das Erkrankungsrisiko v. a. bei schwerer Arbeit und zu großer körperlicher Belastung erhöhen könnten. Aktuelle Studien mit größeren Kohorten können diese Daten jedoch nicht bestätigen. Im Hinblick auf medizinische Nebenwirkungen können Parallelen zu den anderen urologischen Krebsentitäten gezogen werden, denn auch bei Hodenkrebspatienten verbessert körperliche Aktivität das Fatigue-Syndrom, das Selbstwertgefühl und die Lebensqualität maßgeblich.

Insgesamt zeigen die Ergebnisse der aktuellen Literatur einen therapeutischen und protektiven Effekt der Bewegungstherapie und körperlichen Aktivität auf uroonkologische Erkrankungen auf. Die Ergebnisse sind jedoch nicht eindeutig und weitere Studien müssen folgen.

▶ Fazit
- Körperlich aktive Menschen erkranken seltener an Krebs.
- Medizinische Trainingstherapie kann eine onkologische Behandlung wirksam unterstützen.
- Körperliche Bewegung stabilisiert Psyche und Immunsystem, erhöht die Lebensqualität und verbessert ein Fatigue-Syndrom.
- Moderates bis intensives Training verringert Intensität und Häufigkeit von therapiebedingten Nebenwirkungen.
- Bewegungstherapie hilft allgemeine Risikofaktoren wie Übergewicht, arterielle Hypertonie, Diabetes mellitus u. s. w. zu reduzieren.

Literatur

Adams SC, DeLorey DS, Davenport MH, Fairey AS, North S, Courneya KS (2018) Effects of high-intensity interval training on fatigue and quality of life in testicular cancer survivors. Br J Cancer 118(10):1313–1321. https://doi.org/10.1038/s41416-018-0044-7

Albanes D, Blair A, Taylor PR (1989) Physical activity and risk of cancer in the NHANES I population. Am J Public Health 79(6):744–750. https://doi.org/10.2105/ajph.79.6.744

Aydın Sayılan A, Özbaş A (2018) The effect of pelvic floor muscle training on incontinence problems after radical prostatectomy. Am J Mens Health 12(4):1007–1015. https://doi.org/10.1177/1557988318757242

Badtke G, Bittmann F (Hrsg) (1999) Lehrbuch der Sportmedizin. Mit 63 Tabellen, 4., neubearb. Aufl. Barth (UTB für Wissenschaft), Heidelberg

Bales GT, Gerber GS, Minor TX, Mhoon DA, McFarland JM, Kim HL, Brendler CB (2000) Effect of preoperative biofeedback/pelvic floor training on continence in men undergoing radical prostatectomy. Urology 56(4):627–630. https://doi.org/10.1016/S0090-4295(00)00687-7

Banerjee S, Manley K, Thomas L, Shaw B, Saxton J, Mills R, Rochester M (2013) O_2 preoperative exercise protocol to aid recovery of radical cystectomy: results of a feasibility study. Eur Urol Suppl 12(6):125. https://doi.org/10.1016/S1569-9056(13)62320-9

Baumann FT, Kraut L, Schüle K, Bloch W, Fauser AA (2010) A controlled randomized study examining the effects of exercise therapy on patients undergoing haematopoietic stem cell transplantation. Bone Marrow Transplant 45(2):355–362. https://doi.org/10.1038/bmt.2009.163

Baumann FT, Herweg C (Hrsg) (2008) Bewegungstherapie und Sport bei Krebs. Leitfaden für die Praxis; mit 22 Tabellen. Dt. Ärzte-Verl, Köln. (Neue aktive Wege). http://deposit.d-nb.de/cgi-bin/dokserv?id=3052885&prov=M&dok_var=1&dok_ext=htm. Zugegriffen am 24.04.2020

Baumann FT, Jäger E, Bloch W (2012) Sport und körperliche Aktivität in der Onkologie. Springer, Berlin/Heidelberg/New York. http://site.ebrary.com/lib/alltitles/docDetail.action?docID=10540994

Bergström A, Hsieh C-C, Lindblad P, Lu C-M, Cook NR, Wolk A (2001) Obesity and renal cell cancer – a quantitative review. Br J Cancer 85(7):984–990. https://doi.org/10.1038/sj.bjc.6692040

Bergström A, Moradi T, Lindblad P, Nyrn O, Adami H-O, Wolk A (1999) Occupational physical activity and renal cell cancer: a nationwide cohort study in Sweden. Int J Cancer 83(2):186–191. https://doi.org/10.1002/(sici)1097-0215(19991008)83:2<186::aid-ijc7>3.0.co;2-6

Bourke L, Homer KE, Thaha MA, Steed L, Rosario DJ, Robb KA et al (2014) Interventions to improve exercise behaviour in sedentary people living with and beyond cancer: a systematic review. Br J Cancer 110(4):831–841. https://doi.org/10.1038/bjc.2013.750

Brawley LR, Culos-Reed SN, Angove J, Hoffman-Goetz L (2002) Understanding the Barriers to Physical Activity for Cancer Patients. J Psychosoc Oncol 20(4):1–21. https://doi.org/10.1300/J077v20n04_01

Brownson RC, Chang JC, Davis JR, Smith CA (1991) Physical activity on the job and cancer in Missouri. Am J Public Health 81(5):639–642. https://doi.org/10.2105/AJPH.81.5.639

Burgio KL, Locher JL, Goode PS, Hardin JM, McDowell BJ, Dombrowski M, Candib D (1998) Behavioral vs drug treatment for urge urinary incontinence in older women: a randomized controlled trial. JAMA 280(23):1995–2000. https://doi.org/10.1001/jama.280.23.1995

Cannioto R, Etter JL, Guterman LB, Joseph JM, Gulati NR, Schmitt KL et al (2017) The association of lifetime physical inactivity with bladder and renal cancer risk: a hospital-based case-control analysis. Cancer Epidemiol 49:24–29. https://doi.org/10.1016/j.canep.2017.04.017

Carli F, Awasthi R, Gillis C, Kassouf W (2014) Optimizing a frail elderly patient for radical cystectomy with a prehabilitation program. Can Urol Assoc J 8(11–12):E884–E887. https://doi.org/10.5489/cuaj.2025

Centrum für Integrierte Onkologie (2020) Onkologische Trainingstherapie (OTT). Hrsg. v. Centrum für Integrierte Onkologie. Universitätsklinikum Bonn (AöR). https://www.ciobonn.de/behandlung-im-cio/therapien/bewegung-sport/onkologische-trainingstherapie-ott. Zugegriffen am 02.03.2020

Chiu BC-H, Gapstur SM, Chow W-H, Kirby KA, Lynch CF, Cantor KP (2006) Body mass index, physical activity, and risk of renal cell carcinoma. Int J Obes (2005) 30(6):940–947. https://doi.org/10.1038/sj.ijo.0803231

Coldman AJ, Elwood JM, Gallagher RP (1982) Sports activities and risk of testicular cancer. Br J Cancer 46(5):749–756. https://doi.org/10.1038/bjc.1982.267

Cormie P, Newton RU, Taaffe DR, Spry N, Galvão DA (2013) Exercise therapy for sexual dysfunction after prostate cancer. Nat Rev Urol 10(12):731–736. https://doi.org/10.1038/nrurol.2013.206

Cornel EB, de Wit R, Witjes JA (2005) Evaluation of early pelvic floor physiotherapy on the duration and degree of urinary incontinence after radical retropubic prostatectomy in a non-teaching hospital. World J Urol 23(5):353–355. https://doi.org/10.1007/s00345-005-0003-9

Courneya KS (2001) Exercise interventions during cancer treatment: biopsychosocial outcomes. Exerc Sport Sci Rev 29(2). https://journals.lww.com/acsm-essr/Fulltext/2001/04000/Exercise_Interventions_During_Cancer_Treatment_.4.aspx

Courneya KS, Friedenreich CM (2011) Physical activity and cancer. Recent results in cancer research, Bd 186. Springer Berlin Heidelberg, Berlin/Heidelberg. https://doi.org/10.1007/978-3-642-04231-7

Craft LL, Vaniterson EH, Helenowski IB, Rademaker AW, Courneya KS (2012) Exercise effects on depressive symptoms in cancer survivors: a systematic review and meta-analysis. Cancer Epidemiol Biomarkers Prev 21(1):3–19. https://doi.org/10.1158/1055-9965.EPI-11-0634

Culos-Reed SN, Robinson JL, Lau H, O'Connor K, Keats MR (2007) Benefits of a physical activity intervention for men with prostate cancer. J Sport Exerc Psychol 29(1):118–127. https://doi.org/10.1123/jsep.29.1.118

van Dijk BAC, Schouten LJ, Kiemeney LALM, Goldbohm RA, van den Brandt PA (2004) Relation of height, body mass, energy intake, and physical activity to risk of renal cell carcinoma: results from the Netherlands Cohort Study. Am J Epidemiol 160(12):1159–1167. https://doi.org/10.1093/aje/kwh344

Dimeo (2004) Welche Rolle spielt körperliche Aktivität in der Prävention, Therapie und Rehabilitation von neoplastischen Erkrankungen? Institut für Sportmedizin, Charité Campus Benjamin Franklin, Berlin. Deut Z Sportmed 55(7/8):177–182. https://www.germanjournalsportsmedicine.com/fileadmin/content/archiv2004/heft07_08/Dimeo.pdf. Zugegriffen am 12.04.2020

Dosemeci M, Hayes RB, Vetter R, Hoover RN, Tucker M, Engin K et al (1993) Occupational physical activity, socioeconomic status, and risks of 15 cancer sites in Turkey. Cancer Causes Control CCC 4(4):313–321. https://doi.org/10.1007/BF00051333

Dusek L, Abrahamova J, Vyzula R, Koptikova J, Pavlik T, Muzik J, Klimes D (2008) Multivariate analysis of risk factors for testicular cancer: a hospital-based case-control study in the Czech Republic. Neoplasma 55:356–368

Fanciullacci F, Franzini A, Politi P, Barana L, Alfano G, Gatti G et al (2001) Problemi di continenza dopo prostatectomia radicale: ruolo della rieducazione del piano perineale. Arch Ital Urol Androl 73(3):153–156

Filocamo MT, Marzi L, Vincenzo, Popolo D, Giulio, Cecconi F, Marzocco M, Tosto A, Nicita G (2005) Effectiveness of early pelvic floor rehabilitation treatment for post-prostatectomy incontinence. Eur Urol 48(5):734–738. https://doi.org/10.1016/j.eururo.2005.06.004

Gallagher RP, Huchcroft S, Phillips N, Hill GB, Coldman AJ, Coppin C, Lee T (1995) Physical activity, medical history, and risk of testicular cancer (Alberta and British Columbia, Canada). Cancer Causes Control 6(5):398–406. https://doi.org/10.1007/BF00052179

Galvão DA, Nosaka K, Taaffe DR, Spry N, Kristjanson LJ, McGuigan MR et al (2006) Resistance training and reduction of treatment side effects in prostate cancer patients. Med Sci Sports Exerc 38(12):2045–2052. https://doi.org/10.1249/01.mss.0000233803.48691.8b

Galvão DA, Taaffe DR, Spry N, Joseph D, Newton RU (2010) Combined resistance and aerobic exercise program reverses muscle loss in men undergoing androgen suppression therapy for prostate cancer without bone metastases: a randomized controlled trial. J Clin Oncol Off J Am Soc Clin Oncol 28(2):340–347. https://doi.org/10.1200/JCO.2009.23.2488

Geraerts I, van Poppel H, Devoogdt N, de Groef A, Fieuws S, van Kampen M (2016) Pelvic floor muscle training for erectile dysfunction and climacturia 1 year after nerve sparing radical prostatectomy: a randomized controlled trial. Int J Impot Res 28(1):9–13. https://doi.org/10.1038/ijir.2015.24

Goodman MT, Morgenstern H, Wynder EL (1986) A case-control study of factors affecting the development of renal cell cancer. Am J Epidemiol 124(6):926–941. https://doi.org/10.1093/oxfordjournals.aje.a114482

Hamilton Z, Mirza M (2014) Post-prostatectomy erectile dysfunction: contemporary approaches from a US perspective. Res Rep Urol 6:35–41. https://doi.org/10.2147/RRU.S39560

Hanson ED, Sheaff AK, Sood S, Ma L, Francis JD, Goldberg AP, Hurley BF (2013) Strength training induces muscle hypertrophy and functional gains in black prostate cancer patients despite androgen deprivation therapy. J Gerontol A Biol Sci Med Sci 68(4):490–498. https://doi.org/10.1093/gerona/gls206

Hirschhorn AD, Kolt GS, Brooks AJ (2014) A multicomponent theory-based intervention improves uptake of pelvic floor muscle training before radical prostatectomy: a ‚before and after' cohort study. BJU Int 113(3):383–392. https://doi.org/10.1111/bju.12385

van Kampen M, de Weerdt W, van Poppel H, de Ridder D, Feys H, Baert L (2000) Effect of pelvic-floor re-education on duration and degree of incontinence after radical prostatectomy: a randomised controlled trial. Lancet 355(9198):98–102. https://doi.org/10.1016/S0140-6736(99)03473-X

Keimling M, Behrens G, Schmid D, Jochem C, Leitzmann MF (2014) The association between physical activity and bladder cancer: systematic review and meta-analysis. Br J Cancer 110(7):1862–1870. https://doi.org/10.1038/bjc.2014.77

Kenfield SA, Stampfer MJ, Giovannucci E, Chan JM (2011) Physical activity and survival after prostate cancer diagnosis in the health professionals follow-up study. J Clin Oncol Off J Am Soc Clin Oncol 29(6):726–732. https://doi.org/10.1200/JCO.2010.31.5226

Krebsinformationsdienst KID (2019) Krebs: Belastende Symptome. Hrsg. v. Krebsinformationsdienst KID. Deutsches Krebsforschungszentrum. https://www.krebsinformationsdienst.de/leben/belastende-symptome/index.php, zuletzt aktualisiert am 17.10.2017. Zugegriffen am 08.04.2020

Kushi LH, Byers T, Doyle C, Bandera EV, McCullough M, McTiernan A et al (2006) American Cancer Society Guidelines on Nutrition and Physical Activity for cancer prevention: reducing the risk of cancer with healthy food choices and physical activity. CA Cancer J Clin 56(5):254–281; quiz 313–314. https://doi.org/10.3322/canjclin.56.5.254

Le Marchand L, Kolonel LN, Yoshizawa CN (1991) Lifetime occupational physical activity and prostate cancer risk. Am J Epidemiol 133(2):103–111. https://doi.org/10.1093/oxfordjournals.aje.a115849

Leitlinienprogramm Onkologie (2017) Leitlinienprogramm Onkologie. Hrsg. v. Leitlinienprogramm Onkologie. https://www.leitlinienprogramm-onkologie.de/programm/informationen-zum-leitlinienprogramm/. zuletzt aktualisiert am 12.10.2017, Zugegriffen am 13.04.2020

Lindblad P, Wolk A, Bergström R, Persson I, Adami HO (1994) The role of obesity and weight fluctuations in the etiology of renal cell cancer: a population-based case-control study. Cancer Epidemiol Biomark Prev 3(8):631

Littman AJ, Doody DR, Biggs ML, Weiss NS, Starr JR, Schwartz SM (2009) Physical activity in adolescence and testicular germ cell cancer risk. Cancer Causes Control CCC 20(8):1281–1290. https://doi.org/10.1007/s10552-009-9347-6

Ludwig S (2017) Bewegung und Sport bei Krebs. Der blaue Ratgeber. Unter Mitarbeit von PD Dr. Freerk T. Baumann, Wilhelm Bloch, Karen Steindorf und Joachim Wiskemann. Hrsg. v. Stiftung Deutsche Krebshilfe. Stiftung Deutsche Krebshilfe, zuletzt aktualisiert im Juli 2017, zuletzt geprüft am 08.05.2020

Mahabir S, Leitzmann MF, Pietinen P, Albanes D, Virtamo J, Taylor PR (2004) Physical activity and renal cell cancer risk in a cohort of male smokers. Int J Cancer 108(4):600–605. https://doi.org/10.1002/ijc.11580

Mellemgaard A, Lindblad P, Schlehofer B, Bergström R, Mandel JS, McCredie M et al (1995) International renal-cell cancer study. III. Role of weight, height, physical activity, and use of amphetamines. Int J Cancer 60(3):350–354. https://doi.org/10.1002/ijc.2910600313

Menezes RJ, Tomlinson G, Kreiger N (2003) Physical activity and risk of renal cell carcinoma. Int J Cancer 107(4):642–646. https://doi.org/10.1002/ijc.11427

Moore KN, Griffiths D, Hughton A (1999) Urinary incontinence after radical prostatectomy: a randomized controlled trial comparing pelvic muscle exercises with or without electrical stimulation. BJU Int 83(1):57–65. https://doi.org/10.1046/j.1464-410x.1999.00894.x

Moore SC, Chow W-H, Schatzkin A, Adams KF, Park Y, Ballard-Barbash R et al (2008) Physical activity during adulthood and adolescence in relation to renal cell cancer. Am J Epidemiol 168(2):149–157. https://doi.org/10.1093/aje/kwn102

Nicodemus KK, Sweeney C, Folsom AR (2004) Evaluation of dietary, medical and lifestyle risk factors for incident kidney cancer in postmenopausal women. Int J Cancer 108(1):115–121. https://doi.org/10.1002/ijc.11532

Paffenbarger RS, Hyde RT, Wing AL (1987) Physical activity and incidence of cancer in diverse populations: a preliminary report. Am J Clin Nutr 45(1 Suppl):312–317. https://doi.org/10.1093/ajcn/45.1.312

Parekh AR, Feng MI, Kirages D, Bremner H, Kaswick J, Aboseif S (2003) The role of pelvic floor exercises on post-prostatectomy incontinence. J Urol 170(1):130–133. https://doi.org/10.1097/01.ju.0000072900.82131.6f

Parent M-É, Rousseau M-C, El-Zein M, Latreille B, Désy M, Siemiatycki J (2011) Occupational and recreational physical activity during adult life and the risk of cancer among men. Cancer Epidemiol 35(2):151–159. https://doi.org/10.1016/j.canep.2010.09.004

Park WH (2013) Urinary incontinence and physician's attitude. J Korean Med Sci 28(11):1559–1560. https://doi.org/10.3346/jkms.2013.28.11.1559

Pedersen BK, Saltin B (2006) Evidence for prescribing exercise as therapy in chronic disease. Scand J Med Sci Sports 16(Suppl 1):3–63. https://doi.org/10.1111/j.1600-0838.2006.00520.x

Porserud A, Sherif A, Tollbäck A (2014) The effects of a physical exercise programme after radical cystectomy for urinary bladder cancer. A pilot randomized controlled trial. Clin Rehabil 28(5):451–459. https://doi.org/10.1177/0269215513506230

Rank M, Freiberger V, Halle M (2012) Sporttherapie bei Krebserkrankungen. Grundlagen – Diagnostik – Praxis; Mit einem Geleitwort von Michael H. Schoenberg, 1. Aufl. Schattauer GmbH Verlag für Medizin und Naturwissenschaften (Onkologie), s.l.. http://www.content-select.com/index.php?id=bib_view&ean=9783794580866

Sanda MG, Dunn RL, Michalski J, Sandler HM, Northouse L, Hembroff L et al (2008) Quality of life and satisfaction with outcome among prostate-cancer survivors. N Engl J Med 358(12):1250–1261. https://doi.org/10.1056/NEJMoa074311

Schüle D (1990) Gesundheitssport und Sporttherapie – eine begriffliche Klärung. Gesundheitssport und Sporttherapie 1. Hrsg. v. The German Journal of Sports Medicine. 62, Nr. 6 (2011)

Segal R, Zwaal C, Green E, Tomasone JR, Loblaw A, Petrella T (2017) Exercise for people with cancer: a systematic review. Currnt Oncol 24(4):e290–e315. https://doi.org/10.3747/co.24.3619

Segal RJ, Reid RD, Courneya KS, Malone SC, Parliament MB, Scott CG et al (2003) Resistance exercise in men receiving androgen deprivation therapy for prostate cancer. J Clin Oncol Off J Am Soc Clin Oncol 21(9):1653–1659. https://doi.org/10.1200/JCO.2003.09.534

Segal RJ, Reid RD, Courneya KS, Sigal RJ, Kenny GP, Prud'Homme DG et al (2009) Randomized controlled trial of resistance or aerobic exercise in men receiving radiation therapy for prostate cancer. J Clin Oncol Off J Am Soc Clin Oncol 27(3):344–351. https://doi.org/10.1200/JCO.2007.15.4963

Setiawan VW, Stram DO, Nomura AMY, Kolonel LN, Henderson BE (2007) Risk factors for renal cell cancer: the multiethnic cohort. Am J Epidemiol 166(8):932–940. https://doi.org/10.1093/aje/kwm170

Shephard RJ (2017) Physical activity and prostate cancer: an updated review. Sports Med 47(6):1055–1073. https://doi.org/10.1007/s40279-016-0648-0

Sommer F, Peters C, Klotz T, Michna H, Schoenenberger A, Engelmann U (2002) Sport und Bewegung in der Prävention urologischer Erkrankungen. Urologe B 42(4):297–305. https://doi.org/10.1007/BF03191336

Speck RM, Courneya KS, Mâsse LC, Duval S, Schmitz KH (2010) An update of controlled physical activity trials in cancer survivors: a systematic review and meta-analysis. J Cancer Surviv 4(2):87–100. https://doi.org/10.1007/s11764-009-0110-5

Srivastava A, Kreiger N (2000) Relation of physical activity to risk of testicular cancer. Am J Epidemiol 151(1):78–87. https://doi.org/10.1093/oxfordjournals.aje.a010126

Tavani A, Zucchetto A, Maso D, Luigino, Montella M, Ramazzotti V, Talamini R et al (2007) Lifetime physical activity and the risk of renal cell cancer. Int J Cancer 120(9):1977–1980. https://doi.org/10.1002/ijc.22438

Thune I, Lund E (1994) Physical activity and the risk of prostate and testicular cancer: a cohort study of 53,000 Norwegian men. Cancer Causes Control CCC 5(6):549–556. https://doi.org/10.1007/BF01831383

Tienforti D, Sacco E, Marangi F, D'Addessi A, Racioppi M, Gulino G et al (2012) Efficacy of an assisted low-intensity programme of perioperative pelvic floor muscle training in improving the recovery of continence after radical prostatectomy: a randomized controlled trial. BJU Int 110(7):1004–1010. https://doi.org/10.1111/j.1464-410X.2012.10948.x

Trinh L, Plotnikoff RC, Rhodes RE, North S, Courneya KS (2011) Associations between physical activity and quality of life in a population-based sample of kidney cancer survivors. Cancer Epidemiol Biomarkers Prev 20(5):859–868. https://doi.org/10.1158/1055-9965.EPI-10-1319

Tsen HF, Morgenstern H, Mack T, Peters RK (2001) Risk factors for penile cancer: results of a population-based case-control study in Los Angeles County (United States). Cancer Causes Control CCC 12(3):267–277. https://doi.org/10.1023/A:1011266405062

UK Testicular Cancer Study Group (1994) Social, behavioural and medical factors in the aetiology of testicular cancer: results from the UK study. UK Testicular Cancer Study Group. Br J Cancer 70(3):513–520. https://doi.org/10.1038/bjc.1994.337

Urologische Klinik und Poliklinik München. Therapie des Peniskarzinoms. Hrsg. v. Urologische Klinik und Poliklinik München. Urologische Klinik und Poliklinik München. http://www.klinikum.uni-muenchen.de/Urologische-Klinik-und-Poliklinik/de/patienteninformation/peniskarzinom/therapie/index.html#top. Zugegriffen am 11.05.2020

Williams PT (2014) Reduced risk of incident kidney cancer from walking and running. Med Sci Sports Exerc 46(2):312–317. https://doi.org/10.1249/MSS.0b013e3182a4e89c

Windsor PM, Nicol KF, Potter J (2004) A randomized, controlled trial of aerobic exercise for treatment-related fatigue in men receiving radical external beam radiotherapy for localized prostate carcinoma. Cancer 101(3):550–557. https://doi.org/10.1002/cncr.20378

Wolin KY, Luly J, Sutcliffe S, Andriole GL, Kibel AS (2010) Risk of urinary incontinence following prostatectomy: the role of physical activity and obesity. J Urol 183(2):629–633. https://doi.org/10.1016/j.juro.2009.09.082

Sozialmedizin in der uro(onko)logischen Rehabilitation/Beurteilung der Leistungsfähigkeit im Erwerbsleben

10

David Ridderskamp

Inhaltsverzeichnis

10.1	Hintergrund	155
10.2	Sozialmedizinische Beratung	156
10.3	Sozialmedizinische Leistungsbeurteilung/Begutachtung	157
10.4	Bedeutung des Rehaentlassberichtes als Gutachten	160
10.5	Alltägliche Schwierigkeiten der Leistungsbeurteilung	163
Literatur		165

10.1 Hintergrund

Durch eine schwere Erkrankung sowie als Folge der Therapie ergeben sich in vielen Fällen sozialmedizinische Fragestellungen, welche für den Patienten – zumindest subjektiv, häufig aber objektiv – als zusätzlich zur Erkrankung existenzbedrohend empfunden werden.

Aus diesem Grund sind die sozialmedizinische Beratung und – bei Rehabilitanden im erwerbsfähigen Alter – die ärztliche Beurteilung der Leistungsfähigkeit des Versicherten in Abhängigkeit von krankheits- und therapiebedingten Funktionsdefiziten sowie die Beratung über Versicherungsleistungen bei Funktionsstörungen, die die bisherige Berufstätigkeit bzw. die Leistungsfähigkeit am allgemeinen Arbeitsmarkt einschränken, integrale Bestandteile eines uro(onko)logischen Heilverfahrens.

D. Ridderskamp (✉)
Abteilung Urologie | Neurourologie, KWA Rehaklinik Stift Rottal,
Bad Griesbach, Deutschland
e-mail: ridderskamp-david@kwa.de

10.2 Sozialmedizinische Beratung

Die Sozialdienste der Kliniken klären in allgemeinen Beratungsveranstaltungen sowie – nach entsprechender ärztlicher Indikationsstellung – in gezielten Gesprächen mit den Versicherten Fragen bezüglich Leistungen der Sozialversicherungsträger. Häufige Fragestellungen sind:

- Antrag auf Anerkennung einer (Schwer)behinderung (Grad der Behinderung, GdB) und sich daraus ergebende Konsequenzen (z. B. früherer Renteneintritt ohne Abschläge, erweiterter Kündigungsschutz, höherer Urlaubsanspruch, Steuerfreibetrag). Besondere Bedeutung hat in diesem Zusammenhang die Beratung zur häufig von Patienten gewünschten Neufestsetzung des GdB (sog. „Verschlimmerungs- oder Verschlechterungsantrag", offiziell Änderungsantrag nach § 69 SGB IX) bei Hinzukommen weiterer Erkrankungen oder einer zumindest subjektiven Verschlechterung des bestehenden Leidens. Hier muss einerseits über den konkreten Nutzen sowie andererseits – im konkreten Einzelfall in Zusammenarbeit mit dem ärztlichen Dienst – verantwortungsvoll über das bestehende Risiko einer möglichen Herabstufung dadurch, dass erneut die Gesamtsituation (vgl. SGB IX, § 69) überprüft wird, welche auch Verbesserungen bereits anerkannter Leiden beinhalten kann, aufgeklärt werden.
- Beratung zu Leistungen von Sozialleistungsträgern und das Bearbeiten entsprechender Anträge (z. B. Übergangsgeld, Krankengeld, Leistungen von Pflegekasse, Arbeitsverwaltung und Leistungen nach dem SGB XII [„Sozialhilfe"]).
- Unmittelbare Zusammenhänge von Beratung und ärztlicher Leistungsbeurteilung bestehen bzgl. der Beratung und Antragstellung zu Leistungen zur Teilhabe am Arbeitsleben (LTA) bei entsprechenden ärztlicherseits festgestellten Leistungseinschränkungen für die bisherige Tätigkeit oder für den allgemeinen Arbeitsmarkt sowie bzgl. der Beratung und Antragstellung zur stufenweisen Wiedereingliederung als Hilfe zur Rückkehr in das Erwerbsleben.
- Organisation von häuslicher Versorgung bei durch eine Erkrankung bestehenden Einschränkungen der Selbstversorgungsfähigkeit (z. B. Pflegehilfsmittel, Haushaltshilfe) bzw. bei durch die Therapie neu entstandenem Versorgungsbedarf (z. B. Stomaversorgung).

▶ Die sozialmedizinische Beratung ist ein wesentlicher Bestandteil des uroonkologischen Heilverfahrens und hat zum Ziel, durch Aufklärung über und Organisation bzw. Beantragen von Hilfen und Nachteilsausgleichen die Rehabilitanden bestmöglich in der Bewältigung ihrer neuen Lebenssituation zu unterstützen.

10.3 Sozialmedizinische Leistungsbeurteilung/Begutachtung

Aufgabe entsprechend geschulter Ärzte ist die Leistungsbeurteilung und die Kommunikation sich daraus ergebender Konsequenzen gegenüber den Patienten sowie die bedarfsweise Einleitung entsprechender Maßnahmen.

Um die Bedeutung der Leistungsbeurteilung für sich daraus ergebende Leistungen von Sozialleistungsträgern, v. a. der Deutschen Rentenversicherung, zu beleuchten, soll hier zunächst auf diese eingegangen werden. Hierbei erfolgt die Darstellung, entsprechend dem Grundsatz „Reha vor Rente" ausgehend von der niederschwelligsten Maßnahme.

10.3.1 Stufenweise Wiedereingliederung

Die stufenweise Wiedereingliederung nach § 44 SGB IX verfolgt das Ziel arbeitsunfähige Rehabilitanden, welche vor ihrer Erkrankung bzw. vor der Rehabilitationsmaßnahme eine für sie leidensgerechte Tätigkeit ausgeübt haben, bei der Wiedereingliederung in den Arbeitsprozess zu unterstützen, um so die Rückkehr zur vollen Berufstätigkeit zu erleichtern.

Die Regelung gilt für arbeitsunfähige Personen, die in einem abhängigen Beschäftigungsverhältnis stehen bzw. gegen Arbeitsentgelt beschäftigt sind (Arbeitnehmer, Auszubildende). Grundsätzlich kann auch bei einem selbstständig Tätigen im Anschluss an eine länger dauernde Erkrankung eine stufenweise Wiedereingliederung in Betracht kommen, um die Wiedererlangung der vollen Leistungsfähigkeit in der selbstständigen Tätigkeit zu erleichtern.

Der Arbeitgeber ist während der stufenweisen Wiedereingliederung grundsätzlich nicht verpflichtet ein (teilweises) Arbeitsentgelt zu zahlen. Das zwischen dem Arbeitgeber und dem Arbeitnehmer zum Zwecke der Wiedereingliederung begründete Rechtsverhältnis ist eigener Art (sog. Wiedereingliederungsverhältnis im Sinne von § 305 BGB), weil es nicht auf eine Arbeitsleistung im üblichen Sinne gerichtet ist, sondern als Maßnahme der Rehabilitation ermöglichen soll, die volle Arbeitsfähigkeit wieder herzustellen. Gegenseitige Hauptpflichten eines Arbeitsverhältnisses, also Entgeltzahlung bzw. voller Arbeitseinsatz, bestehen entsprechend nicht.

Die Deutsche Rentenversicherung ist für die stufenweise Wiedereingliederung zuständig, wenn

- zum Zeitpunkt der Entlassung aus der Leistung zur medizinischen Rehabilitation, die vom Rentenversicherungsträger erbracht wurde, Arbeitsunfähigkeit vorliegt *und*
- die Notwendigkeit zur Durchführung einer stufenweisen Wiedereingliederung in der Rehabilitationsklinik festgestellt wird *und*
- die stufenweise Wiedereingliederung von der Rehaeinrichtung eingeleitet wird *und*
- der Versicherte der Durchführung der stufenweisen Wiedereingliederung zustimmt *und*

- der Arbeitgeber des Versicherten der Durchführung der stufenweisen Wiedereingliederung zustimmt *und*
- der Versicherte zur Durchführung einer stufenweisen Wiedereingliederung ausreichend gesundheitlich belastbar ist (mindestens 2 h täglich) *und*
- die stufenweise Wiedereingliederung unmittelbar, d. h., innerhalb von max. 28 Tagen nach dem Ende der Leistung zur medizinischen Rehabilitation beginnen kann.

Maßgebend für die Feststellung und Einleitung einer stufenweisen Wiedereingliederung sind ausschließlich Rehabilitationsleiden. Eine Arbeitsunfähigkeit, die nicht mit den Rehabilitationsdiagnosen in Zusammenhang steht, kann nicht zur Einleitung einer stufenweisen Wiedereingliederung zu Lasten der Deutschen Rentenversicherung führen. Bei einem Abbruch einer Leistung zur medizinischen Rehabilitation kann keine stufenweise Wiedereingliederung durch die Rentenversicherung erfolgen, wenn das Rehabilitationsziel nicht erreicht wurde.

Die notwendigen Feststellungen (Erwerbsprognose, Stufenplan, Checkliste [Formular G833], Zustimmung aller Beteiligten) zur Einleitung und Durchführung einer stufenweisen Wiedereingliederung sind bis zum Abschluss der medizinischen Rehabilitation zu treffen.

Eine stufenweise Wiedereingliederung nach Ablauf von 28 Tagen nach Ende einer Rehabilitationsmaßnahme zu Lasten der Rentenversicherung kann entsprechend der Vereinbarungen zur Abgrenzung der Leistungspflicht mit den Krankenkassen im weiteren Verlauf zu Lasten der Krankenkasse eingeleitet werden. In diesem Fall erhält ein arbeitsunfähiger Arbeitnehmer während einer stufenweisen Wiedereingliederung statt des Übergangsgeldes Krankengeld durch seine Krankenkasse.

Das o. g. Prozedere stellt den weitaus häufigsten Fall in der uroonkologischen Rehabilitation dar. Sonderfälle (z. B. bereits ausgesteuerte Arbeitnehmer, welche die Eingliederung erst nach mehr als 4 Wochen beginnen können, oder Eingliederung zu Lasten der Berufsgenossenschaften) sollten in enger Zusammenarbeit mit dem Sozialdienst und den zuständigen Trägern geklärt werden.

10.3.2 Leistungen zur Teilhabe am Arbeitsleben/ berufliche Rehabilitation

Gemäß § 16 SGB I erbringen die Träger der Rentenversicherung Leistungen zur Teilhabe am Arbeitsleben nach §§ 49–55 SGB IX. Leistungen zur Teilhabe am Arbeitsleben sollen Menschen mit gesundheitlichen Einschränkungen das elementare Grundbedürfnis erfüllen, eine berufliche Tätigkeit möglichst dauerhaft ausüben zu können, indem sie den bisherigen Arbeitsplatz sichern oder zu einem neuen verhelfen.

Bezugsberechtigt sind Versicherte, denen ohne diese Leistungen eine Rente wegen verminderter Erwerbsfähigkeit gezahlt werden müsste, wenn die Leistungen unmittelbar im Anschluss an eine medizinische Rehabilitation erforderlich sind, damit die Rehabilitation erfolgreich beendet werden kann, und sie zum Zeitpunkt der Antragstellung bereits eine Mindestwartezeit von 15 Jahren vorzuweisen haben. Bezieher einer Erwerbsminderungsrente oder Anspruchsberechtigte auf eine große Witwen- oder Witwerrente wegen verminderter Erwerbsfähigkeit erfüllen stets die Voraussetzungen für eine berufliche Rehabilitation. Wenn keiner dieser Punkte zutrifft, ist die Agentur für Arbeit oder – bei Einschränkungen durch einen Arbeitsunfall – die Berufsgenossenschaft der Ansprechpartner.

Um den bisherigen Arbeitsplatz erhalten zu können, stehen die Finanzierung technischer Hilfen und persönlicher Hilfsmittel, welche dazu geeignet sind, die bisher ausgeübte Tätigkeit in einem an krankheitsbedingte Funktionsdefizite angepassten Arbeitsumfeld weiter ausüben zu können.

Leistungen zum Erlangen eines neuen Arbeitsplatzes laufen im Allgemeinen nach dem grundlegenden Schema ab: Berufswegeplanung – Qualifizierung/Umschulung – Erprobung – Vermittlung. Hier stehen neben der Kostenübernahme für Qualifizierungsmaßnahmen auch Kraftfahrzeughilfen, Wohnungs- bzw. Trennungskostenhilfen (bei doppelter Haushaltführung aufgrund einer beruflichen Tätigkeit) zur Verfügung, sofern diese dem Erlangen eines neuen Arbeitsplatzes dienen.

Für die Ermittlung des Leistungsbedarfes sowie für die Durchführung von Qualifizierungsmaßnahmen und die Vermittlung von Versicherten in beruflicher Rehabilitation an potenzielle Arbeitgeber bedient sich die Rentenversicherung der Leistungen von u. a. Berufsförderungswerken und des Integrationsfachdienstes.

10.3.3 Erwerbsminderungsrente

Aus historischer Sicht war die Absicherung des Risikos der Erwerbsunfähigkeit bzw. Erwerbsminderung der Ausgangspunkt für die Einführung der Gesetzlichen Rentenversicherung, wie es auch in der ursprünglichen Bezeichnung der DRV (Invaliditäts- und Altersversicherung) zum Ausdruck kommt (Schmähl 2001).

Die zuvor in den §§ 43 und 44 SGB VI bestehenden Renten wegen Berufs- und Erwerbsunfähigkeit wurden zum 01.01.2001 durch die zweistufige Erwerbsminderungsrente (Rente wegen teilweiser oder voller Erwerbsminderung, § 43 SGB VI) abgelöst. Das zweistufige System beinhaltet eine Regelung, nach der Versicherte teilweise erwerbsgemindert sind, wenn sie aufgrund Krankheit oder Behinderung auf nicht absehbare Zeit unter den Bedingungen des allgemeinen Arbeitsmarktes nicht in der Lage sind mehr als 6 h täglich erwerbstätig zu sein. Als vollständig erwerbsgemindert gelten Versicherte, die unter den o. g. Bedingungen außer Stande sind mindestens 3 h pro Tag erwerbstätig zu sein.

Ausnahmen wurden von den Sozialgerichten wiederholt anerkannt, sodass zum einen auch trotz vollschichtigem Leistungsvermögen in bestimmten Ausnahmefällen bei Vorliegen einer schweren spezifischen Behinderung (z. B. einer funktionalen Einarmigkeit) oder bei der Summierung ungewöhnlicher Einschränkungen eine Rentengewährung wegen voller Erwerbsminderung in Betracht kommt, zum anderen Versicherte, die noch mindestens 3 h, aber nicht mehr als 6 h täglich erwerbsfähig sein können, eine volle Erwerbsminderungsrente erhalten können, wenn das verbliebene Restleistungsvermögen wegen Arbeitslosigkeit nicht in Erwerbseinkommen umgesetzt werden kann (sog. Arbeitsmarktrente).

Die Berufsunfähigkeitsrente wurde für Versicherte, die vor dem 2. Januar 1961 geboren sind im Rahmen einer Vertrauensschutzregelung beibehalten (§ 240 SGB VI), sodass diese unter folgenden Voraussetzungen als Ersatz für die Berufsunfähigkeitsrente eine Rente wegen teilweiser Erwerbsminderung beantragen können, wenn

- der bisherige Beruf nicht mehr oder nur noch weniger als 6 h täglich ausgeübt werden kann,
- der Versicherte in einem anderen Beruf aber noch mindestens 6 h täglich einsetzbar ist,
- diese Tätigkeit dem Leistungsvermögen des Versicherten und dessen Fähigkeiten entspricht und
- in Hinblick auf Ausbildung, den bisherigen beruflichen Werdegang und die erlangte soziale Stellung zumutbar ist (ein Beruf, für den man durch berufliche Rehabilitation mit Erfolg ausgebildet oder umgeschult werden kann, gilt immer als zumutbar),
- auf dem Arbeitsmarkt genügend solcher Arbeitsplätze bereitstehen (nicht erforderlich ist, dass diese Arbeitsplätze auch frei sind und damit tatsächlich zur Verfügung stehen).

10.4 Bedeutung des Rehaentlassberichtes als Gutachten

Die sozialmedizinische Leistungsbeurteilung bildet den Kern bei Leistungen der medizinischen Rehabilitation durch die Rentenversicherungsträger. Sie ist richtungsweisend für sämtliche weiterführenden Teilhabeleistungen nach den verschiedenen Sozialgesetzbüchern. Der Grund, warum die Leistungsbeurteilung häufig auch als Leistungsbegutachtung bezeichnet wird (die DRV selbst betitelt ihr Standardwerk zur sozialmedizinischen Leistungsbeurteilung mit „Sozialmedizinische Begutachtung für die gesetzliche Rentenversicherung"), ist der, dass der Rehaentlassbericht als Gutachten bei sozialrechtlichen Streitfragen herangezogen werden kann, sodass es sich nicht nur um einen Arztbericht handelt, der zur Weitergabe der relevanten medizinischen Informationen dient, sondern v. a. bei Versicherten im erwerbsfähigen Alter, bei denen eine Leistungsbeurteilung erstellt wird, auch um ein sozialmedizinisches Gutachten (Diehl et al. 2016). Zwar bestehen Unterschiede zu einem im Rahmen der behördlichen oder gerichtlichen Ermittlung eines Sachverhaltes bzgl. einer entsprechenden Streitfrage angeforderten Gutachten, jedoch kann ein sorgfältig erstellter Rehaentlassbericht die Einholung eines solchen (zusätzlichen) Gutachtens überflüssig machen und damit den Entscheidungsprozess beschleunigen. Nachdem die Beurteilungen im Rehaentlassbericht auf einer mehrwöchigen Beobachtung des Versicherten (Längsschnittverlauf) durch verschiedene am Heilverfahren beteiligte

Personen und Berufsgruppen basiert, wird ihm üblicherweise ein hoher Beweiswert im Sozialrechtsprozess zugemessen (Hansen 2010).

▶ Die sozialmedizinische Leistungsbeurteilung soll bei berufstätigen Rehabilitanden durch die Beurteilung von krankheitsbedingten Einschränkungen und die Betrachtung des Arbeitsplatzes ermitteln, welche Rehabilitanden ohne weitere Maßnahmen oder durch eine stufenweise Wiedereingliederung an ihren bisherigen Arbeitsplatz zurückkehren können, bei welchen weiterführende Maßnahmen im Sinne von Leistungen zur Teilhabe am Arbeitsleben eingeleitet werden müssen, um einen an die Leistungseinschränkungen angepassten Arbeitsplatz zu finden sowie ggf. die Rehabilitanden dafür zu qualifizieren und bei welchen das Gewähren einer Erwerbsminderungsrente zu prüfen ist.

10.4.1 Anforderungen an den Rehaentlassbericht

Die beschriebene Wertigkeit des Rehaentlassberichtes im Rahmen sozialrechtlicher Streitfragen bedingt selbstverständlich auch entsprechend hohe Anforderungen, sodass die enthaltene Beurteilung im Streitfall auch der Argumentation der Gegenseite standhalten kann. Voraussetzungen hierfür sind eine sorgfältig dokumentierte Diagnostik, um ein Bild von der Leistungsfähigkeit des Versicherten und deren Entwicklung im Verlauf des Heilverfahrens vermitteln zu können, sowie die Darstellung des Therapieplans und dessen Umsetzung durch den Versicherten (Hansen 2010).

Nur so kann die abschließende Beurteilung schlüssig sein, und auf diese Weise im Streitfall, z. B. bei anderer Selbsteinschätzung des Probanden, Bestand haben.

Eine weitere Anforderung ist die standardisierte Form, welche für verfahrensbeteiligte Leser v. a. praktischen Nutzen hat. Diese ist erfüllt, sofern der Bericht entsprechend dem „Leitfaden zum einheitlichen Entlassungsbericht in der medizinischen Rehabilitation der gesetzlichen Rentenversicherung" abgefasst wird.

Für den/die Verfasser des Rehaentlassberichtes ergeben sich durch die potenzielle Rolle des Berichtes in Sozialrechtsstreitigkeiten selbstverständlich dieselben Anforderungen wie für alle medizinischen Gutachter, d. h. neben der Sachkenntnis ist v. a. Neutralität obligat. Eine Besonderheit der Begutachtung im Rahmen eines Heilverfahrens ergibt sich aus der Doppelrolle des Behandlers, der zugleich als Gutachter auftritt. Dies stellt besonders hohe Anforderungen an die Verfasser des Rehaentlassberichtes, um unabhängig von den Erfahrungen und Emotionen mit bzw. bzgl. des Patienten/Versicherten während des Heilverfahrens sowie von der Rolle des Kostenträgers als den Arbeitgeber vergütende Stelle, eine nur auf den erhobenen Befunden fußende, objektive Leistungsbeurteilung zu erstellen, deren Formulierungen ausgewogen und neutral, aber klar in der Sache sind.

Um die Konsistenz des Berichtes zu gewährleisten, sind einige Punkte zu beachten:

- Die Leistungsbeurteilung muss sich aus den Informationen im Bericht (geklagte Beschwerden, Untersuchungsbefunde) ableiten lassen.

- Auf Konsistenz zwischen der im Textteil beschriebenen Leistungsfähigkeit und den Markierungen im Formularteil muss strikt geachtet werden.
- Diagnosen sollten als Funktionsdiagnosen im Sinne von Leistungseinschränkung durch Erkrankung formuliert werden, anstatt nur die Erkrankung zu nennen, die häufig in verschiedenen Ausprägungen bzgl. der Symptomatik auftreten kann.

Finden sich zwischen den Aussagen des Patienten und den erhobenen Befunden Diskrepanzen, so müssen auch Inkonsistenzen und Unklarheiten formuliert werden, anstatt in unklaren Fällen Entscheidungssicherheit vermitteln zu wollen, die später durch Anfordern von Stellungnahmen oder sogar im Sozialgerichtsprozess für viel Arbeit und Ärger sorgen (Institut für Rehabilitationsforschung Norderney).

Auch sollte bei relevanten Unwägbarkeiten nicht der Versuch unternommen werden, Eindeutigkeit und Entscheidungssicherheit zu vermitteln, wo dies schlicht nicht möglich ist. Inkonsistenzen und Unklarheiten sind dann zulässig, wenn nicht sogar verpflichtend zu erwähnen und müssen in der sozialmedizinischen Epikrise entsprechend diskutiert werden. Das Zulassen von Unsicherheiten, sofern diese sachlich begründet werden, ist Zeichen eines qualifizierten Gutachtens, und es ist eine Pflicht des Gutachters auf diese hinzuweisen.

10.4.2 Elemente der sozialmedizinischen Leistungsbeurteilung

Die Beurteilung des Leistungsvermögens im Erwerbsleben erfolgt auf verschiedenen Ebenen. Die Ebenen und die Beurteilungskriterien sind definiert und operationalisiert. Sie werden im sozialmedizinischen Glossar der Deutschen Rentenversicherung ausführlich beschrieben. Die beiden wesentlichen Ebenen sind die quantitative und qualitative Leistungsfähigkeit.

Die Bedeutung der quantitativen Leistungsfähigkeit für die volle oder teilweise Erwerbsminderungsrente wurde bereits unter Abschn. 10.3.3 abgehandelt. Daraus ergibt sich, dass bei einem Versicherten mit einer Leistungsfähigkeit zwischen 3 und 6 h auch ein qualitatives Leistungsbild angegeben werden muss, unter dessen Bedingungen, die Arbeit untervollschichtig möglich ist. Bei Patienten, bei denen von einer unter 3-stündigen Leistungsfähigkeit ausgegangen wird, kann eine Beurteilung der qualitativen Leistungsfähigkeit entfallen.

Aspekte der qualitativen Leistungsfähigkeit betreffen die Arbeitsschwere (leicht, leicht bis mittelschwer, mittelschwer, schwer [entsprechende Definitionen sind dem sozialmedizinischen Glossar der Deutschen Rentenversicherung zu entnehmen]), die Arbeitshaltung (gehend, stehend, sitzend), die Arbeitsorganisation sowie Gefährdungs- und Belastungsfaktoren der Arbeitsplatzumgebung (Absturzgefahr, Infektionsgefahr, Kälte, Hitze, Zwangshaltungen etc.).

Für die Leistungsbeurteilung bei urologischen Krankheitsbildern sind z. B. relevant, dass schwere Arbeiten und ständig gehende Haltung bei Belastungsinkontinenz auch bei gut trainiertem Beckenboden eine üblicherweise zu hohe Belastung für den Beckenboden bedeuten und daher auszuschließen sind. Bei Stomaträgern sind nur leichte Tätigkeiten leidensgerecht, um einem Stomaprolaps oder einer parastomalen Hernie durch bei Belastung erhöhtem intraabdominellen Druck vorzubeugen. Bezüglich Gefährdungs- und Belastungsfaktoren sind z. B. bei Z. n. Nephrektomie Arbeiten mit Absturzgefahr, Infektionsgefahr und Tätigkeiten mit Exposition gegen nephrotoxische Substanzen auszuschließen, um einen traumatischen, infektiösen oder toxischen Funktionsverlust der verbleibenden Niere möglichst zu verhindern. Bei Stomaträgern sollten Arbeiten mit Hitzeexposition ausgeschlossen werden, da die Schweißbildung das Risiko eines Ablösens der Stomaversorgung erhöht.

Hinsichtlich der Arbeitsorganisation muss bei onkologischen Patienten darauf hingewiesen werden, dass bei Arbeit in Wechselschicht mit Nachtschicht auf eine möglichst geringe Anzahl an aufeinanderfolgenden Nachtschichten zu achten ist, damit es nicht zu chronodisruptiven Effekten mit nachteiligen Auswirkungen auf unter anderem Immunsystem und DNA-Reparatur kommt. Die Empfehlung bzgl. einer möglichst geringen Anzahl aufeinanderfolgenden Nachtschichten ergibt sich aus Studienergebnissen, nach denen das Krebsrisiko in schnell vorwärts rotierenden Schichtsystemen nicht erhöht ist (u. a. Hammer et al. 2014).

▶ Der Rehaentlassbericht kann als Gutachten in sozialmedizinischen Streitfragen herangezogen werden, v. a. daraus ergeben sich die formalen und inhaltlichen Anforderungen.

10.5 Alltägliche Schwierigkeiten der Leistungsbeurteilung

Aus Sicht des Autors bestehen aus eigener Erfahrung sowie aus zahlreichen Diskussionen mit Kollegen, v. a. im Rahmen der Kurse zur Weiterbildung Sozialmedizin, zwei zentrale Schwierigkeiten bei der Leistungsbeurteilung:

1. die Beurteilung des „Gesamtbildes", inkl. aller potenziell leistungseinschränkenden Komorbiditäten
2. die prognostische Aussage

10.5.1 Beurteilung des Gesamtbildes

Nachdem die Beurteilung aller vorliegenden leistungseinschränkenden Faktoren das Risiko der Fehleinschätzungen infolge fachfremder Beurteilung beinhaltet, empfiehlt das Institut für Rehabilitationsforschung Norderney, die Leistungsfähigkeit auf dem eignen Fachgebiet bzw. dem der entsprechenden Rehaeinrichtung zu beurteilen und in der Epikrise bei Bedarf einen Hinweis auf weitere evtl. leistungsbeeinträchtigende Komorbiditäten zu geben (Institut für Rehabilitationsforschung Norderney).

Dieses Vorgehen ergibt sich auch folgerichtig aus dem Gutachtencharakter des Entlassberichtes, da ein Gutachter definitionsgemäß ein neutraler Sachverständiger ist (Diehl et al. 2016), sodass eine universelle Beurteilung mit umfangreicher Würdigung fachfremder Komorbiditäten nicht geeignet erscheint, den an die Leistungsbeurteilung gestellten Qualitätsansprüchen gerecht zu werden.

Praktisch umgesetzt werden kann dies z. B., indem die Komorbiditäten bei den Diagnosen aufgeführt werden und bei der Leistungsbeurteilung die Formulierung „aus unserer Sicht leistungsfähig …" gewählt wird sowie der Hinweis auf die Notwendigkeit ggf. weiterer fachärztlicher Begutachtungen der Leistungsfähigkeit hinsichtlich darüber hinaus bestehender Komorbiditäten formuliert wird.

10.5.2 Prognostische Aussagen

Eine Prognose des Heilungsverlaufs von Leistungseinschränkungen, die sich dynamisch enzwickeln, z. B. therapiebedingt eingeschränkter körperlicher Leistungsfähigkeit oder Kontinenzstörungen, ist unumgänglich, da sonst der Widerspruch zwischen grundsätzlich leidensgerechter Tätigkeit und Entlassung als arbeitsunfähig nicht auflösbar wäre. Allein die Tatsache, dass einerseits ein Patient arbeitsunfähig entlassen wird und andererseits in den meisten Fällen ein Leistungsvermögen formuliert wird, beinhaltet letztendlich das Postulat einer weiteren Verbesserung von zum Ende eines Heilverfahrens noch leistungseinschränkenden Funktionsdefiziten. Auch die Tatsache, dass die v. a. für die Rentenversicherung maßgebliche Aussage einer dauerhaften Einschränkung der Leistungsfähigkeit über mindestens 26 Wochen beinhaltet, macht deutlich, dass ein zu erwartender Heilungsverlauf Grundlage der Leistungsbeurteilung sein muss. Die hohe Beweiskraft, die der Leistungsbeurteilung nach einem Heilverfahren zugeschrieben wird, ergibt sich, wie zuvor ausgeführt, unter anderem aus der Beurteilung nach Beobachtung im Längsschnittverlauf und einer daraus abgeleiteten Prognose.

Von elementarer Wichtigkeit in diesem Zusammenhang ist, dass die zu erwartende Leistungsfähigkeit (und somit das Ende der Arbeitsunfähigkeit) nicht unter der Annahme des bestmöglichen oder schlechtest möglichen Verlaufs zustande bzw. nicht zustande kommt. Vielmehr ist ein durchschnittlicher bzw. realistischer Heilungsverlauf anzunehmen, d. h. ein Heilungsverlauf, der den im Fachgebiet bestehenden Erfahrungen mit den vorliegenden Funktionsdefiziten und den im Rahmen des Heilverfahrens realisierten Verbesserungen entspricht.

Die Formulierung möglicher Hilfsmittelversorgung (ergonomische Arbeitsplatzgestaltung, Schutzkleidung, persönliche Schutzausrüstung etc.), welche eine Tätigkeit zumutbar erscheinen lassen, kann bei Vorhandensein von für die bisherige Tätigkeit kritischen und voraussichtlich persistierenden Einschränkungen sowohl für den Patienten als auch für die im weiteren Verlauf mit seiner Wiedereingliederung in das Berufsleben befassten Institutionen hilfreich sein.

Im Gegensatz zu erfahrungsgemäß überwiegend passageren Funktionseinschränkungen z.B. nach invasiven Therapien, in deren Fall die Formulierung einer Prognose auf Basis der Erfahrungen im Fachgebiet unerlässlich ist, ist die Begründung der Leistungsbeurteilung mit der Prognose einer Tumorerkrankung kritisch zu sehen. Da deren Verlauf häufig einer ausgeprägten Variabilität unterliegt und zumeist nicht die Tumorerkrankung selbst, sondern deren Folgen bzw. Therapiefolgen die Leistung einschränken (Ausnahmen sind tumorbedingte Schmerzen und Leistungseinschränkung durch Tumorkachexie bei weit fortgeschrittenen Tumoren), sollte die Leistungsbeurteilung bzgl. der Grunderkrankung vom Ist-Zustand am Ende des Heilverfahrens abhängig gemacht werden. Sollte nach den Erfahrungen des im Fachgebiet versierten Gutachters eine verminderte Leistungsfähigkeit durch Progression der Grunderkrankung oder durch Nebenwirkungen weiterer Therapien nicht unwahrscheinlich sein, so sollte dies in der Epikrise diskutiert und Neubegutachtungen in entsprechenden Abständen empfohlen werden.

Abschließend sei gesagt, dass die ärztlich sozialmedizinische Beurteilung und deren Kommunikation an den Patienten, inklusive. der Möglichkeiten der Kompensationen unterstützender Maßnahmen bei krankheitsbedingt eingeschränkter Leistungsfähigkeit, aus der Erfahrung des Autors trotz der manchmal trockenen Materie, einiger bürokratischer Fallstricke sowie den nicht ausbleibenden Schwierigkeiten mit Patienten, welche trotz Restleistungsvermögen auf den Bezug einer Erwerbsminderungsrente fixiert sind, überwiegend befriedigende und motivierende Erfahrungen beinhaltet. Diese ergeben sich durch das nahezu tägliche Erleben, wie Patienten, die sich häufig durch die Erkrankung und deren befürchtete Auswirkungen in materieller Hinsicht in doppelter Art und Weise in ihrer Existenz bedroht fühlen, durch die Besprechung der Leistungsbeurteilung und ggf. der o.g. zur Verfügung stehenden Maßnahmen eine große Last von den Schultern genommen wird.

Literatur

Diehl R, Gebauer E, Groner A (2016) Kursbuch Sozialmedizin. Ärzteverlag, Köln

Hammer G, Yong M, Blettner M, Nasterlack M (2014) Kohortenstudie zur Untersuchung der Krebsinzidenz bei Schichtarbeitern in der BASF. https://www.dguv.de/projektdatenbank/0332/abschlussbericht_fp332_2013_12_10_gh.pdf. Zugegriffen am 07.03.2021

Hansen HG (2010) Die prozessrechtliche Bedeutung des Rehaentlassberichtes, Deutsche Vereinigung für Rehabilitation, Diskussionsforum Rehabilitations- und Teilhaberecht, Forum C – Nr. 1/2010. https://www.reha-recht.de/fileadmin/download/foren/c/2010/C1-2010.pdf. Zugegriffen am 07.03.2021

Institut für Rehabilitationsforschung Norderney. Sozialmedizinische Leistungsbeurteilung in der medizinischen Rehabilitation – eine Praxishilfe. https://www.leistungsbeurteilung-reha.de/qualitaetsmerkmale. Zugegriffen am 07.03.2021

Leitfaden zum einheitlichen Entlassungsbericht in der medizinischen Rehabilitation der gesetzlichen Rentenversicherung. https://www.deutsche-rentenversicherung.de/SharedDocs/Downloads/DE/Experten/infos_reha_einrichtungen/quali_allgemein/download_leitfaden_einheitl_e_bericht.html. Zugegriffen am 26.04.2021

Schmähl W (2001) Sicherung bei Alter, Invalidität und für Hinterbliebene. In: Wengst U (Hrsg) Geschichte der Sozialpolitik in Deutschland seit 1945. Band 2, 1945–1949. Die Zeit der Besatzungszonen. Nomos, Baden-Baden

Sozialmedizinisches Glossar der Deutschen Rentenversicherung. DRV-Schrift Band 81. https://www.deutsche-Rentenversicherung.de/SharedDocs/Downloads/DE/Experten/infos_fuer_aerzte/someko_abschlussberichte_glossar/druckfassung_glossar_pdf.html. Zugegriffen am 20.04.2021

Ernährung und gesunde Lebensweise – Essenzielle Therapiesäule für Primär-, Sekundär- und Tertiärprävention

11

Michael Zellner

Inhaltsverzeichnis

11.1	Grundlagen verhaltenstherapeutischer Ansätze in der Rehabilitation..................	167
11.2	Ernährungsstatus: Soll und Ist..	170
11.3	Ursachen einer zivilisatorischen Mangelernährung................................	172
11.4	Stoffwechsel, Ernährung und oxidativer Stress...................................	174
11.5	Erhöhter Vitalstoffbedarf bei gesteigerter Stoffwechselaktivität.....................	177
11.6	Versorgungsdefizite vor und nach invasiver Therapie..............................	178
11.7	Phytochemische Substanzen und ihre potenziellen Wirkungen......................	178
11.8	Ausgewogene Ernährung – Ein Erklärungsversuch................................	182
11.9	Hyperurikämie – Hohes Morbiditätsrisiko.......................................	189
11.10	Trinkwasser – Essenzielles Lebensmittel..	190
11.11	Eiweißsubstitutionstherapie nach Zystektomie...................................	194
Literatur..		196

11.1 Grundlagen verhaltenstherapeutischer Ansätze in der Rehabilitation

Noch immer gelten schwere Erkrankungen wie Herzinfarkt, Schlaganfall und auch Krebserkrankungen als schicksalhafte, unbeeinflussbare Lebenskrisen ohne Möglichkeit zur Prävention und Prophylaxe. Alle Hoffnung wird im Ernstfall auf moderne pharmakologische und interventionelle Verfahren gelegt, Eigeninitiative nicht zuletzt von den Vertretern des

M. Zellner (✉)
Abteilung Urologie | Neurourologie, KWA Klinik Stift Rottal,
Bad Griesbach, Deutschland
e-mail: zellner-michael@kwa.de

medizinischen Mainstreams überwiegend als allenfalls wünschenswert für das emotionale Gleichgewicht des Patienten, nicht jedoch als kausaler Therapieansatz mit dem entsprechenden Nachdruck umgesetzt und verfolgt. Angesichts einer vordergründig stetig ansteigenden Lebenserwartung der Menschen scheint ein derartiges Vorgehen berechtigt. Lag die Lebenserwartung um das Jahr 1900 bei etwa 30–50 Jahren, betrug sie um das Jahr 2000 etwa 60–80 Jahre. Aktuelle Überlegungen gehen davon aus, dass die Spezies Mensch durchaus eine Lebenserwartung von etwa 120 Jahren erreichen kann (Halle 2012), was neuere Erhebungen über die wachsende Anzahl Hochbetagter in zivilisierten Ländern im Lauf der letzten Dekaden zu bestätigen scheinen (Vaupel 2010). Vergleicht man demgegenüber jedoch die Lebenserwartung mit den Sterbetafeln, z. B. des Statistischen Bundesamtes, fällt der Zuwachs an Lebensjahren deutlich geringer aus. So hatte um das Jahr 1950 ein 60-jähriger Mann eine Lebenserwartung von 16,2 Jahren, eine gleichaltrige Frau von 17,5 Jahren (Statistisches Bundesamt 2006). Laut Sterbetafel 2017/2019 lagen die Werte bei 21,8 bzw. 25,4 Jahren (Statistisches Bundesamt 2020). Das bedeutet, die Lebenserwartung hat trotz des enormen medizinischen Fortschritts in dieser Zeitspanne von knapp 70 Jahren bei Männern um 5,6 Jahre und 7,9 Jahre bei Frauen zugenommen.

▶ Diesem eher bescheiden wirkenden Gewinn an Lebensjahren stehen die enormen Entwicklungen von nahezu sieben Dekaden medizinischem Fortschritt gegenüber, die allerdings auch für den zunehmend kritisch diskutierten und im Vergleich eher „unbescheiden" anmutenden, dramatischen Anstieg der Gesundheitskosten verantwortlich zeichnen.

Damit ergeben sich allerdings auch neue, gesellschafts- und sozialpolitische Herausforderungen. „Akute Erkrankungen sind nicht länger Haupttodesursache. Vielmehr sterben die Menschen heute an chronischen und degenerativen Erkrankungen und Tumoren." (Bühmann und Schröder 2004). Die Folgen beschreibt Prof. Huber aus Wien dramatisch: „25 % der statistischen Lebenszeit nach dem 65. Lebensjahr werden mit körperlichen Gebrechen verbracht, wobei die letzten Jahre meist durch zusätzliche Behinderungen und Krankheiten gekennzeichnet sind" (Huber 2007). Und die gesundheitlichen Herausforderungen der Zukunft werden nicht geringer! Zwischen 2000 und 2050 gehen Epidemiologen von einer Zunahme an Diabetes mellitus um 29,4 %, Demenzerkrankungen um 149,4 %, Neuerkrankungen an Herzinfarkt um 99,8 %, Schlaganfällen um 85,4 % und Krebsneuerkrankungen um 42,4 % aus (Rabbata 2007).Welcher Zuwachs an Lebenserwartung zu den etwa 31 Jahren eines heute 50-jährigen Menschen wäre mathematisch zu erwarten, könnten diese „Volkskrankheiten" vollständig eliminiert werden? Gelänge es sämtliche Krebserkrankungen auszuschalten, hätte das einen Zuwachs der Lebenserwartung um maximal 2 Jahre zur Folge, bei Ausschaltung aller Herzkrankheiten etwa 3 Jahre. Bei kombinierter Elimination läge der Überlebensgewinn bei etwa 6 Jahren. Könnte man zusätzlich Schlaganfälle und Diabetes mellitus beseitigen, läge der Zuwachs bei etwa 15 Jahren (Schmitt-Homm und Schmitt 2013). Abgesehen von der wenig realistischen Erreichbarkeit dürften die zu Buche schlagenden Kosten jenseits des Finanzierbaren liegen. Gelänge es allerdings durch möglichst frühzeitig einsetzende, altersinterventionelle Maßnahmen den natürlichen Alterungsprozess (u. a. Jahr für Jahr nachlassende Nervenleitfähigkeit, maximale Herzfrequenz, Nierendurchblutung, Lungenkapazität und damit maximaler Leistungsfähigkeit) (Halle 2012) zu verlangsamen, errechnet sich ein Anstieg der Lebenserwartung um etwa 31 Jahre (Schmitt-Homm und Schmitt 2013).

▶ Bei aller kontroversen Diskussion über die Möglichkeiten zur Verlangsamung des „physiologischen" Alterungsprozesses ist unbestritten, dass die Ernährungs- und Lebensbedingungen des 21. Jahrhunderts zumindest maßgeblich an den typischen „Wohlstandserkrankungen" beteiligt sind.

Das metabolische Syndrom (Diabetes mellitus, Fettstoffwechselstörung, arterielle Hypertonie und Adipositas), und dabei wird die Hyperurikämie mit ihren potenziell deletären Folgen auf den Stoffwechsel (u. a. „silent inflammation", Arteriosklerose, Niereninsuffizienz) noch immer nicht in dieses „tödliche Quartett" integriert, wird für bis zu 50 % der Gesamtkosten im Gesundheitswesen verantwortlich gemacht. Auch ist plausibel nachvollziehbar, dass es durch den unreflektierten Konsum von Genussgiften, z. B. Alkohol, Rauchen, Drogenkonsum, eine Lebensweise mit Bewegungsmangel, ungeeigneter Ernährung, zu geringer Wasseraufnahme, beruflicher und privater Stressbelastung ohne adäquaten Ausgleich, zu einer Beschleunigung physiologischer Alterungsprozesse kommt.

▶ Die Ursachen zunehmender Morbidität sind einem komplexen Zusammenspiel und Abhängigkeitsgefüge zahlreicher Stoffwechselfaktoren unterworfen, an denen neben z. B. genetisch determinierten Alterungsprozessen auch diese individuelle Lebensweise mit Ernährung, Bewegung, beruflichem Stress und Überforderung, hormonellen Faktoren u. v. a. m. mitentscheidend ist.

Lange Zeit kann der Organismus Defizite kompensieren. Ab einem kritischen Punkt werden die Regenerations- und Reparaturanforderungen des Körpers jedoch die Grenze der Möglichkeiten überschreiten. Folgen sind degenerative Veränderungen, metabolisches Syndrom und daraus resultierend die häufigsten Todesursachen unserer Gesellschaft: Herzinfarkt, Schlaganfall und Krebserkrankungen (Abb. 11.1). Noch immer bewertet die „orthodoxe Medizin" verhaltenstherapeutische Ansätze zur Änderung des Lebensstils als wenig erfolgversprechend, zumindest als nicht realistisch umsetzbar, und sie finden keinen Platz in einer hoch technisierten, kostenintensiven und pharmadominierten „Exzellenzmedizin". Eine Vielzahl wissenschaftlicher Daten sprechen jedoch für die Wirksamkeit von Verhaltens- und Lebensstilfaktoren. Bei optimal gefütterten Rhesusäffchen konnten z. B. allein durch eine 20–40 %ige Kalorienrestriktion deutlich langsamere Alterungsprozesse bei verbesserter Gesundheit und Langlebigkeit beobachtet werden. Auch in Familien mit häufigem Vorkommen über 100-Jähriger wurde eine auffällig niedrige Stoffwechselaktivität nachgewiesen (Minor et al. 2010). Daneben sprechen eine Reihe von Faktoren dafür, dass sich durch einen optimierten, individuellen Lebensstil mit

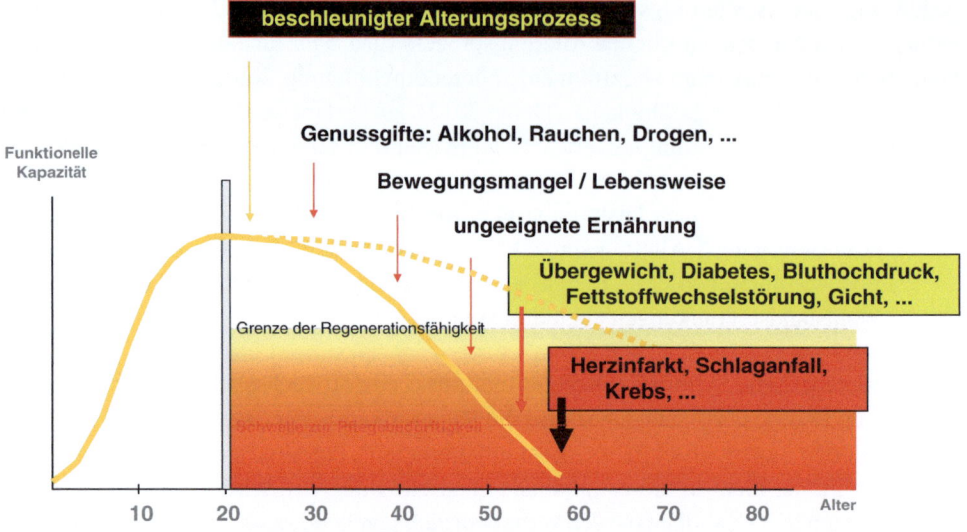

Abb. 11.1 Einflussfaktoren auf die Leistungsfähigkeit im Lebensverlauf

„artgerechter" Ernährung, ausreichend Bewegung, Erholungsphasen und Resilienzoptimierung im Sinne von Prävention und Prophylaxe, ggf. auch unter Einbezug von Früherkennungsmaßnahmen, eine höhere Lebenserwartung bei körperlicher und geistiger Vitalität erreichen lassen sollte (Houthoofd et al. 2005; Minor et al. 2010). Berechnungen der Risikofaktoren z. B. für Krebserkrankungen zeigen, dass neben Rauchen (30 %) und genetischen Faktoren (15 %) v. a. Ernährungsdefizite (30 %), Übergewicht und Bewegungsmangel (5 %) verantwortlich zu machen sind (Béliveau und Gingras 2005).

▶ Im Umkehrschluss bedeutet dies jedoch, dass 70 % der Risikofaktoren durch individuelle Verhaltensänderung beeinflussbar sind (Abb. 11.2)!

Das sollte insbesondere auch nach erforderlich gewordener invasiver (Tumor-)Therapie im Sinne einer spezifischen Rehabilitation einerseits, jedoch auch einer Optimierung allgemeiner Morbiditätsfaktoren andererseits bedacht werden. Spätestens unmittelbar nach dem Erleben einer ernsten Erkrankung und invasiven Therapie sollte ein entsprechendes Angebot zur Verhaltensoptimierung auf „fruchtbaren Boden" fallen und genutzt werden (s. Kap. 8 und Kap. 9).

11.2 Ernährungsstatus: Soll und Ist

Die meisten Menschen haben eine klare Vorstellung, was unter „gesunder Ernährung" zu verstehen sei. Dabei wird überwiegend ein sehr buntes Bild mit Obst und Gemüse, Fisch, wenig Fleisch und Wurst gezeichnet: einer Ernährung, die dem Organismus ausreichende

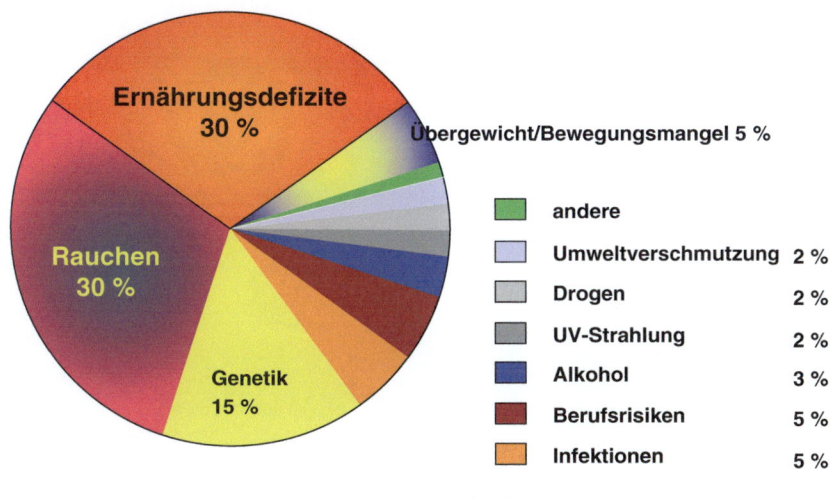

Abb. 11.2 Anteiliges Ursachenrisiko für Herz-Kreislauf- und Krebserkrankungen. (Mod. nach Béliveau und Gingras 2005)

(besser: optimale) Mengen aller Vitalstoffe, also sämtliche lebensnotwenigen Makro- und Mikronährstoffe, v. a. Vitamine, Minerale, Spurenelemente und phytochemische Substanzen (PCS, Synonym: sekundäre Phytofaktoren) sowie gesundes, unbelastetes Wasser liefert (Abb. 11.3). Ausgeblendet bleiben dabei jedoch die tatsächlichen Ernährungsbedingungen unserer Gesellschaft mit Fast Food und Convenience-Produkten, Geschmacksverstärkern, Farb- und Konservierungsstoffen, Verunreinigungen, hochgradig verarbeiteten und nährstoffverarmten (Weißmehl- u. a.) Produkten, einem enormen Eintrag von Mastfetten, übermässiger Menge an v. a. raffinierten und kleinmolekularen Kohlenhydraten, industriell verarbeitetem Trinkwasser mit Umweltbelastungen und Industrierückständen, Zusatz von Kohlensäure in gesundheitsschädlichen Kunststoffflaschen u. v. a. m.. Tatsächlich hat das jedoch zur Folge, dass sich der Großteil der Bevölkerung nicht mehr „ausgewogenen" ernährt bzw. aufgrund seiner Lebensbedingungen (z. B. wechselnde Arbeitsplätze, Kantinen- und Fertigessen, finanzielle und Versorgungsmöglichkeiten) nicht mehr ausgewogen ernähren kann, was bei keiner Diskussion auch nur ansatzweise Berücksichtigung findet. Auch bei den zu invasiver Therapie stationär aufgenommenen Patienten wird unreflektiert davon ausgegangen, dass über die Ernährung ausreichende (was nicht optimal bedeutet!) Mengen von Vitalstoffen (Vitaminen, Mineralen, Spurenelementen, essenziellen Amino- und Fettsäuren, sekundären phytochemischen Substanzen und gesundem Trinkwasser) aufgenommen wurden und ein entsprechend ausgewogener Ernährungszustand besteht.

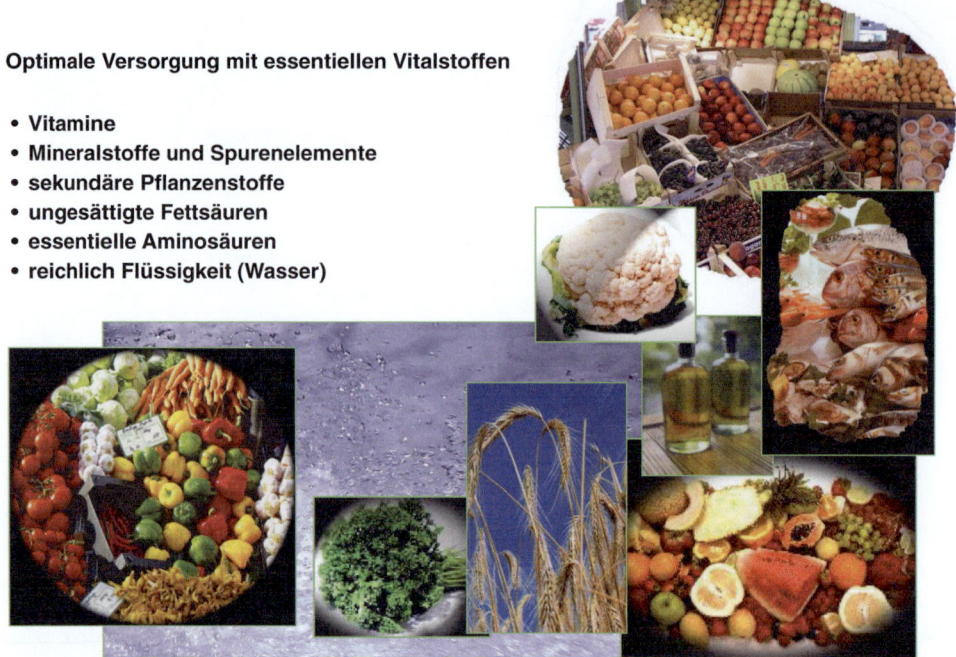

Optimale Versorgung mit essentiellen Vitalstoffen

- **Vitamine**
- **Mineralstoffe und Spurenelemente**
- **sekundäre Pflanzenstoffe**
- **ungesättigte Fettsäuren**
- **essentielle Aminosäuren**
- **reichlich Flüssigkeit (Wasser)**

Abb. 11.3 Idealvorstellung gesunder, ausgewogener Ernährung

11.3 Ursachen einer zivilisatorischen Mangelernährung

Die moderne westliche „Zivilisationsernährung" ist dominiert von hoher Energiedichte, hohen Nährstoff- und Nährwertverlusten, hohem Zuckeranteil (v. a. Weißmehl, Glukose, Fruktose, u. a. kleinmolekularen Kohlenhydraten). Der Zuckerverbrauch pro Kopf in Europa ist von etwa 2 kg jährlich im Jahre 1852 auf 36 kg im Jahr 2012 exponenziell angestiegen (Shafy 2012). Die Weltkarten des Zuckerkonsums und der weltweiten Krebsprävalenz in den Ländern mit dem höchsten Zuckerkonsum sind nahezu deckungsgleich (Neel 2012; Bray et al. 2018).

▶ Unsere Nahrung wird mit wertlosen, mitunter abträglichen Bestandteilen (z. B. gehärteten Fetten, raffinierten Ölen) angereichert. Der hohe Wasserbedarf des Stoffwechsels wird durch eine zu geringe Wasseraufnahme und übermäßige Zufuhr ungeeigneter, häufig stark gesüsster Getränke nicht gedeckt. Konsequenz ist die Minderversorgung mit Mikronährstoffen, Ballaststoffen und sekundären phytochemischen Substanzen (Vitalstoffe) (Calton 2010; Eaton et al. 1997).

Aggraviert wird die Nährstoffminderversorgung u. a. durch eine zunehmend industrialisierte Lebensmittelproduktion, z. B. Auslaugung und Belastung landwirtschaftlicher Anbauflächen, reduzierte Bodenqualität, geringer Reifegrad der Ernteprodukte, schlechte Lagerungsbedingungen und lange Transportwege (Gahlen 2021). Verarbeitung und Zubereitung von Lebensmitteln, z. B. tiefkühlen, konservieren, pasteurisieren, ultrahomogenisieren kochen, dämpfen, raffinieren, führen zu einer Reduktion von Nährstoffen zwischen 10 % und 95 % (Karmas und Harris 1988) (Abb. 11.4). Zugesetzt werden ernährungsphysiologisch unnötige und mitunter schädliche Zusatzstoffe (z. B. Farbstoffe, Konservierungsmittel, Geschmacksverstärker). Verpackungsmittel geben schädliche und gelegentlich als toxisch bewertete Substanzen ab, z. B. Bisphenol und Aluminium (Höbel et al. 2018; Umweltbundesamt Pressestelle 2010). Die Toxizität für den Menschen wird unterschiedlich bewertet. Offizielle Stellen gehen meist von einer Unbedenklichkeit aus, die wissenschaftlich nicht immer auf der nötigen Evidenz beruht (Umweltbundesamt Pressestelle 2010). Auch während der Herstellung und Verarbeitung kann es zu potenziell toxischer Belastung von Lebensmitteln kommen, z. B. durch Acrylamid. Acrylamid entsteht in kohlenhydrathaltigen (z. B. Stärke oder Zucker) Lebensmitteln, die hohen Temperaturen ausgesetzt werden, z. B. beim Backen, Braten, Frittieren oder auch bei der Kaffeeröstung. Demgegenüber entstehen beim Kochen oder Dünsten wegen der geringeren Temperaturen keine Aycrylamide (Deutsche Krebsgesellschaft 2019). Daneben beeinflussen wir unser Stoffwechselgeschehen und unseren Vitalstoffhaushalt durch eine Reihe weiterer Faktoren, z. B. (regelmäßigen) Konsum von Genussgiften, Medikamenten und Drogen. So können z. B. Diuretika bei der Behandlung der arteriellen Hypertonie Kalium und Magnesium ausschwemmen, die Einnahme der „Pille" hat einen erhöhten Bedarf an Folsäure und Vitamin B6 zur Folge. Alkohol entzieht dem Organismus neben Folsäure und Vitamin B6

Lebensmittel	Verarbeitung	Nährstoffe	Verlust
Geflügel	tiefkühlen	Vitamin B1, B2, Niacin	20-40%
Fisch	Konserve	B-Vitamine	70%
Milch	pasteurisieren	Vitamin C, B-Vitamine	10-25%
	ultrahomogenisieren	Vitamin C, Folsäure	15-30%
Rindfleisch	braten	B-Vitamine	36-60%
Schweinefleisch	braten	K, Mg	25-30%
Erdbeeren	tiefkühlen	Vitamin C	45%
Aprikosen	tiefkühlen	Vitamin C	25%
Gemüse	kochen	Vitamin B1, B2, C, Folsäure	50-75%
	dämpfen	Vitamin B1, Folsäure	15-30%
	kochen	Carotinoide	20-35%
Hülsenfrüchte	kochen	Cu, Fe, Zn	15-30%
Reis, poliert	kochen	Vitamin B1, B2, B6	50%
Pflanzenöle	raffinieren	Vitamin E	70%
	Lichtexposition	Vitamin E	30-60%
Weizenmehl	raffinieren	Vitamin E B-Vitamine viele Mineralstoffe und Spurenelemente	50-95%

Abb. 11.4 Nährstoffverluste durch Verarbeitung. (Mod. nach Karmas 1988)

auch Eisen, Zink, Magnesium und weitere Vitamine des B-Komplexes. Rauchen führt u. a. zu einem erhöhten Bedarf an Vitamin C und Vitamin B12. Ähnliches gilt für Lipidsenker, Protonenpumpeninhibitoren und Antazida, Gallensäurebinder, Kardiaka u. v. a. m. (Gröber 2015).

11.4 Stoffwechsel, Ernährung und oxidativer Stress

Sowohl im Rahmen endogener physiologischer Stoffwechselprozesse (z. B. oxidativer Phosphorylierung, Arachidonsäurestoffwechsel, Phagozytose) als auch exogener Belastungen (Alkohol, Rauchen, UV-Strahlung, Ozon, Umweltgifte, Stress etc.) entstehen reaktive Oxygenspezies (ROS, „freie Radikale"). Sie übernehmen im Stoffwechsel z. B. bei Regulations- und Steuerungsprozessen ebenso wie bei der Abwehr eingedrungener Krankheitserreger essenzielle Funktionen. Bei übermäßigem Anfall müssen sie zur Vermeidung oxidativer Zell- und Gewebeschäden durch Antioxidantien entgiftet werden, die dabei selbst verbraucht oder unter Einsatz anderer Vitalstoffe regeneriert werden. Unter den wichtigsten Antioxidantien finden sich „natürliche Radikalfänger", die optimalerweise über die Ernährung in ausreichender Menge zugeführt werden sollten, z. B. die Vitamine A, C, E, Carotinoide, verschiedene Minerale und Spurenelemente wie Zink, Selen, Mangan, Kupfer, eine Vielzahl phytochemischer Substanzen und Coenzym Q10.

▶ Bei unzureichender Entgiftung („oxidativer Stress") sind freie Radikale maßgeblich an der Entstehung chronischer Entzündungen, chronischer Morbidität und Mortalität (z. B. endothelialer Dysfunktion, kardiovaskulärer und demenzieller Erkrankungen, Osteoporose, u. v. a. m.) beteiligt.

Auch Alterungsprozesse und Krebsentstehung können durch sie getriggert werden (Gröber 2002; Sinclair 2020). Radikale entstehen in jeder sauerstoffverbrauchenden Zelle. Bei steigendem Bedarf, z. B. bei erhöhter Stoffwechselbelastung (z. B. Rauchen, Operationsbelastung mit Narkose, Reparatur- und Wundheilungsprozessen, Entzündungen, Bestrahlung, Sauna oder Sonnenbaden, bei sportlicher Betätigung, Einnahme von Medikamenten, konsumierenden Erkrankungen) steigt auch der Bedarf an schützenden Antioxidantien (Gröber 2002, 2011). Linus Pauling, Chemiker und zweifacher Nobelpreisträger, war es, der den bekannten und etablierten Zusammenhang einer suboptimalen bzw. Mangelernährung mit konsekutivem Ungleichgewicht bzw. Mangel im Nährstoffhaushalt und Induktion chronischer Krankheiten umgekehrt hat. Durch die genügende Zufuhr körpereigener Nährstoffe (orthomolekulare Medizin) postulierte er die Verhütung, Linderung oder Heilung chronischer Krankheiten. Dafür konnte er eine Vielzahl überzeugender Beweise liefern (Pauling 1992), die von der „orthodoxen Medizin" gerne ignoriert werden, ohne sie jedoch überzeugend zu entkräften! Honi soit qui mal y pense! Argumentiert wird damit, dass sich die hohen Erwartungen an die Behandlung mit „Antioxidantien" oder einer aus überwiegend Obst und/oder Gemüse bestehenden Ernährung in der klinischen Praxis nicht zu erfüllen scheinen. Schnell ist die „orthodoxe Medizin" mit kritischen Bewertungen zur Stelle. Sie vermisst nachweisbare Effekte, bewertet die Schutzwirkung als nicht nachgewiesen oder fraglich und warnt vor schädlichen Wirkungen. Die Datenlage scheint unübersichtlich und widersprüchlich, oder die Ergebnisse erreichen keine statistische Signifikanz. Beleuchtet man beispielsweise die Einflüsse der Ernährung hinsichtlich einer protektiven Wirkung z. B. bei Urothelkarzinomen der Harnblase, finden sich Ergebnisse, die potenziell schützende Effekte durch hohen Obst- und Gemüsekonsum (Sacerdote et al. 2007), allerdings nur bei unterschiedlichen Voraussetzungen wie Geschlecht und begleitendem Konsum von Fleisch, Alkohol und Tabak (Aune et al. 2009) oder nicht erreichter Signifikanz (Michaud et al. 1999) nachweisen. Andere Autoren finden, dass hoher Obstkonsum nicht jedoch Gemüse (Riboli und Norat 2003) oder hoher Gemüsekonsum nicht jedoch Obst (Lin et al. 2009) schützende Wirkung entfalten. Nachgewiesen werden konnte aber auch die Wirkungslosigkeit sowohl von Obst als auch Gemüse (Büchner et al. 2009; Larsson et al. 2008), mögliche positive Effekte zeigen sich allenfalls für Kreuzblütler wie Kohl, Broccoli und Sprossen (Munday et al. 2008), jedoch nur wenn sie roh und nicht gekocht genossen werden (Link und Potter 2004; Tang et al. 2008). Unstrittig negativ bewertet wird der Konsum von Fleisch, Schinken, Geflügel und Fisch (Fraser 1999; Michaud et al. 2006; Mills et al. 1991). Zweifellos kann nicht bestritten werden, dass Vitalstoffen (Vitaminen, Mineralen, Spurenelementen und auch phytochemischen Substanzen [sekundären Phytofaktoren]) essenzielle Funktionen im Stoffwechsel zukommen. So ist beispielsweise Ascorbinsäure (Vitamin C) an einer Vielzahl lebensnotwendiger Prozesse beteiligt. Neben seiner antioxidativen Potenz ist es unabdingbar für Hydroxilierungs-, Oxygenase- und Entgiftungsreaktionen, ist bedeutsam für den Eisenstoffwechsel, die Amidierung neuroendokriner Hormone und übernimmt wesentliche Aufgaben in Fettstoffwechsel, Bildung und Funktion von Kollagen und Bindegewebe sowie im Immunsystem (Gröber 2002). Die von Ernährungsgesellschaften derzeit empfohlene Tageszufuhr schwankt geschlechtsabhängig zwischen 95 mg und 110 mg. Einigkeit herrscht mit 155 mg täglich für Raucher (Deutsche Gesellschaft für Ernährung 2015). Demgegenüber liegen die Empfehlungen von Autoren, die sich intensiv u. a. der Vitamin-C-Forschung gewidmet haben, zwischen 1 g und 18 g täglich (Harrell et al. 1981; Leibovitz 1984; Pauling 1986; Williams und Deason 1967). Bei näherer Betrachtung dieser zunächst diskrepant erscheinenden Empfehlungen finden sich jedoch durchaus nachvollziehbare Erklärungen für die Einnahme höherer Dosierungen. Dazu hatte z. B. Pauling die Vitaminmengen in 110 Nahrungspflanzen bestimmt. Wird zur Deckung des täglichen Energiebedarfs eines Erwachsenen (ca. 2500 kcal) ausschließlich die jeweilige Nahrungspflanze aufgenommen, errechnete er eine tägliche Vitaminzufuhr, die überwiegend (sehr) deutlich über den Empfehlungen des Food and Nutrition Board (Institut of Medicine) lagen (Pauling 1992). Außer Primaten, einschließlich des Menschen und Meerschweinchen, sind Säugetiere in der Lage, die täglich benötigte Menge an Ascorbinsäure selbst zu synthetisieren. Werden die Tagesproduktionsmengen verschiedener Spezies analysiert und auf das Gewicht eines 70 kg schweren Menschen bezogen, ergeben sich Mengen von bis zu etwa 10 g täglich, abhängig von der Stoffwechselbelastung (Chatterjee et al. 1975). Beobachtet man die Nahrungsaufnahme von Gorillas in freier Wildbahn, liegt die Menge der über pflanzliche Nahrungsmittel zugeführten Ascorbinsäure bei etwa 4,5 g täglich (Bourne 1949). Um Laboraffen optimal zu ernähren, beträgt die täglich zugeführte Menge an Ascorbinsäure (bezogen auf 70 kg Körpergewicht) zwischen 1,75 g für Rhesusaffen und 3,5 g für Totenkopfäffchen (Portmann et al. 1967; Rinehart und Greenberg 1956). Kritisch bewertet werden könnte die Validität dieser zugegebenermaßen schon als historisch zu bezeichnenden Ergebnisse. Allerdings sollte nicht unberücksichtigt bleiben, dass sich die antioxidative Forschung weitgehend auf Ascorbinsäure beschränken musste. Die Mehrzahl phytochemischer Substanzen war noch nicht entdeckt. Ginge man also von einem optimalen Ascorbinsäuregehalt eines Apfels mit 7 mg aus, ergäbe sich unter Berücksichtigung der Empfehlung „five a day", eine Vitamin-C-Aufnahme von lediglich 35 mg. Unberücksichtigt bliebe allerdings die hohe antioxidative Kapazität zahlreicher darüber hinaus enthaltener sekundärer Inhaltsstoffe, z. B. Polyphenolen die der antioxidativen Wirkung von etwa 1,5 g reiner Ascorbinsäure in einem Apfel entspricht (Eberhardt et al. 2000).

▶ Gerne übersehen wird auch, dass die o. g., eher geringen „offiziellen" Tageszufuhrmengen ausschließlich Gültigkeit haben für gesunde Menschen ohne besondere Belastungen bei ausgewogener Ernährung. Wie realistisch die Umsetzung einer „ausgewogenen Ernährung" in unserer Gesellschaft jedoch ist, wurde bereits ausführlich dargestellt.

Ebensowenig dürfte das Gros der täglich im Bereich der niedergelassenen und stationären Versorgung behandelten Patienten den Kriterien „gesund" und „ohne besondere Belastungen" entsprechen! Eine stets unterstellte und vermeintlich durch Studien abgesicherte „ausgewogene" Ernährung muss kritisch hinterfragt werden, insbesondere, wie valide Daten zur Empfehlung von Nährstoffmengen aus wissenschaftlichen Versuchen gewonnen werden können! Oft stimmen die Voraussetzungen der Untersuchungen nicht mit den realistischen Bedingungen überein. Können aus Substitutionsstudien mit Einzelstoffen tatsächlich die vielfältigen Interaktionen und Abhängigkeiten mit weiteren, nicht beobachteten oder nicht (genügend) zugeführten Substraten abgeschätzt und relevante Funktionsaussagen getroffen werden? Die Ermittlung der exakten Lebensmittel- und Vitalstoffzufuhr über Fragebögen ist v. a. in großen Populationen und über längere Zeiträume nicht möglich. Ebenso lassen sich Größe von Nahrungsportionen, deren Frische, Reife- und Verarbeitungsgrad, Herkunft, Belastung mit Schadstoffen sowie Konzentration von Vital- und Inhaltsstoffen nicht vergleichen. Daneben gilt es zu klären, ob eine Vitalstoffzufuhr aus natürlichen Lebensmittelquellen mit der Zufuhr aus synthetischen Quellen vergleichbar ist. Wie genau können Begleitrisiken, z. B. berufliche Belastungen oder Belastungen im urbanen oder ländlichen Lebensraum, erfasst und berücksichtigt werden? Selbst bei absoluter Vergleichbarkeit aller genannten Faktoren müsste darüber hinaus geklärt werden, ob bei allen Probanden eine gleiche Disposition, z. B. für Malignome, besteht. Weiterhin müssen auch Faktoren wie körperliche Bewegung und Stressbelastungen Beachtung finden. Daraus wird ersichtlich, dass das derzeit wissenschaftlich am höchsten bewertete Instrument zum

Erkenntnisgewinn, die prospektiv randomisierte, kontrollierte Doppelblindstudie, bei dieser Fragestellung versagen muss. Um statistisch signifikante Unterschiede bei Berücksichtigung allein der hier exemplarisch genannten Faktoren nachweisen zu können, wären unrealistisch hohe Probandenzahlen bei nicht realisierbaren Kosten die Folge.

11.5 Erhöhter Vitalstoffbedarf bei gesteigerter Stoffwechselaktivität

Unbestritten besteht seit vielen Jahren Evidenz für einen mitunter erheblich gesteigerten Vitalstoffbedarf in Phasen gesteigerter und hoher Stoffwechselanforderungen, z. B. im Postaggressionsstoffwechsel, bei Wundheilungsprozessen, Fieber, Sepsis und Stressbelastungen, sowie für die Notwendigkeit einer adäquaten Zufuhr aller Mikronährstoffe als Voraussetzung für die Aufrechterhaltung des physiologischen Intermediärstoffwechsels (Hartig 1994). Dabei geht es in der Regel nicht, wie häufig von Kritikern artikuliert, die mit dieser Thematik weniger vertraut sind, um hoch- und überdosierte Zufuhr, sondern um das Erreichen eines hochnormalen Serumspiegels. Kein verantwortungsvoller Kraftfahrer würde einen Ölstand nahe des unteren Mindestgrenzwertes akzeptieren (Abb. 11.5), sondern ihn zur Sicherstellung der regelrechten Einsatzbereitschaft in jeglicher Beanspruchungssituation des Motors in den oberen Grenzbereich anheben, jedoch nicht darüber hinaus. Im Postaggressionsstoffwechsel mit gesteigertem Protein- und Energiestoffwechsel steigt der Bedarf an Mikronährstoffen ebenfalls an. Bei unzureichender Versorgung können sich daraus progrediente funktionelle und/oder strukturelle biochemische Folgen und Komplikationen bis zu Endstadien von Mikronährstoffmangelzuständen ergeben, die durch Sicherstellung einer adäquaten (postoperativen) Zufuhr vermieden werden können (Hartig 1994; Schorah et al. 1996).

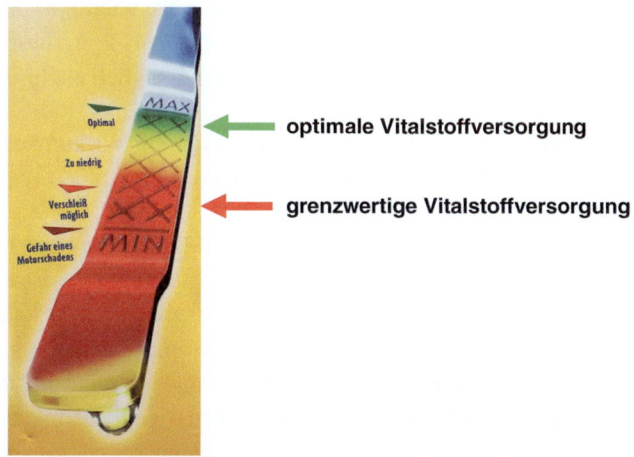

Abb. 11.5 Ungenügende Vitalstoffversorgung vergleichbar mit ungenügendem Motorölstand

11.6 Versorgungsdefizite vor und nach invasiver Therapie

Europaweit besteht bei etwa 30 % der zu einer stationären Behandlung aufgenommenen Patienten (Streubreite 20–50 %) eine manifeste Mangelernährung (Norman et al. 2008). Die multizentrisch durchgeführte German Hospital Malnutrition Study bestätigt bei 27 % der stationären Fälle eine mäßige bis schwere Ausprägung mit der höchsten Prävalenz bei onkologischen (37,6 %) und geriatrischen (56,2 %) Patienten (Pirlich et al. 2006). Assoziiert mit Mangelernährung sind erhöhte (periinterventionelle) Morbidität, prolongierte Hospitalisierung, erhöhte Letalität und konsekutiv höhere Kosten (Bertz und Zürcher 2014). In einer eigenen Untersuchung mittels Bioimpedanzvektoranalyse (einem Standardmessverfahren in der klinischen Ernährungsmedizin) waren 26 von 40 (65 %) konsekutiv zur stationären Anschlussheilbehandlung (AHB) nach radikaler Zystektomie mit Harnableitung (Conduit, Neoblase, Pouch) aufgenommenen Patienten mangelernährt (Zellner et al. 2014). Auch für Vitamin D3, als einem weiteren, für gesundheitliche Prävention und Therapie wesentlichen Vitamin, besteht eine inakzeptable Versorgungssituation. Insgesamt erreichen lediglich 11,8 % der Deutschen den Bereich >30 ng/ml (75 nmol/l) (Rabenberg et al. 2015), der von Experten als Mindestwert angesehen wird, während der präventive Normbereich zwischen 40 ng/ml und 60 ng/ml liegt (Gröber und Holick 2020) (s. auch Abschn. 4.4.2).

11.7 Phytochemische Substanzen und ihre potenziellen Wirkungen

Neben antioxidativen Effekten finden sich in der enormen Vielfalt phytochemischer Substanzen (sekundäre Pflanzenstoffe), z. B. Polyphenole, Terpene, Sulfidverbindungen und Saponine sowie deren Untergruppen (u. a. Flavonoide, Phenolsäuren, Carotinoide, Isothiocyanate, Triterpenoide, Steroide), weitere wichtige schützende Wirkungen. Bei ausgewogener Ernährung würden täglich etwa 1–2 g dieser Stoffe zugeführt, was etwa 5000–10.000 verschiedenen Verbindungen täglich entspricht.

▶ Phytochemische Substanzen entwickeln Wirkungen, die den Wirkzielen vieler moderner Chemotherapeutika entsprechen.

Darunter wurden u. a. die Inhibition und Blockade von Entzündungsmediatoren (z. B. Cox 2), Tumorinfiltration und Metastasenausbreitung, Rezeptoren für Wachstums- und Transskriptionsfaktoren, Thrombozytenaggregation, Resistenzentwicklung von Chemotherapeutika, intrazellulärer Signalkaskaden und metabolischer Toxinaktivierung nachgewiesen. Darüber können sie antihormonelle und antimikrobielle Effekte neben immunmodulierenden Wirkungen entfalten. Einige haben toxische Effekte auf Krebszellen, beeinträchtigen das tumoröse Zytoskelett oder aktivieren den Toxinabbau u. v. a. m. (s. nachfolgende Übersicht) (Béliveau und Gingras 2005; Servan-Schreiber 2008). Der potenziell entscheidende Vorteil gegenüber synthetischen Chemotherapeutika liegt bei natürlichen Pflanzeninhaltsstoffen in ihrer Entstehung im Rahmen der evolutionären Nahrungsmittelanwendung (s. o.) ohne relevante Nebenwirkungen und Toxizität bei nahezu unendlicher Kombinations- und damit Wirkungsvielfalt (Béliveau und Gingras 2005; Servan-Schreiber 2008).

Wirktargets phytochemischer Substanzen (mod. nach Servan-Schreiber 2008)
- Inhibition/Blockade von
  - Entzündungmediatoren (z. B. Cox 2)
  - Tumorinfiltration und Metastasenausbreitung
  - Rezeptoren für Wachstumsfaktoren
  - Transskriptionsfaktoren
  - Thromozytenaggregation
  - Resistenzentwicklung von Chemotherapeutika
  - Intrazellulären Signalkaskaden
  - Metabolischer Toxinaktivierung
- Antihormonelle Wirkung
- Antibakterielle Wirkung
- Immunmodulation
- Toxizität für Krebszellen/Störung des Zytoskeletts
- Aktivierung Toxinabbau
- u. v. a. m.

Durch ihren breiten Wirkungsansatz können sie bereits krankheitsauslösende Faktoren, z. B. freie Radikale, Toxine, Effekte des Rauchens, von Strahlung u. v. a. m., unmittelbar bei ihrer Aufnahme und Entstehung entgiften oder eliminieren. In der Phase der Initiation einer Krebsentstehung (Tage) können sie eine Blockade der karzinogenen Aktivität entwickeln. Sulforaphan (Brokkoli), Indol-3-Carbinol (Brokkoli, Kohl u. a. Kreuzblütler), Diallyldisulfid (Zwiebelgewächse, Knoblauch), Ellagsäure (Himbeeren). Curcumin (Curcuma), Epigallokatechin-3-Gallat (grüner Tee), Resveratrol (roter Traubensaft, Rotwein) und Lycopin (roter Farbstoff vieler Obst und Gemüsesorten, z. B. Tomaten) sind beispielsweise in der Lage, die Promotion (1–40 Jahre und mehr) zu beeinflussen. Proanthocyanidine und Anthocyanidine (Farbstoff in rotem, blauem oder violettem Obst und Gemüse, z. B. Heidelbeeren), Ellagsäure, Omega-3 Fettsäuren (Fischöl), Limonin (Bitterstoff z. B. in Orangenkernen) können die Tumorprogression behindern (Béliveau und Gingras 2005). Durch die regelmäßige, tägliche Zufuhr verschiedenster phytochemischer Substanzen in Form einer tatsächlich bunten und überwiegend pflanzlichen Ernährung werden dem Körper eine Vielzahl protektiver Substanzen im Sinne einer Polychemoprävention zugeführt. Ebenso wie sich Wirksamkeit und Verträglichkeit antineoplastischer Chemotherapeutika durch einen metronomischen Ansatz (hohe Frequenz kleiner Dosen über einen längeren Zeitraum) haben verbessern lassen (Abb. 11.6), können lebenslange negative Expositionsrisiken, Ernährungsgewohnheiten und krebsauslösende Nahrungsmittel ebenso effektiv im negativen Sinne „metronomisch" Morbidität und Mortalität beeinflussen (Abb. 11.7). Ebenso ist von einer tatsächlich ausgewogenen Ernährung ein positiver Effekt im Sinne

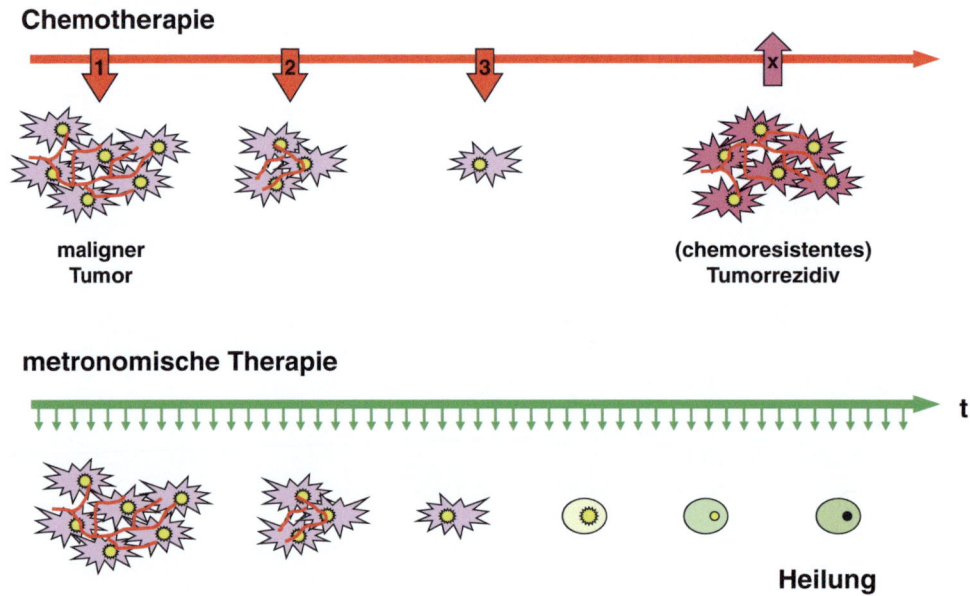

Abb. 11.6 Chemotherapie: Standard- vs. metronomische Therapie

Abb. 11.7 Metronomische progrediente Risikoexposition

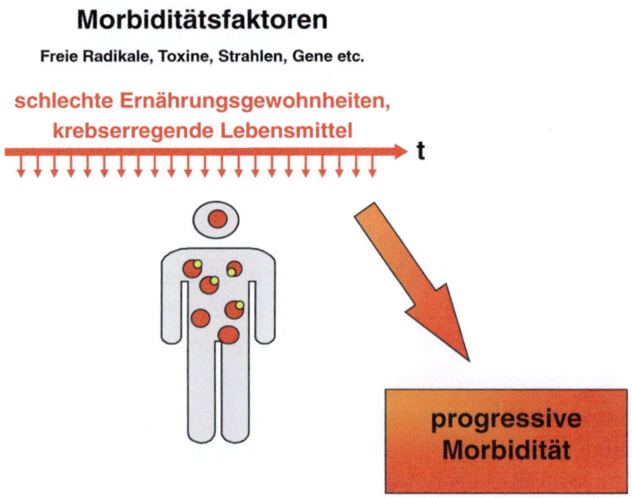

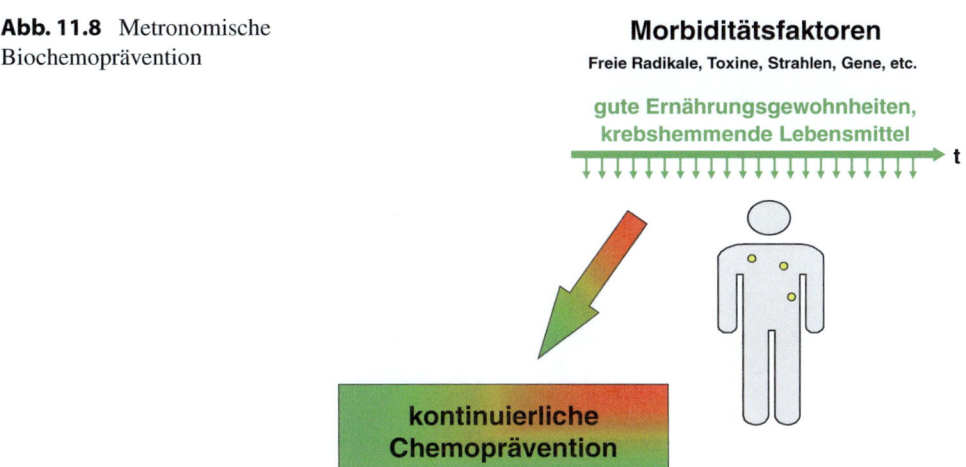

Abb. 11.8 Metronomische Biochemoprävention

einer metronomisch ansetzenden, phytochemischen Prophylaxe zu erwarten (Abb. 11.8). Eines der wichtigsten gesellschafts- und gesundheitspolitischen, aber auch individuellen Ziele unserer Zeit sollte die Umsetzung einer bunten und ausgewogenen Ernährung im Lebensalltag (ohne Rücksicht auf lobbyistische Befindlichkeiten), im Sinne dieses metronomisch polychemopräventiven Ansatzes, zur Reduktion von Morbiditäts- und Mortalitätsfaktoren (z. B. freien Radikalen, Toxinen, Strahlen, genetischer Disposition etc.) sein. Als essenzielle elementare Therapiesäule, nicht zuletzt nach invasiver (uroonkologischer) Radikalintervention, muss sich eine an den physiologischen Voraussetzungen ausgerichtete, optimale Ernährung etablieren. Bedeutung und Stellenwert in einer „modernen, aufgeklärten und formal evidenzbasiert orientierten Medizin" lassen sich jedoch insbesondere an einem Kostendeckungsbeitrag für täglich drei Mahlzeiten unter ca. 5 EUR (!) ablesen, den deutsche gesetzliche Krankenkassen den deutschen Klinika für die Ernährung ihrer Patienten bezahlen. Dennoch werden meinungsbildende Ernährungsexperten nicht müde, nahezu gebetsmühlenartig zu wiederholen, dass eine „ausgewogene Ernährung" für die Vitalstoffversorgung ausreichend und eine Nahrungsergänzung unnötig sei. Dabei ist der erste Teil des Satzes als unwidersprochen richtig anzuerkennen. Allerdings sollte ernsthaft darüber nachgedacht werden, wie hoch der Anteil der „ausgewogen" ernährten Menschen in einer Gesellschaft sein kann, in der gesundheitliche Störungen, Folgen und Komplikationen des metabolischen Syndroms (Fettstoffwechselstörung, Diabetes mellitus, Adipositas, arterielle Hypertonie) stetig zunehmen und Hyperurikämie noch immer nicht flächendeckend als elementarer kardiovaskulärer Risikofaktor anerkannt ist? Der überwiegende Teil dieser Gesellschaft ernährt sich von (vitalstoffarmen) z. B. industriell produzierten, weltweit transportierten, hochgradig verarbeiteten und konservierten Lebensmitteln (bzw. ist lebenssituationsbedingt darauf angewiesen).

> **Fazit**
> Effekte einer tatsächlich bunten, vielfältigen, ausgewogenen und frischen Ernährung:
>
> - Tägliche Aufnahme von ca. 1–2 g phytochemischer Moleküle
> - Einer Vielfalt von 5000–10.000 verschiedenen chemischen Verbindungen entsprechend
> - Wirktargets ähnlich der moderner Immun- und Chemotherapeutika
> - Jedoch ohne Toxizität und Nebenwirkungen
> - Bei nahezu unendlicher Kombinations- und damit Wirkungsvielfalt

11.8 Ausgewogene Ernährung – Ein Erklärungsversuch

11.8.1 Evolution der menschlichen Ernährung

Mit der Evolution des Menschen haben sich auch seine Nahrungsmittel parallel evolutionär entwickelt. Vor etwa 15 Mio Jahren haben Hominiden als erste menschenähnliche Individuen die Erde bevölkert. Verfügbare potenzielle Nahrungsmittel wurden empirisch oder durch Beobachtung anderer Individuen erprobt oder von Vorfahren überliefert. Unmittelbar toxische Reaktionen oder weniger gute Verträglichkeit führten zur Elimination; nachhaltige Verträglichkeit und positive Effekte hatten die Überlieferung als geeignete Lebensmittel über Generationen zur Folge (Abb. 11.9). Teilweise haben sich auch evolutionäre Ernährungsnischen gebildet. Dieser „Entwicklungsprozess" der „artgerechten" Ernährung erinnert an die Entwicklungsstufen moderner pharmazeutischer Substanzen, jedoch mit dem Vorteil

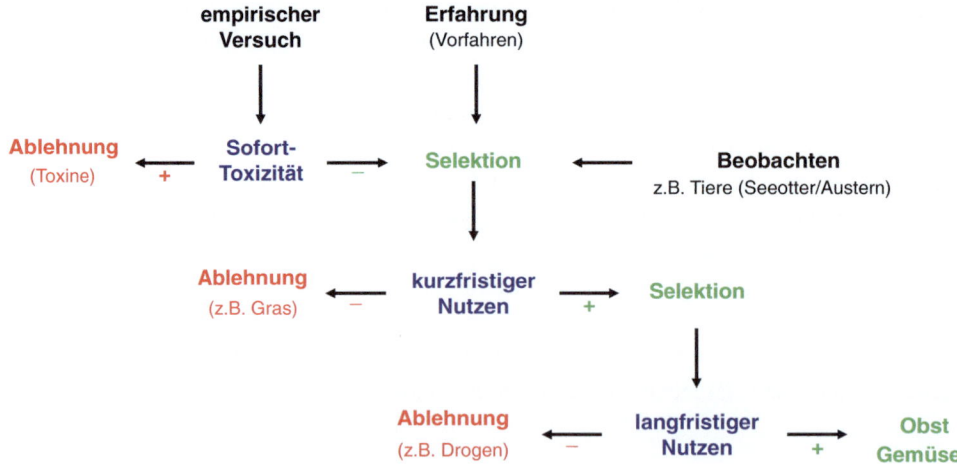

Abb. 11.9 Evolution der Ernährung. (Mod. nach Béliveau und Gingras 2005)

der Sicherheit über viele Jahrmillionen. Nach der Stufe der Jäger und Sammler in der menschlichen Entwicklungsgeschichte wurde vor etwa 300.000 Jahren die Fähigkeit des Kochens entwickelt. Vor etwa 200.000 Jahren erscheint der Homo sapiens in der Weltgeschichte, der vor etwa 7000 Jahren den Ackerbau erlernt. Immer schneller haben sich in der jüngeren Menschheitsgeschichte die Lebens- und Ernährungsgewohnheiten mit immer kürzer werdenden, evolutionären Anpassungsphasen verändert. Mit dem Beginn der Industrialisierung vor gut 100 Jahren beginnt in der Folge auch das Zeitalter der industriellen Lebensmittelproduktion, auf die der menschliche Organismus bisher nahezu keine evolutionären Reaktionsmöglichkeiten gehabt hat (Béliveau und Gingras 2005). Die aufgenommene Nahrung dient nach metabolischer Transformation als Energiespender und Baustoff. Da in früheren Zeiten keine regelmäßige Nahrungsaufnahme sichergestellt war (z. B. Misserfolg bei der Jagd, klimatische Einflüsse mit geringem Wachstum/Ernteausfälle), entstanden evolutionär teilweise Körperreservoirs, aus denen sich der Stoffwechsel bei marginaler Versorgungssituation bedient, um dennoch sämtliche Körperfunktionen aufrechterhalten zu können. Länger anhaltender Mangel bedingt zunächst eine Reduktion weniger wichtiger Funktionen, um bei Fortbestand der kritischen Versorgung Stoffwechselaktivitäten immer weiter zu verringern. Progrediente Funktionsstörungen gehen unspezifischen klinischen Symptomen voraus, um letztlich ausgeprägte klinische Mangelerscheinungen und Endstadien definierbarer Mangelkrankheiten zu entwickeln (Abb. 11.10). Durch optimale Zufuhr aller lebensnotwendigen Vitalstoffe, einschließlich der Aufnahme biophysikalisch und biochemisch einwandfreien Wassers als relevantem Trägerstoff für Nährstoffver- und Stoff-

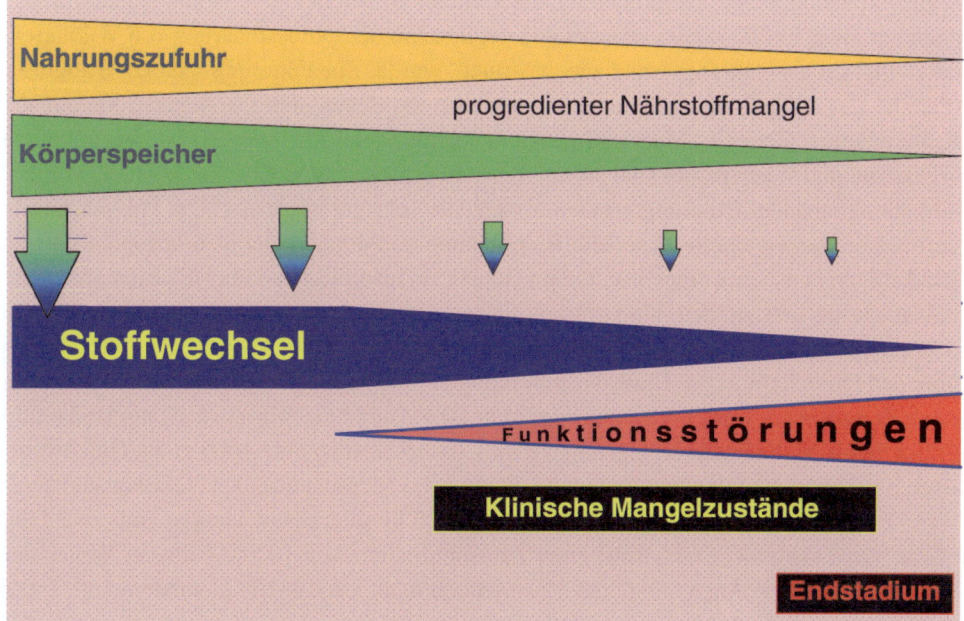

Abb. 11.10 Nährstoffmangel und seine Folgen

wechselabfall- und Giftstoffentsorgung sowie wesentlichem Reaktionsmedium aller Zellen, sollte eine regelrechte Stoffwechselfunktion und optimale (Wieder-)Befüllung der verfügbaren Nährstoffspeicher sichergestellt werden. Trotz mittlerweile endemischer und progredient steigender Diabeteszahlen sowie unverändert hoher ernährungsabhängiger Morbidität (metabolisches Syndrom), kaum wirksamen therapeutischen Ansätzen und weiter steigenden Kosten wird von den Experten der Ernährungsgesellschaften unbeirrt eine tägliche, etwa 50 %ige Energiezufuhr aus kohlenhydratreicher Ernährung propagiert. Noch immer gelten „Zerealien" und Vollkorn als Inbegriff der gesunden Ernährung. Eine bemerkenswerte und diskussionswürdige Publikation (Wührer 2015) stellt im Hinblick auf die evolutionäre Lebensmittelentwicklung die berechtigte Frage, ob es sich dabei tatsächlich um eine Ernährungsform handelt, die als „artgerecht" bezeichnet werden kann, und ggf. ein Umdenken angebracht sein könnte. Aus den frühen „Insektenfressern" vor etwa 200 Mio Jahren sind vor etwa 80 Mio Jahren Primaten hervorgegangen, die sich über Hominoidae vor 23 Mio Jahren zu Vormenschen (Hominini) vor 6 Mio weiterentwickelten. Über Australopithecus (vor etwa 4 Mio Jahren) und Homo erectus (vor 2 Mio Jahren) erscheint vor gerade einmal 200.000 Jahren der Homo sapiens, der „moderne" Mensch. Während sich Primaten als Omnivoren (Allesfresser) überwiegend von Insekten und Kleintieren in Kombination mit Beeren, Früchten, Blättern, Nüssen, Pilzen, Wildgemüsen und Kräutern ernährten, kam es durch die Gebietsveränderung des Australopithecus africanus (Verlassen der Wälder in die Steppen und Savannen Ostafrikas) zu einer enormen Veränderung der Nahrungszusammensetzung. Es werden nun zusätzlich auch frisch verendete, später auch gejagte Großtiere verzehrt. Durch die fett- und proteinreichere Ernährung wird ein enormer Evolutionsschub durch eine nahezu „explosionsartige" Vergrößerung des Gehirns eingeleitet. Der Homo sapiens wurde dann vor etwa 10.000 Jahren sesshaft und beginnt mit der Domestizierung von Wildtieren, deren Fleisch als Nahrungsgrundlage „geerntet" wurde. Zur Fütterung wurden Wildgräser (Familie der Süßgräser) angebaut und gezüchtet, aus denen sich im weiteren Verlauf die Kulturpflanzen Getreide, Mais und Reis entwickelt haben (Wührer 2015). Grasfressende Weidetiere und Wiederkäuer sind an die Verstoffwechselung von Gräsern durch die Verdauung ermöglichender Mikroorganismen evolutionär sehr gut angepasst. Die Polysaccharide der Gräser werden durch diese Mikroorganismen zu Monosacchariden abgebaut und zu kurzkettigen Fettsäuren umgebaut, die im Dünndarm resorbiert und über die Blutbahn in die Leber transportiert werden. Dort entsteht daraus eine Vielzahl langkettiger Fettsäuren, die u. a. als Energieträger Verwendung finden. Nur etwa 10–15 % der Monosaccharide gelangen über den Dünndarm in die Blutbahn. Für ein etwa 700 kg schweres Rind bedeutet das bei einer Tagesportion von 20 kg Gras oder Heu eine Aufnahme von etwa 10 kg Stärke und Zellulose als Vielfachzucker. Davon gelangen 10–15 %, also 500–1000 g, als Glukose ins Blut. Bei vergleichbarer evolutionärer Anpassung des Menschen an den „Graskonsum" entspräche das bei einem Körpergewicht von etwa 70 kg und einem Verzehr von etwa 1 kg „Gras" (also Getreide, Mais, Reis) einer Zuckeraufnahme von 1000 g Glukose. Wegen der fehlenden humanen Anpassung erscheinen jedoch nicht nur 50–100 g, sondern 100 % der aufgenommenen Zuckermenge im Blut. Eine evolutionäre Anpassung würde eine genetische Adaptation durch genetische Veränderung mit konsekutiver Entstehung einer neuartigen En-

Süßgräser	Kohlenhydrate Stärke	Eiweiß	Fett	Ω 6 : 3
Weizen	61 %	12 %	2 %	14 : 1
Dinkel	69 %	11 %	3 %	15 : 1
Gerste	64 %	10 %	2 %	10 : 1
Hafer	60 %	12 %	7 %	27 : 1
Hirse	69 %	10 %	4 %	14 : 1
Roggen	60 %	9 %	2 %	7 : 1
Reis	78 %	7 %	1 %	36 : 1
Mais	65 %	9 %	4 %	22 : 1

Abb. 11.11 Makronährstoffgehalt von Nahrungsgetreide. (Mod. nach Wu et al. 2017)

zymausstattung erfordern. Unter der Annahme eines Generationszyklus von 30 Jahren würde ein derartiger Anpassungsprozess einen Zeitraum von 100.000–200.000 Jahren erfordern. Ackerbau und damit verbunden der umfangreiche Einzug von „Gräsern" in die Ernährung des Menschen wird allerdings erst seit etwa 7000 Jahren betrieben. Das erste Brot wird vor etwa 6500 Jahren gebacken. Auf einem Zeitstrahl seit den ersten Anfängen als Insekten- und Fleischkonsumenten vor 200 Mio Jahren betrachtet, machen diese letzten, knapp 10.000 Jahre der Getreideverfügbarkeit gerade einmal 0,005 % der insgesamt verstrichenen Zeit aus, die von zunehmendem Konsum von Stärke und deren negativen Einflüssen auf Morbidität und Mortalität gekennzeichnet ist (Stefansson 1960; Wührer 2015)! Die Analyse der enthaltenen Makronährstoffe in den ernährungsphysiologisch noch immer hochgehandelten „Vollkornprodukten" aus Süßgräsern dokumentiert allerdings deren eher fragwürdige Wertigkeit für den menschlichen Stoffwechsel: Durchschnittlich 66 % Stärke stehen lediglich etwa 10 % Proteinen und nur 3 % Fett bei einem ungünstigen Omega-6- zu Omega-3-Verhältnis von 18:1 gegenüber (Gonder et al. 2012) (Abb. 11.11).

11.8.2 Kohlenhydratmetabolismus und seine Folgen

Die Auswirkungen eines exzessiven Kohlenhydrat- und Stärkekonsums auf den Stoffwechsel soll ein kurzer Exkurs in die Biochemie der Stärke erläutern. Stärke besteht zu etwa 20–30 % aus Amylose, linearen Ketten von Glukosemolekülen mit helikaler Struktur, und zu 70–80 % aus Amylopektin, das aus stark verzweigten Glukosemolekülketten besteht. Amylasen bewirken eine schnelle hydrolytische Abspaltung von Glukosemolekülen mit konsekutiv raschem und starkem Blutzuckeranstieg (Biesalski et al. 2010). Unter physiologischen Bedingungen besteht Blutzuckerhomöostase zwischen 70 mg/dl und 110 mg/dl. Das bedeutet, dass in den etwa 5 l Blut eines 70 kg schweren Menschen insgesamt etwa 3,5–5,5 g Glukose enthalten sind. Um dieses Gleichgewicht konstant zu halten, bedarf es einer intensiven hormonellen Regulation. Häufig kohlenhydrat- und stärkereiche

Nahrung führt wegen des intensiven Anstiegs der Blutglukose zu entsprechend hoher Insulinausschüttung. Zur Vermeidung einer potenziell vital bedrohlichen Hypoglykämie erfolgt eine Gegenregulation durch Sekretion von Glukagon, Adrenalin, Noradrenalin und Kortisol, was biochemisch mit einer charakteristischen Stressreaktion gleichgesetzt werden kann. Resultat ist nicht eine weitgehende, physiologische Blutzuckerkonstanz, sondern ein im Tagesverlauf stark schwankender Blutzuckerspiegel. Die Insulinwirkung ermöglicht eine gesteigerte Glukoseaufnahme in Zellen und Gewebe. In der Leber wird Glukose in das Reservekohlenhydrat Glykogen umgewandelt (Glukoneognese), von dem bei hohem Kohlenhydratangebot ca. 150 g in der Leber, etwa 250 g in der Muskulatur sowie ein deutlich geringerer Anteil auch in den Nieren gespeichert werden kann. Bei anhaltender Kohlenhydratzufuhr und gesättigten Glykogenspeichern ist eine gesteigerter hepatische Fettsynthese (Triglyzeride, Cholesterin) die Folge. Gesundheitliche Konsequenz sind u. a. progrediente Insulinresistenz, Diabetes mellitus, Übergewicht, Adipositas, Fettleber und (nichtäthyltoxische) Fettleberhepatitis (Lückerath und Müller-Nothmann 2008; Biesalski et al. 2010). Daneben führt die wiederholte und hohe Insulinausschüttung zur Freisetzung von Zytokinen (u. a. Interleukin [IL] 1, IL-6, IL-8, TNF-α), die über die Stimulation von NFκB („nuclear factor kappa-light-chain-enhancer of activated B cells") und seinen Einflüssen auf Immunantwort, Zellproliferation, Apoptose, Cox-2-Synthese u. v. a. m. proinflammatorische, den Alterungsprozess beschleunigende, Proliferation, Metastasierung, Überleben und Chemoresistenz von Tumoren beeinflussende Effekte ausüben (Winters und Higgins Kelley 2018; Wührer 2015). Darüber hinaus stimuliert Insulin Wachstumsfaktoren (IGF-1), die wiederum durch ihre Einflüsse u. a. auf Zellproliferation, Apoptose, Angioneogenese, Metastasierung und Chemoresistenz wachstumsfördernde Wirkung auf Krebserkrankungen haben können (Winters und Higgins Kelley 2018). Dazu kommen direkte krebsfördernde Wirkungen der erhöhten Blutglukose auf die Expression von Krebswachstumsfaktoren, Suppression von Protein p53 und Glutathionperoxidase-1-Expression (Onodera et al. 2014; Wu et al. 2010; Winters und Higgins Kelley 2018). Daneben werden Entstehung und Progredienz einer (Tumor-)Kachexie über den direkten Einfluss eines erhöhten Blutglukosespiegels auf die Insulinresistenz unterstützt (Winters und Higgins Kelley 2018). Letztendlich fördern und unterhalten diese pathobiochemischen Prozesse einen chronischen Entzündungsprozess. Folge sind eine Vielzahl, für unser Gesundheitssystem relevanter Störungen und Erkrankungen (s. Übersicht zu chronischer Entzündung und potenziellen Folgen). Proinflammatorische Stimuli führen zu einer erheblichen Änderung der metabolischen Energiegewinnung in dendritischen Zellen und Makrophagen. Vergleichbar dem Warburg-Effekt in Tumorzellen wird von oxidativer Phosphorylierung auf Glykolyse umgestellt. Einen relevanten Einfluss hat dabei sowohl unter Normoxie wie Hypoxie HIF-1a (Hypoxie-induzierter Faktor) (Kelly und O'Neill 2015). Dies könnte eine mögliche Erklärung für positive therapeutische Effekte einer kohlenhydratarmen bzw. ketogenen Ernährung bei einer Vielzahl von Erkrankungen sein (s. Übersicht zu Krankheiten mit positiven Therapieeffekten durch kohlenhydratarme/ketogene Ernährung) (Kämmerer et al. 2015;

Winters und Higgins Kelley 2018). Daneben ist auch der Einfluss einer traditionellen Ernährung bei Einbindung in den originären Kulturkreis von Bedeutung. Übersiedeln z. B. Nigerianer aus ihrer afrikanischen Heimat mit niedriger Krebsprävalenz in die Wohlstandslebensweise der Vereinigten Staaten, zeigt sich eine mitunter dramatisch zunehmende Krebsprävalenz. Als ursächlich dafür angesehen werden u. a. die Abkehr von der traditionellen Ernährungsweise des Heimatlandes und die schnelle Anpassung an die Ernährungsgewohnheiten des Gastlandes. Aufgeweicht wird diese Beobachtung allerdings durch eine steigende Krebsprävalenz auch in den Heimatländern, nicht zuletzt wegen der zunehmenden Verbreitung „westlicher Ernährungsgewohnheiten" (Stefansson 1960). Bekannt ist auch die Zunahme der Prostatakarzinominzidenz und reduzierten Überlebensraten bei Einwanderern aus Regionen mit niedrigem Risiko in Gebiete mit hohem Erkrankungsrisiko (Shimizu et al. 1991; Clegg et al. 2002).

Chronische Entzündung und potenzielle Folgen
- Rezidivierende Infektionen
- Augenschäden, z. B.
  - Macula- und Retinadegeneration
  - Katarakt
- Hautschäden, z. B.
  - Psoriasis
  - Dermatitis
  - Melanom
- Osteoporose, Arthritis
- Lungenerkrankungen, z. B.
  - Asthma
  - COPD (chronisch obstruktive Lungenerkrankung)
  - ARDS (akutes Lungenversagen)
- Nepritiden
- Kardiovaskuläre Erkrankungen, z. B.
  - Atherosklerose
  - Arterielle Hypertonie
  - Koronare Herzkrankheit
  - Myokardinfarkt
  - Kardiofibrose
  - Herzinsuffizienz
- Allergien
- Depressionen
- Malignome

> **Krankheiten mit positiven Therapieeffekten durch kohlenhydratarme/ketogene Ernährung (mod. nach Kämmerer et al. 2015; Winters und Higgins Kelley 2018)**
> - Adipositas/Übergewicht
> - Diabetes/Prädiabetes
> - Fettstoffwechselstörung
> - Fettleber
> - Chronische Entzündungen
> - Epilepsie
> - Alzheimer
> - Autoimmunerkrankungen
> - Tumorerkrankungen

11.8.3 Sinnvolle Ernährung – Aktueller Stand

Angelehnt an die Empfehlungen der Deutschen Gesellschaft für Ernährung sollte eine gesunde, ausgewogene Ernährung möglichst vielseitig sein. Es sollte nicht nur gegessen werden was schmeckt, sondern auch individuell gut vertragen wird. Dabei sollte dauerhaft auf eine möglichst geringe Zufuhr v. a. kleinmolekularer Kohlenhydrate (z. B. Zucker, Weißmehlprodukte, Reis, Nudeln, Kartoffeln, Süßigkeiten, Kuchen, Mehlspeisen, Fertiglebensmittel, Limonaden, fertige Fruchtsaftgetränke etc.) geachtet werden. Kohlenhydrate sind keine „essenziellen" Nährstoffe und können durch den Organismus in der benötigten Menge problemlos aus Proteinen und Fetten synthetisiert werden! Um Ursachen und fatale Folgen des metabolischen Syndroms für Individuum und Gesellschaft schnellstmöglich zu vermindern, sollte ohne lobbyistische Rücksichtnahme, schnellstmöglich der Kohlenhydratkonsum dramatisch reduziert werden! Der Konsum tierischer Fette, v. a. von Mastfetten aus industrialisierter Zucht mit Fütterung von Getreide, Silage und v. a. Mais, und der daraus resultierenden Ernährungskonsequenz einer hohen Aufnahme proinflammatorischer Omega-6-Fettsäuren sollte umgestellt werden, zugunsten eines höheren Fischverzehrs. Mindesten 2-mal wöchentlich sollte fetter Tiefseefisch (antiinflammatorische Omega-3-Fettsäuren!) konsumiert werden. Da nicht zuletzt aus ökologischen Gründen zunehmend weniger realisierbar (Überfischung umweltbelasteter Meere!), sollte eine tägliche Bedarfsdeckung mit essenziellen Omega-3-Fettsäuren (Eicosapentensäure (EPA), Docosahexaensäure (DHA)) über gereinigtes Fisch- oder Algenöl erfolgen. Omega-3-Fettsäuren pflanzlichen Ursprungs (z.B. Alpha-Linolensäure aus Leinöl) kann von der überwiegenden Mehrzahl der Menschen nur zu etwa 0,5 bis 5 % in lebensnotwendige EPA und DHA umgewandelt werden. Eine ausreichende Trinkmenge (erreicht bei einer Harnausscheidung von mindestens 1500 ml täglich) sollte überwiegend durch die Zufuhr biochemisch und biophysikalisch einwandfreien (artesischen Quell-)Wassers erreicht werden. Daneben bietet sich der Genuss von grünem, Kräuter- und Früchtetee an. Der Obstkonsum sollte auf 2 Portionen pro Tag (etwa zwei Hände voll) beschränkt werden (hoher Zuckergehalt, v. a. Fruktose!). Genussgifte wie Rauchen und Alkohol sollten vermieden werden. Einer oftmals unzureichenden Vitalstoffversorgung sollte insbesondere in der Phase eines interventionellen Aggressionsstoffwechsels durch eine optimale Vitalstoffversorgung zur Sicherung optimaler Stoffwechselprozesse in Form eines biologisch einwandfrei produzierten, umfassenden Konzentrats aus biologischer Produktion (Lebensmittel statt erneut Chemie!) entgegengesteuert werden.

11.9 Hyperurikämie – Hohes Morbiditätsrisiko

Harnsäure führt, linear mit ihrer Konzentration ansteigend, zu einer Induktion inflammatorischer Prozesse. Dabei interagieren Harnsäurekristalle mit Toll-like-Rezeptoren an der Zelloberfläche von Makrophagen und neutrophilen Granulozyten, gleichermaßen wie Glukose und Cholesterin. Intrazellulär kommt es zu einer Aktivierung des sog. Inflammasoms, einem Teil des unspezifischen Immunsystems mit konsekutiver Freisetzung von Interleukin 1 als einem wesentlichen Mediator der (chronischen) Entzündungsreaktion. Weitere Entzündungsfaktoren einer Hyperurikämie sind die Freisetzung von C-reaktivem Protein (CRP), Interleukin 6 (IL-6), Interleukin 18 (IL-18), Tumornekrosefaktor alpha (TNF-α) sowie eine Leukozytose (Ghaemi-Oskonie und Shi 2011). Daneben kommt es über eine verminderte Freisetzung von Stickstoffmonoxid (NO) zu endothelialer Dysfunktion und Insulinresistenz (Wu et al. 2017). Damit stellt Harnsäure einen ebenso bedeutenden Risikofaktor für die Entstehung des metabolischen Syndroms dar, wie das „tödliche Quartett" aus Fettstoffwechselstörung, Adipositas, Diabetes mellitus und arterieller Hypertonie. Als eine der wesentlichen Harnsäurequellen gilt der endogene Fruktoseabbau durch Phosphorylierung zu Fruktose-1-Phosphat. Das dabei verbrauchte Adenosintriphosphat wird durch weitere Degradierung zu Adenosin, das im weiteren Verlauf zu Harnsäure abgebaut wird. Als eine der wichtigsten Fruktosequellen gelten Fertiglebensmittel jeder Art. Da Fruktose kostengünstig enzymatisch aus Maisstärke hergestellt werden kann, über eine bessere Löslichkeit und stärkere Süßkraft als anderweitige Zucker verfügt, stellt Fruktose den vorherrschenden Süßstoff in industriell gefertigten Lebensmitteln einschließlich der weitverbreiteten Frühstückszerealien dar (Basciano et al. 2005; Wallner 2009). Als weitere wichtige Fruktosequellen gelten Saccharose (= Haushaltszucker), Obst, natürliche und gezuckerte Fruchtsäfte sowie gezuckerte Softdrinks (Choi und Curhan 2008). Während Nahrungseiweiß eine Steigerung der renalen Harnsäureausscheidung bewirkt, kommt es durch Nahrungsfette, Alkohol und in der Initialphase des Fastens (Postaggressionsstoffwechsel!) zu einer Reduktion mit konsekutivem Harnsäureanstieg. Auch Kohlenhydrate bewirken einen gesteigerten Purinabbau mit konsekutiver Harnsäurebelastung. Für eine purinarme Ernährung sollte auf eine fleischarme Kost geachtet werden. Auf Sardinen, Haut von Geflügel und Fisch, Fleischextrakte und Konservierungsstoffe sollte ebenso wie auf Alkohol verzichtet werden. Gewichtsreduktion, Muskelaufbautraining und Kohlenhydratrestriktion führen über eine Senkung von Blutglukose- und

Insulinspiegel zu einer Reduktion der Insulinresistenz und Steigerung der Harnsäureausscheidung. Gleichzeitig kommt es über eine reduzierte körpereigene Lipidsynthese zu einer Reduktion erhöhter Triglyzeride und einer gesteigerten Harnsäureausscheidung (Lückerath und Müller-Nothmann 2008; Biesalski et al. 2010). Daneben sollte die renale Harnsäureausscheidung durch eine adäquate Trinkmenge (erreicht bei einer Urinausscheidung von etwa 1500 ml/Tag), optimalerweise biophysikalisch einwandfreien Wassers (s. Abschn. 11.10.2), unterstützt werden.

11.10 Trinkwasser – Essenzielles Lebensmittel

11.10.1 Trinkwasserbelastungen

Noch weniger Gedanken als über die Folgen einer übermäßigen Zuckermast macht sich unsere Gesellschaft über „gesundes Wasser". Sprudelt es doch in nahezu beliebiger Menge in der Annahme „höchster Qualität" aus der Wasserleitung. Weit entfernt sind Gebiete, in denen der überwiegende Teil der Bevölkerung keinen Zugang zu unbedenklichem, sauberem und gesundheitlich unbedenklichem Trinkwasser hat. Durch die Deutsche Trinkwasserverordnung (DVGW 2019) wird sichergestellt, dass die Grenzwerte von 36 potenziell gesundheitsschädlichen Inhaltsstoffen nicht überschritten werden. Ungeklärt bleiben allerdings Auswirkungen mehrerer tausend, vielfach unbekannter, nicht erfasster/erfassbarer Inhaltsstoffe, z. B. chemischer Rückstände, Verunreinigungen jährlicher chemischer Neusynthesen, Müll, Insekten- und Pflanzenschutzmittel, Medikamentenrückstände und -ausscheidungen, Mikro- und Nanopartikel, unverrottbarer Kunststoffe, gelöster (Verbrennungs-)Gase u. v. a. m. (Abb. 11.12). Mögliche Auswirkungen auf die Gesundheit sind schwer abzuschätzen und überwiegend nicht untersucht! So kann z. B. zur Trinkwasserdesinfektion eingesetztes Chlor (reaktionsfreudiges Halogen) mit gelösten Wasserin-

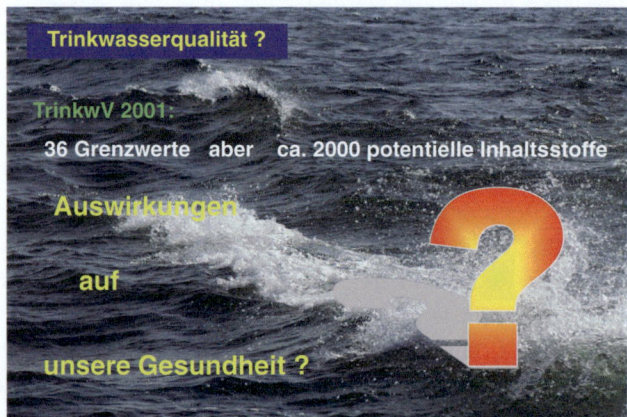

Abb. 11.12 Trinkwasserverordnung und Trinkwasserqualität

haltsstoffen zu neuen chemischen Verbindungen (sog. Chlorierungsnebenproduktem) mit potenziell mutagenen und karzinogenen Eigenschaften (Lundqvist et al. 2019) reagieren, z. B. aromatischen Aminen mit konsekutiv steigendem Blasenkrebsrisiko (Villanueva et al. 2003). Darüber hinaus beschrieben wird ein erhöhtes Risiko für Hypercholesterinämie, Arteriosklerose, arterielle Hypertonie, Herzinfarkt und Krebs (Bernard 2007; Clapp et al. 2006; Hattersley 2000; Wones und Glueck 1986). Zwar ist in „westlichen Ländern" der Handel mit „Gourmet-Wasser" und durch mitunter fragwürdige Verfahren „veredelten" Wässern zu einem lukrativen Geschäftsmodell geworden. Teilweise werden bereits Literpreise im zweistelligen Eurobereich (!) bezahlt. Dennoch wird die Frage nach realen Qualitätsunterschieden kaum gestellt. In der modernen Medizin wurden die historisch hilfreichen Erfahrungen der Hydrotherapie aus Pfarrer Kneipps Zeiten abgelöst durch „evidenzbasierte" Pharmakotherapie. Dennoch sollte der potenziell gesundheitsrelevante Einfluss der Substanz „Wasser" nicht außer Acht gelassen werden. Dabei sollte das Augenmerk nicht nur auf eine quantitativ optimale Zufuhr, sondern ebenso auf biochemisch und biophysikalisch einwandfreies Wasser und seinen daraus möglicherweise bedeutenden Eigenschaften (Pollack 2013) als essenziellem Medium sämtlicher, das Leben ermöglichenden, biochemischen Reaktionen gerichtet werden.

11.10.2 Trinkwasser – Biophysikalische Eigenschaften und Physiologie

Trotz seiner physikalischen Besonderheiten werden Wasser und seine Effekte auf physiologische und pathophysiologische Prozesse in biologischen Organismen bisher kaum wahrgenommen. Dennoch konnten mit etablierten zellfreien und biologischen Testsystemen zur Prüfung pharmakologischer Substanzen nachdenklich stimmende Ergebnisse zu möglichen Qualitätsunterschieden von Wasser natürlichen Ursprungs im Vergleich zu industriell verarbeitetem Wasser erhoben werden. In einem zellfreien Testsystem wurden zwei handelsübliche Quellwässer (Glasflasche) mit Wasser eines deutschen Discounters (Plastikflasche) verglichen. Hinsichtlich ihrer antioxidativen Wirkung zeigten die beiden Quellwässer eine konzentrationsabhängige, statistisch signifikante ($p < 0,01$) Zunahme um bis zu knapp 60 %, während es bei dem Wasser aus dem Supermarkt sogar zu einer Reduktion kam, die jedoch nicht statistisch signifikant war (Abb. 11.13). Ebenso wurde der Einfluss der drei Testwässer auf die Zellvitalität von Fibroblasten (Zelllinie L 929) untersucht. Während sich die Vitalität der Zellen mit zunehmender Konzentration der Quellwässer vergleichbar und statistisch signifikant verbesserte, kam es bei dem Wasser aus der Plastikflasche zu einer signifikanten Reduktion (je $p < 0,01$) (Abb. 11.14). In einer weiteren Testreihe wurden in einem ebenfalls etablierten Testansatz zur Zellregeneration, Zellproliferation und Zellmigration untersucht. Dafür wurden Bindegewebszellen in Nährlösung auf Kulturplatten in speziellen Inserts inkubiert, sodass sich nach Entfernung der Inserts zwischen den Zellkulturen ein wachstumsfreier Spalt von 500 µm befindet (Abb. 11.15). Nach Zugabe der Testwässer in unterschiedlichen Konzentrationen zeigte sich nach

Abb. 11.13 Antioxidative Wirkung verschiedener Wässer im zellfreien Testsystem. (Aus Dartsch PC (2018) Testbericht Wasser. Dartsch Scientific GmbH, Wagenfeld)

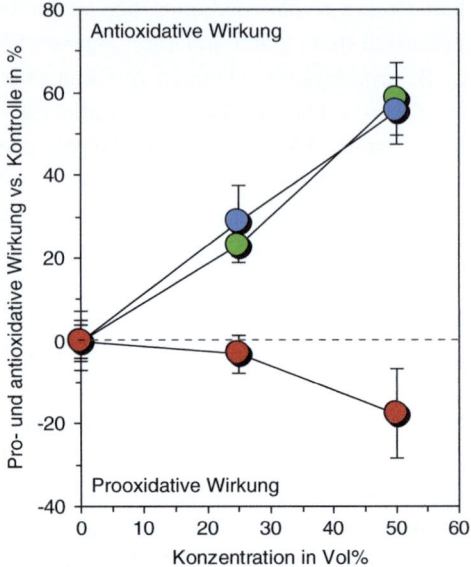

Abb. 11.14 Einfluss verschiedener Wässer auf die Zellvitalität. (Aus Dartsch PC (2018) Testbericht Wasser. Dartsch Scientific GmbH, Wagenfel)

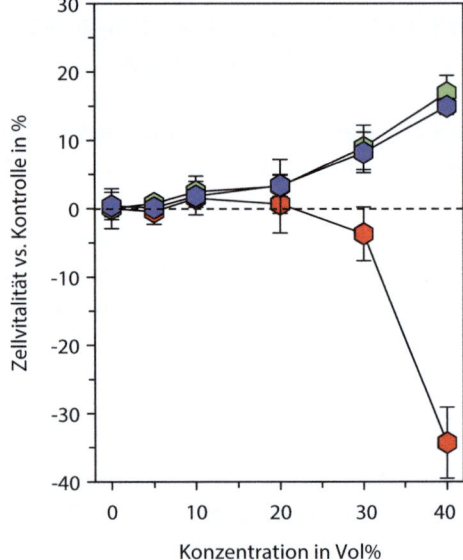

48-stündiger Kultivierung weder für die mitgeführten Kontrollen noch für das Wasser aus der Plastikflasche eine relevante Änderung (Abb. 11.16). Bei den Quellwässern kam es bei einer Konzentration über 10 Vol% zu einer signifikanten (je p <0,01) quantitativen und auch visuell offensichtlichen Zunahme von Zellproliferation und -migration (Abb. 11.16

Abb. 11.15 Testsystem zur Untersuchung der Zellregeneration

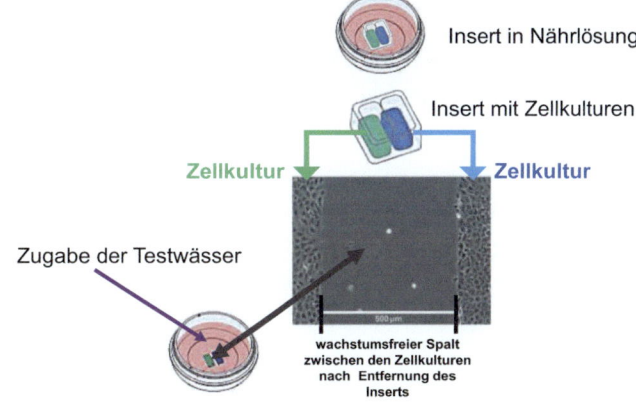

Zellregeneration: visuelle Auswertung

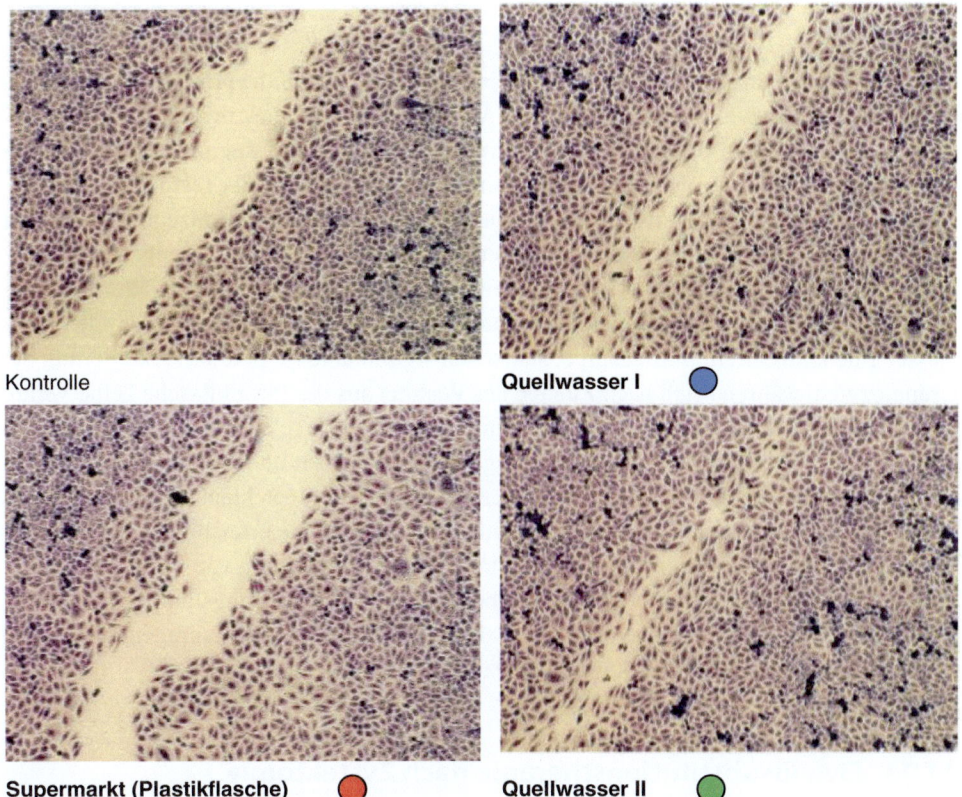

Abb. 11.16 Einfluss verschiedener Wässer auf die Zellregeneration, visuelle Auswertung. (Aus Dartsch PC (2018) Testbericht Wasser. Dartsch Scientific GmbH, Wagenfeld)

Abb. 11.17 Einfluss verschiedener Wässer auf die Zellregeneration, quantitative Auswertung. (Aus Dartsch PC (2018) Testbericht Wasser. Dartsch Scientific GmbH, Wagenfeld)

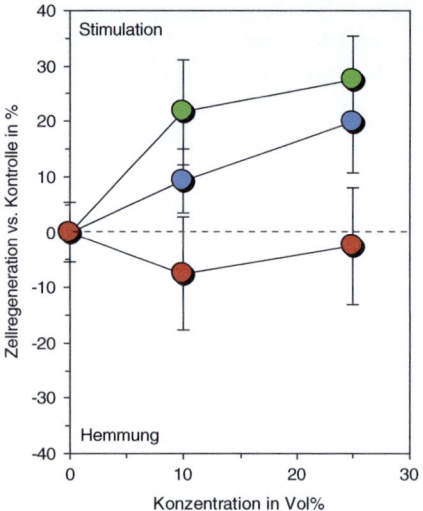

und 11.17). Weiterhin wurden zum Nachweis einer Wirkung auf die primäre unspezifische Abwehr Promyelozyten in schwimmender Massenkultur mit Dimethylsulfoxid (DMSO) zu funktionellen neutrophilen Granulozyten stimuliert, die einen guten Marker der unspezifischen Abwehr in vitro darstellen. In einem Reaktionsgemisch als Testmodell dynamischer Stoffwechselprozesse wurden erneut unterschiedliche Konzentrationen der Testwässer zugesetzt. Nach definierten Zeitpunkten wurde die Änderung des basalen Stoffwechsels durch Änderung der optischen Dichte (photometrische Farbänderung eines zugesetzten Farbstoffs) zu definierten Zeitpunkten bestimmt. Erneut zeigten beide Quellwässer eine konzentrationsabhängige, statistisch signifikante (je $p < 0{,}01$) Aktivierung der Granulozyten, während sich nach Zugabe des Wassers aus der Plastikflasche keine Veränderung zeigte. Die Autoren der Untersuchung konnten somit relevante Unterschiede zwischen verarbeitetem und in Plastikflaschen gelagertem Wasser und biophysikalisch natürlichem Quellwasser dokumentieren. Sie schlussfolgern darüber hinaus, dass durch den regelmäßigen Konsum eine Verbesserung antioxidativer Effekte erreichbar sein kann. Daneben kann die Verbesserung der Zellvitalität über eine Steigerung von Stoffwechselprozessen, die die Verbesserung von körperlicher und geistiger Leistungsfähigkeit, Wohlbefinden und Lebensgefühl unterstützen, und die Stimulation von Zellregeneration und unspezifischer Abwehr angeregt werden (Dartsch 2018).

11.11 Eiweißsubstitutionstherapie nach Zystektomie

Nach großen operativen Interventionen, z. B. radikaler Prostatektomie oder Zystektomie, dominiert im Sinne einer physiologischen, überlebensnotwendigen Stressreaktion (Ergotropie) das sympathische Nervensystem (Postaggressionsstoffwechsel). Es kommt zur Aktivitätssteigerung hormonaler Systeme u. a. von Hypophyse (adrenokortikotropes Hormon [ACTH], Somatotropin [STH], antidiuretisches Hormon [ADH]), Nebenniere (Adrenalin, Noradrenalin, Kortikoide) und Pankreas (Glukagon). Die Insulinkretion wird (katecholaminvermittelt) zunächst gehemmt, im weiteren Verlauf die Wirksamkeit durch kontrainsulinäre Hormone und freie Fettsäuren (Lipolyse) reduziert. Freigesetzte Zytokine (u. a. IL-1, IL-6, TNFα) sind beteiligt an Anorexie, Fieber, erhöhtem Energieumsatz, Muskelproteolyse, Synthese hepatischer Akut-Phase-Proteine und gesteigerter Lipolyse. Prostaglandin-E2- (PGE2-)vermittelt kommt es zur Veränderung immunologischer Parameter (u. a. Mangel funktionell intakter CD4-, Helfer- und Induktorzellen, Zunahme von Supressorzellen) und Aktivierung des Komplementsystems neben Aktivierung von Blutgerinnung und Fibrinolyse (Hartig 1994; Thorell et al. 1996; Weissmann 1990) mit konsekutiver Insulinresistenz der Gewebe, v. a. der Muskulatur. Die Energiebereitstellung in der postoperativ katabolen Phase erfolgt hauptsächlich über die Einschmelzung körpereigener Substanz (Lipolyse, Glukoneogenese). Vor allem aus Muskelproteinen werden Aminosäuren der Glukoneogenese zugeführt und essenzielle viszerale Proteine synthetisiert. Die Proteinabbaurate ist dabei proportional zu der Traumagröße und verschlechtert die Stickstoffbilanz mit konsekutiv zusätzlicher Belastung von Nieren und Leber (Ammoniakentgiftung!). Durch Proteinzufuhr lässt sich die Eiweißabbaurate reduzieren und eine Verbesserung der Proteinbiosynthese mit konsekutiv optimierter Wundheilung und Immunstabilisierung bei verbesserter Nettostickstoffbilanz erzielen (Hartig 1994; Mathur et al. 2008). Folgen sind mitunter bedeutende Veränderungen in der Körperzusammensetzung (14 Tage nach Zystektomie: Gesamtkörperprotein −0,68 ± 0,17 kg (p <0,001), Wasser −3,00 ± 0,17 l (p <0,001). Sechs Monate postoperativ sind erst 63 % des Körpereiweißverlustes ausgeglichen (Mathur et al. 2008). Als häufigste klinische Symptome zeigen sich Inappetenz, Abgeschlagenheit, Missbehagen, Übelkeit, Meteorismus, Schlafstörungen, Adynamie, gesteigerte Infektionsanfälligkeit, verzögerte Wundheilung, Leberinsuffizienz, Herzinsuffizienz und Muskelatrophie (Hartig 1994; Biesalski et al. 2010), mit potenziell konsekutiv protrahierter Rekonvaleszenz bei eingeschränktem Rehabilitationspotenzial. Einer adäquaten Eiweißzufuhr steht oftmals eine anhaltende, kataboliebedingte Appetitlosigkeit entgegen. Da die Patienten leichter trinken als essen, können durch den Zusatz einer eiweißreichen Formuladiät Proteinbiosynthese und Stickstoffbilanz verbessert, der weitere Abbau von Körpersubstanz verhindert und ein Wiederaufbau von Körperzellmasse und eine Stabilisierung der Körperzusammensetzung eingeleitet werden. Bei Übergewichtigen kann eine gewünschte Gewichtsreduktion ohne Verlust von Körperzellmasse auch in dieser Phase bereits erreicht werden (Zellner et al. 2014). Da die Katabolie auch nach 3–4 Wochen Rehabilitation persistiert, sollte die Indikation für eine Fortsetzung der Eiweißalimentation großzügig indiziert werden. Neben dem hohen Eiweißbedarf in der katabolen Phase (mindestens 1,4 g pro kg Körpergewicht), v. a. bei Verwendung von Darmanteilen zur Harnableitung, sollte ein zusätzlicher Mangel an weiteren Mikronährstoffen und nach adäquater Diagnostik eine entsprechende orthomolekulare Substitution bedacht werden.

Literatur

Aune D, De Stefani E, Ronco A, Boffetta P, Deneo-Pellegrini H, Acosta G, Mendilaharsu M (2009) Fruits, vegetables and the risk of cancer: a multisite case-control study in Uruguay. Asian Pac J Cancer Prev 10:419–428

Basciano H, Federico L, Adeli K (2005) Fructose, insulin resistance, and metabolic dyslipidemia. Nutr Metab 2:5. https://doi.org/10.1186/1743-7075-2-5

Béliveau R, Gingras D (2005) Les aliments contre le cancer. Éditions du Trécarré, Outremont

Bernard A (2007) Chlorination products: emerging links with allergic diseases. Curr Med Chem 14:1771–1782

Bertz H, Zürcher G (2014) Ernährung in der Onkologie. Schattauer, Stuttgart

Biesalski HK, Bischoff SC, Puchstein C (2010) Ernährungsmedizin, 4. Aufl. G. Thieme, Stuttgart

Bourne GH (1949) Vitamin C and immunity. Br J Nutr 2:346–356

Bray F, Ferlay J, Soerjomaterqam I, Siegel RL, Torre A, Jemal A (2018) Global cancer statistics 2018: GLOBOCAN estimates of incidence and mortality worldwide for 36 cancers in 185 countries. CA Cancer J Clin. https://doi.org/10.3322/caac.21492. abgerufen 12.12.2020

Büchner FL, Bueno-de-Mesquita HB, Ros MM, Kampmann E, Egevad L, Overvad K, Raaschou-Nielsen O, Tjønneland A, Roswall N, Clavel-Chapelon F, Boutron-Ruault MC, Touillaud M, Chang-Claude J, Kaaks R, Boeing H, Weikert S, Trichopoulou A, Lagiou P, Trichopoulos D, Palli D, Sieri S, Vineis P, Tumino R, Panico S, Vrieling A, Peeters PHM, van Gils CH, Lund E, Gram IT, Engeset D, Martinez C, Gonzalez CA, Larrañaga N, Ardanaz A, Navarro C, Rodríguez L, Manjer L, Ehrnström RA, Hallmans G, Ljungberg B, Allen NE, Roddam AW, Bingham S, Khaw KT, Slimani N, Boffetta P, Jenab M, Mouw T, Michaud DS, Kiemeney LALM, Riboli E (2009) Consumption of vegetables and fruit and the risk of bladder cancer in the European Prospective Investigation into Cancer and Nutrition. Int J Cancer 125:2643–2651

Bühmann W, Schröder A (2004) Individuelle Gesundheitsleitungen für die urologische Praxis. Springer, Berlin/Heidelberg

Calton JB (2010) Prevalence of micronutrient deficiency in popular diet plans. J Int Sports Nutr 7:24–33

Chatterjee JB, Majumder AK, Nandi BK, Subramanian N (1975) Synthesis and some major functions of vitamin C in animals. Ann N Y Acad Sci 258:24–47

Choi HK, Curhan G (2008) Soft drinks, fructose consumption, and the risk of gout in men: prospective cohort study. BMJ 336:309–312. https://doi.org/10.1136/bmj.39449.819271

Clapp RW, Howe GK, Jacobs M (2006) Environmental and occupational causes of cancer revisited. J Public Health Policy 27:61–76

Clegg LX, Li FP, Hankey BF, Chu K, Edwards BK (2002) Cancer survival among US whites and minorities: a SEER (Surveillance, Epidemiology, and End Results) Program population-based study. Arch Intern Med 162:1985–1993

Dartsch PC (2018) Testbericht Wasser. Dartsch Scientific GmbH, Wagenfeld

Deutsche Gesellschaft für Ernährung (2015) D-A-CH Referenzwerte für die Nährstoffzufuhr, 2. Aufl, 1. Ausgabe. Bonn

Deutsche Krebsgesellschaft (2019) Acrylamid – ein krebsauslösender Stoff? https://www.krebsgesellschaft.de/onko-internetportal/basis-informationen-krebs/bewusst-leben/acrylamid-ein-krebsausloesender-stoff.html. Zugegriffen am 12.12.2020

DVGW (2019) Verordnung über die Qualität von Wasser für den menschlichen Gebrauch (Trinkwasserverordnung – TrinkwV). https://www.dvgw.de/themen/wasser/trinkwasserverordnung/Anlage-5. Zugegriffen am 12.12.2020

Eaton SB, Eaton SB III, Konner MJ (1997) Paleolithic nutrition revisited: a twelve-year retrospective on its nature and implications. Eur J Clin Nutr 51:207–216

Eberhardt MV, Lee CY, Liu RH (2000) Antioxidant activity of fresh apples. Nature 405:903–904
Fraser GE (1999) Associations between diet and cancer, ischemic heart disease, and all-cause mortality in non-Hispanic white Seventh-day Adventists. Am J Clin Nutr 70(Suppl):532S–538S
Gahlen G (2021) Verluste von Nährstoffen in Obst und Gemüse. https://www.dr-gahlen.de/downloads/naehrstoffverluste-in-obst-gemuese.pdf. Zugegriffen am 21.12.2021
Ghaemi-Oskonie F, Shi Y (2011) The role of uric acid as an endogenous danger signal in immunity and inflammation. Curr Rheumatol Rep 13:160–166. https://doi.org/10.1007/s11926-011-0162-1. abgerufen 12.12.2020
Gonder U, Lemberger H, Worm N (2012) Fett Guide. Wieviel Fett ist gesund? Welches Fett wofür? Systemed, Lünen
Gröber U (2002) Orthomolekulare Medizin. Wissenschaftliche Verlagsgesellschaft mbH, Stuttgart
Gröber U (2011) Vitamin C in der komplementären Onkologie – Update 2011. ZKM 4:16–21
Gröber U (2015) Interaktionen – Arzneimittel und Mikronährstoffe, 2. Aufl. Wissenschaftliche Verlagsgesellschaft mbH, Stuttgart
Gröber U, Holick MF (2020) Vitamin D. Die Heilkraft des Sonnenvitamins, 4. Aufl. Wissenschaftliche Verlagsgesellschaft mbH, Stuttgart
Halle M (2012) Zellen fahren gerne Fahrrad. Wilhelm Goldman, München
Harrell RF, Capp RH, Davies DR, Peerless J, Ravitz LR (1981) Can nutritional supplements help mentally retarded children? An exploratory study. Proc Natl Acad Sci U S A 78:574–578
Hartig W (1994) Moderne Infusionstherapie – künstliche Ernährung. W. Zuckschwerdt, München/Bern/Wien/New York
Hattersley JG (2000) The negative health effects of chlorine. J Orthomol Med 15:89–95
Höbel W, Heimrich M, Winkler S (2018) Aluminium in Lebensmitteln und Bedarfsgegenständen – Untersuchungsergebnisse 2015 und 2016. https://www.lgl.bayern.de/lebensmittel/chemie/schwermetalle/aluminium/ue_2015_2016_aluminium.htp. Zugegriffen am 21.01.2021
Houthoofd K, Fidalgo MA, Hoogewijs D, Braeckman BP, Lenaerts I, Brys K, Matthijssens F, De Vreese A, Van Eygen S, Munoz MJ, Vanfleteren JR (2005) Metabolism, physiology and stress defens in three aging Ins/IGF-1 mutants of the mematode Caenorhabditis elegans. Aging Cell 4:87–95
Huber J (2007) Hormontherapie: Wie Hormone unsere Gesundheit schützen. Heinrich Hugendubel, Kreuzlingen/München
Kämmerer U, Schlatterer C, Knoll G (2015) Krebszellen lieben Zucker – Patienten brauchen Fett, 5. Aufl. Systemed, Lünen
Karmas E, Harris RS (1988) Nutritional Evaluation of food Processing. Van Nostrand Reinhold Company, New York
Kelly B, O'Neill LAJ (2015) Matabolic reprogramming in macrophages and dendritic cells in innate immunity. Cell Res 25:771–784
Larsson SC, Andersson SO, Johannson JE, Wolk A (2008) Fruit and vegetable consumption and risk of bladder cancer: a prospective cohort-study. Cancer Epidemiol Biomark Prev 17:2519–2522
Leibovitz B (1984) Carnitine: the vitamin B_t-phenomenon. Dell, New York
Lin J, Kamut A, Gu J, Chen M, Dinney CP, Forman MR, Wu X (2009) Dietary intake of vegetables and fruits and the modification effects of GSTM 1 and NAT2 genotypes on bladder cancer risk. Cancer Epidemiol Biomark Prev 18:2090–2097
Link LB, Potter JD (2004) Raw versus cooked vegetables and cancer risk. Cancer Epidemiol Biomark Prev 13:1422–1435
Lückerath E, Müller-Nothmann SD (2008) Diätetik und Ernährungsberatung. Das Praxisbuch, 3. Aufl. Hippokrates, Stuttgart
Lundqvist J, Andersson A, Johannisson A, Lavonen E, Mandava G, Kylin H, Bastviken D, Oskarsson A (2019) Innovative drinking water treatment techniques reduce the disinfection-induced

oxidative stress and genotoxic activity. Water Res 155:182–192. https://doi.org/10.1016/j.watres.2019.02.052

Mathur S, Plank L, Hill AG, Rice MA, Hill GL (2008) Changes in body composition, muscle function and energy expenditure after radical cystectomy. BJU Int 101:973–977

Michaud DS, Spiegelman D, Clinton SK, Rimm EB, Willett WC, Giovannucci E (1999) Fruit and vegetable intake and incidence of bladder cancer in a male prospective cohort. J Natl Cancer Inst 91:605–613

Michaud DS, Holick CN, Giovannucci E, Stampfer MJ (2006) Meat intake and bladder cancer risk in 2 prospective cohort studies. Am J Clin Nutr 84:1177–1183

Mills PK, Beeson WL, Phillips RL, Graser GE (1991) Bladder cancer in a low risk population: results from the Adventist Health Study. Am J Epidemiol 133:230–239

Minor RK, Allard JS, Younts CM, Ward TM, de Cabo R (2010) Dietary interventions to extend life span and health based on calorie restriction. J Gerontol A Biol Sci Med Sci 65A:695–703. https://doi.org/10.1093/gerona/glq042

Munday R, Mhawech-Fauceglia P, Munday CM, Paonessa JD, Tang L, Munday JS, Lister C, Wilson P, Fahey JW, Davies W, Zhang Y (2008) Inhibition of urinary bladder carcinogenesis by broccoli sprouts. Cancer Res 68:1593–1600

Neel D (2012) The sugar dilemma. Harvard college global health review. https://www.hcs.harvard.edu/hghr/online/sugar-dilemma. Zugegriffen am 12.12.2020

Norman K, Pichard C, Lochs H, Pirlich M (2008) Prognostic impact of disease-related malnutrition. Clin Nutr 27:5–15

Onodera Y, Nam J, Bissell M (2014) Increased sugar uptake promotes oncogenesis via EPAC/RAP1 and O-GlcNAc pathways. J Clin Invest 124:367–384

Pauling L (1986) How to live longer and feel better. W.H. Freeman, New York

Pauling L (1992) Das Vitaminprogramm. Wilhelm Goldmann Verlag, München

Pirlich M, Schütz T, Norman K, Gastell S, Bischoff SC, Bolder U, Frieling T, Güldenzoph H, Hahn K, Jauch KW, Schindler K, Stein J, Volker D, Weimann A, Werner H, Wolf C, Zürcher G, Bauer P, Lochs H (2006) The German hospital malnutrition study. Clin Nutr 25:563–572

Pollack GH (2013) The fourth phase of water beyond solid, liquid and vapor. Ebner and Sons Publishers, Seattle

Portmann OW, Alexander M, Maruffo CA (1967) Nutritional control of arterial lipid composition in squirrel monkeys. J Nutr 91:35–44

Rabbata S (2007) Sorge vor dem Gesundheits-GAU. Dt Aerzteblatt 10:447

Rabenberg M, Scheidt-Nave C, Busch MA, Rieckmann N, Hintzpeter B, Mensink GBM (2015) Vitamin D status among adults in Germany-results from the German Health Interview and Examination Survey for Adults (DEGS 1). BMC Public Health 15:641

Riboli E, Norat T (2003) Epidemiologic evidence of the protective effect of fruit and vegetables on cancer risk. Am J Clin Nutr 78(Suppl):559S–569S

Rinehart JF, Greenberg LD (1956) Vitamin B6 deficiency in the rhesus monkey with particular reference to the occurence of atherosclerosis, dental caries, and hepatic cirrhosis. Am J Clin Nutr 4:318–327

Sacerdote C, Polidoro S, Gambereini S, Piazza A, Karagas MR, Rolle L, DeStefanis P, Casetta G, Morabito F, Vineis P, Guarrera S (2007) Intake of fruits and vegetables and polymorphisms in DNA repair genes in bladder cancer. Mutagenesis 22:281–285

Schmitt-Homm R, Schmitt S (2013) Handbuch Anti-Aging und Prävention. VAK Verlags GmbH, Freiburg

Schorah CJ, Downing C, Piripitsi A, Gallivan L, Al-Hazaa AH, Sanderson MJ, Bodenham A (1996) Total vitamin C, ascorbic acid, and dehydroascorbic acid concentrations in plasma of critically ill patients. Am J Clin Nutr 63:760–765

Servan-Schreiber D (2008) Das Antikrebsbuch. Verlag Antje Kunstmann GmbH, München

Shafy S (2012) Die süße Droge. Spiegel 36:110–119

Shimizu H, Ross RK, Bernstein L, Yatani R, Henderson BE, Mack TM (1991) Cancers of the prostate and breast among Japanese and white immigrants in Los Angeles County. Br J Cancer 63:963–966

Sinclair DA (2020) Das Ende des Alterns. Dumont Buchverlag, Köln

Statistisches Bundesamt (Hrsg) (2006) Generationen-Sterbetafeln für Deutschland. Statistisches Bundesamt, Wiesbaden

Statistisches Bundesamt (2020) Sterbetafel 2017/2019 (Methoden und Ergebnisbericht). zitiert nach de.statista.com, https://de.statista.com/statistik/daten/studie/1783/umfrage/durchschnittliche-weitere-lebenserwartung-nach-altersgruppen/. Zugegriffen am 22.11.2020

Stefansson V (1960) Cancer, disease of civilisation. Hill & Wang, New York

Tang L, Zirpoli GR, Guru K, Moysich KB, Zhang Y, Ambrosone CB, McCann SE (2008) Consumption of raw cruciferous vegetables is inversely associated with bladder cancer risk. Cancer Epidemiol Biomark Prev 17:938–944

Thorell A, Nygren J, Essen P, Andersson B, Ljunquist O (1996) The metabolic response to cholecystectomy: insulin resistance after open compared with laparoscopic operation. Clin Nutr 15:75–79

Umweltbundesamt Pressestelle (Hrsg) (2010) Bisphenol A. Massenchemikalie mit unerwünschten Nebenwirkungen. http://www.umweltbundesamt.de/uba-info-medien/mysql_medien.php?anfrage=Kennummer&Suchwort=3782. Zugegriffen am 12.12.2020

Vaupel JW (2010) Biodemography of human ageing. Nature 464:536–542

Villanueva CM, Fernández F, Malats N, Grimalt JO, Kogevinas M (2003) Meta-analysis of studies on individual consumption of chlorinated drinking water and bladder cancer. J Epidemiol Community Health 57:166–173

Wallner J (2009) Hyperurikämie: Bloß Marker oder unabhängiger Risikofaktor für Hypertonie und andere kardiovaskuläre Erkrankungen? Provokante Gedanken zur Entstehung der „essenziellen" Hypertonie. J Hyperton 13:16–20

Weissmann C (1990) The metabolic response to stress: an overview and update. Anaesthesiology 73:308–327

Williams RJ, Deason G (1967) Individuality in vitamin C needs. Proc Natl Acad Sci U S A 57:1638–1641

Winters N, Higgins Kelley J (2018) Stoffwechsel in Balance. Krebs ohne Chance. Riva Verlag, München

Wones RG, Glueck CJ (1986) Effects of chlorinated drinking water on human lipid metabolism. Environ Health Perspect 69:255–258

Wu Y, Lin J, Landon G, Liu P, Liu X (2010) High glucose inhibits p53 function via Thr55 phosphorylation. FASEB J 24(1):5035

Wu Y, Lee SK, Bobadilla S, Duan SZ, Liu X (2017) High glucose-induced p53 phosphorylation contributes to impairment of endothelial antioxidant system. BBA Mol Basis Dis 1863:2355–2362. https://doi.org/10.1016/j.bbadis.2017.06.022. Zugegriffen am 25.05.2019

Wührer K (2015) Prophylaxe und Therapie durch artgerechte Ernährung. Caveman, Ortenburg

Zellner M., Riedl R., Ridderskamp D., Zanker F (2014) Katabolie nach radikaler Zystektomie – Wirksamkeit einer hochdosierten Eiweißsubstitution. 40. Gemeinsame Tagung der Bayerischen Urologenvereinigung und der Österreichischen Gesellschaft für Urologie und Andrologie, Erlangen 15.04.2014, Postersitzung 2: Urothelkarzinom

Rehabilitation und Berufskrankheit

12

Olaf P. Jungmann, Wolfgang Schöps, Klaus Golka, und Michael Zellner

Inhaltsverzeichnis

12.1	Unzureichende Meldung von Verdachtsfällen	203
12.2	Folgen der Anerkennung einer Berufskrankheit	207
12.3	Ursachen berufsbedingter urologischer Krebserkrankungen	208
12.4	Berufsanamnese in der täglichen Praxis	211
12.5	Meldung bei begründetem Verdacht einer Berufskrankheit	212
Literatur		213

Bei Krebserkrankungen der ableitenden Harnwege handelt es sich um die vierthäufigste beruflich bedingte Krebserkrankung. Bei einer Vielzahl von Berufen, nicht nur dem klassischen Chemiearbeiter, kann es zu einem Kontakt mit krebserregenden Stoffen kommen,

---

O. P. Jungmann (✉)
Urologische Klinik Lindenthal, St. Hildegardis Krankenhaus Köln-Lindenthal,
Köln, Deutschland
e-mail: olaf.jungmann@malteser.org

W. Schöps
St. Augustin-Niederpleis, Deutschland

K. Golka
Klinische Arbeitsmedizin, IfaDO, Leibniz-Institut für Arbeitsforschung an der TU Dortmund,
Dortmund, Deutschland
e-mail: golka@ifado.de

M. Zellner
Abteilung Urologie | Neurourologie, KWA Klinik Stift Rottal,
Bad Griesbach, Deutschland
e-mail: zellner-michael@kwa.de

© Springer-Verlag GmbH Deutschland, ein Teil von Springer Nature 2022
M. Zellner, T. Seyrich (Hrsg.), *Urologische Rehabilitation*,
https://doi.org/10.1007/978-3-662-63784-5_12

die eine urologische Krebserkrankung auslösen können. Die Prüfung auf das Vorliegen einer Berufskrankheit (BK) durch den gesetzlichen Unfallversicherungsträger kann nur dann eingeleitet werden, wenn es zu einer Anzeige des begründeten Verdachts, in der Regel durch einen behandelnden Arzt, aber auch die gesetzliche oder private Krankenversicherung, den Betroffenen selbst oder einen Arbeitgeber kommt.

▶ Nur durch eine konsequent erhobene Berufsanamnese, von Beginn der Lehrzeit an, können diese in der Regel lange zurückliegenden Expositionen erkannt und dann als Verdachtsfall gemeldet werden. Jeder Arzt in Deutschland ist zur Anzeige eines begründeten Verdachtes auf das Vorliegen einer Berufskrankheit gesetzlich verpflichtet (§ 202 SGB VII [Sozialgesetzbuch VII]) (Drexler und Brandenburg 1998).

Wird diese Pflicht verletzt, kann die Nichtanzeige eines begründeten Falles ggf. zu Regress- und Schadenersatzansprüchen führen (Golka et al. 2007).

Die Nichtmeldung eines BK-Verdachts ist ethisch zu beanstanden, da dem Patienten und ggf. seinen Angehörigen evtl. eine zustehende Rente/Hinterbliebenenrente vorenthalten wird und der behandelnde Arzt – nicht der Patient – derjenige ist, der dieses Wissen haben sollte. Die Nichtmeldung eines BK-Verdachts ist formal eine Ordnungswidrigkeit, somit ist die Strafbewehrtheit vordergründig gering. Sie kann jedoch empfindliche zivilrechtliche Konsequenzen haben – beispielsweise in Form der Klage einer Witwe gegen einen Arzt auf Zahlung einer (entgangenen) Lebzeitrente, da der Arzt den BK-Verdacht erst nach dem Ableben des Patienten gestellt hatte (Nowak 2016).

▶ Begründet ist der Verdacht dann, wenn vernünftige Gründe dafür sprechen, dass die Erkrankung durch eine Risikoexposition am Arbeitsplatz entstanden ist. Dabei ist es nicht erforderlich, dass sich der meldende Arzt sicher ist, dass die Erkrankung tatsächlich durch eine versicherte Tätigkeit entstanden ist.

Umgekehrt sollte jedoch ohne Anhaltspunkte für eine relevante Exposition keine Meldung erfolgen, da der Träger der Unfallversicherung, in der Regel die Berufsgenossenschaft, verpflichtet ist, Nachforschungen über Krankheiten, Behandlungen und Arbeitsplätze des Versicherten und die dort aufgetretenen Belastungen anzustellen. Bei einem Berufskrankheitenfeststellungsverfahren erfolgen häufig aufwendige Arbeitsplatzanalysen, bevor der Versicherte medizinisch begutachtet werden kann. Dieses zeit- und kostenintensive Verfahren sollte daher nur bei entsprechend begründeter Indikationsstellung eingeleitet werden (Drexler und Brandenburg 1998). Bei unbegründeter Meldung werden Kräfte gebunden, die der Bearbeitung tatsächlich begründeter Fälle verloren gehen oder das Verfahren unnötig verzögern. Als Anzeigekriterium herangezogen werden sollten stets zweifelsfrei nachgewiesene (im juristischen Sinne: im Vollbeweis gesicherte) Schleimhautveränderungen, Krebs oder andere Neubildungen der Harnwege und eine mehrjährige Tätigkeit in Risikoberufen und/oder eine mehrjährige Exposition gegen Risikosubstanzen (Abb. 12.1). Dabei sollte die Abwägung vermeintlich erkennbarer Expositionsmengen und -zeiten sowie der Einfluss anderer, zwar anamnestisch sorgfältig zu erfassender Risikofaktoren außer Acht gelassen werden. Hierzu zählen Rauchgewohnheiten, Bestrahlung im kleinen Becken und Medikation insbesondere mit Cyclophosphamid. In neuerer Zeit wird auch ein erhöhtes Risiko für Pioglitazon diskutiert. Die Substanzen Chlornaphazin und Phenacetin sind nur noch von historischer Bedeutung.

12.1 Unzureichende Meldung von Verdachtsfällen

Schätzungen gehen davon aus, dass etwa 1,9 % der malignen Erkrankungen der Harnwege bei Frauen und 7,1 % bei Männern in Großbritannien berufsassoziiert sind (Rushton et al. 2012). Diese Daten beinhalten bekannte und bisher noch nicht erkannte berufsbedingte Erkrankungsursachen. Legt man die Daten von Rushton et al. für Deutschland zugrunde, dann müssten von den 7210 im Jahr 2014 an einem Harnwegstumor erkrankten Frauen 137 und von den 22.270 Männern 1581 (gesamt: 1718 Personen) an einem berufsassoziierten Tumor erkrankt sein. (Den darin enthaltenen Anteil durch krebserzeugende aromatische Amine verursachter Harnblasenkarzinome hat der Autor nicht ermittelt. Es darf aber in der Gesamtbetrachtung aller bisher bekannten Daten angenommen werden, dass dieser Anteil weit überwiegend ist). Als Teil dieser erwarteten berufsassoziierten Tumoren wurden 2014 in Deutschland 1336 Verdachtsfälle auf eine BK Nr. 1301 an die Träger der Deutschen Gesetzlichen Unfallversicherung (Jungmann et al. 2019) gemeldet. Davon wurden 180 (13,5 % der Gemeldeten) als Berufserkrankung anerkannt. Die Anerkennungsrate lag in den letzten Jahren (2013–2017) relativ stabil zwischen 12,4 % und 14,3 % (Abb. 12.2). Damit entsprechen diese 180 anerkannten Fälle gerade einmal 10,5 % der nach den Berechnungen von Rushton et al. zu erwartenden 1718 berufsassoziierten Tumorfällen. Diese Differenz zwischen der erwarteten Anzahl berufsassoziierter Tumoren und dem Anteil schließlich anerkannter Harnblasenkarzinome als Folge einer Exposition gegenüber krebserzeugenden aromatischen Aminen lässt vermuten, dass längst noch nicht alle Verdachtsfälle gemeldet werden. Die Entwicklung im Jahr 2017, in dem die Anzahl der Meldungen gegenüber dem Vorjahr (2016: 1336 Meldungen) um 327 anstieg (Abb. 12.2), belegt deutlich, dass die möglichen Verdachtsfälle noch immer nicht umfassend gemeldet werden. Als weiteres Indiz für die Annahme einer Dunkelziffer kann das bisherige Meldeverhalten gewertet werden. Im Jahr 2016 meldeten Krankenkassen 651, Ärzte 474, Betroffene selbst 142 und weitere Stellen 69 Verdachtsfälle (Tab. 12.1). Da bisher noch längst nicht alle Krankenkassen ein flächendeckendes Befragungssystem ihrer Patienten durchführen und auch Ärzte die Berufsanamnese nicht konsequent erheben, ist davon auszugehen, dass die tatsächliche Rate der Verdachtsfälle höher liegt. Fragt man nach den Ursachen eines restriktiven Meldeverhaltens, v. a. bei behandelnden Ärzten, könnte man im niedergelassenen Bereich u. a. eine restriktive Honorierungspolitik verantwortlich machen. Allerdings darf auch der herrschende Zeitdruck und der administrative

Risikoabfrage berufsbedingte Blasentumore

Name: geboren
wohnhaft
Telefon:

Berufsausübung:		Arbeitsjahre
Lehre als		
	von - bis	
1. Arbeitsstelle als		
	von - bis	
2. Arbeitsstelle als		
	von - bis	
3. Arbeitsstelle als		
	von - bis	
Letzter Arbeitgeber:		
	von - bis	
Zuständige BG		

ggf. Rückseite oder separates Blatt verwenden!

Berufe vor mehr als 15 Jahren über mehrere Jahre ausgeübt:	von - bis	Arbeitsjahre
Aluminiumindustrie		
Arbeiter / -in im Säurebau		
Arbeiten mit Steinkohleteerpech (z.B. Abbruchbetriebe, Bau, Bootsbauer, Böttcherei, Brikettherstellung, Dachpappenherstellung, Dachdecker, Gaserzeugung, Hüttenindustrie, Isolierbetriebe)		
Betonsanierung		
Binnenschiffer (selbständige Einfärbung von Kraftstoffen)		
Chemiearbeiter / in (siehe Risiko-Stoffe nächste Seite!)		
Drucker / Druckerin (Verarbeitung von PAK-haltigen Druckfarben)		
Erdölraffineriearbeiter / -in		
Färber / Färberin (neue Bundesländer: vor 1990)		
Färber / Färberin (alte Bundesländer: vor 1980)		
Farbstoffherstellung/ -verarbeitung (z.B. Textil-, Leder-, Papier-, Haarfarben)		
Feuerungsmaurer (auch Neubau)		
Fliesenleger/ -in (Verfugen mit Epoxydharz)		
Friseur / -in (neue Bundesländer: vor 1990, mindestens 7 Berufsjahre)		
Friseur -in (alte Bundesländer: vor 1980, mindestens 7 Berufsjahre)		
Gießereiarbeiter / -in (Gießer, Auspacker, Gußputzer)		
Gleisbau (Umgang mit Holzschwellen)		
Gummiherstellung / -verarbeitung (z.B. Altreifenrecycling)		
Holzimprägnierer / -in (Carbolineum, teerhaltige Imprägniermittel)		
Industriereiniger (chemische Industrie)		
Kabelentsorgung		
KFZ-Mechaniker, Schlosser (intensiver Hautkontakt zu Diesel, Benzin, Schmierstoffen)		
Kokereiarbeiter		
Kunststoffherstellung		
Lederverarbeitung, Gerberei, Kürschnerei		
Maler und Lackierer vor 1980		
Parkett- und Holzpflasterverlegung (Kleber mit Steinkohleteerpech)		
Räuchereien (Einwirkung von PAK-haltigem Räucherrauch)		
Rißprüfer im Rot-Weiß-Verfahren		
Schornsteinfeger / in (Umgang mit PAK-haltigem Kaminruß)		
Schreiner / -in (Tätigkeit mit wässrigen Beizen, teer- oder arsenhaltige Holzschutzmittel)		
Sprengstoffarbeiter / -in (TNT, DNT)		
Steinkohlenkokerei		

Abb. 12.1 Abfragebogen Berufs- und Expositionsrisiko. (Mod. nach Golka 2019)

12 Rehabilitation und Berufskrankheit

Berufe vor mehr als 15 Jahren über mehrere Jahre ausgeübt (Fortsetzung):	von - bis	Arbeitsjahre
Straßenbauer / -in (Verarbeitung von Steinkohleteerpech als Bindemittel, Carbobitumen)		
Tankreinigung (Tanks für Kraftstoffe)		
Teer-/ Teerproduktherstellung / -verarbeitung		
Textilindustrie (Verwendung von PAK-haltigen Spindelölen)		
Arbeit mit TNT oder DNT Sprengstoff		
Vulkaniseur / -in		
Winzer		
Anlagenreiniger / -in in einem der o.a. Bereiche		
Reparaturschlosser / -in in einem der o.a. Bereiche		
Laborant / -in in einem der o.a. Bereiche		
Regelmäßiger Aufenthalt in einem der o.a. Bereiche		

Expositionsrisiko:	von - bis	Arbeitsjahre
4-Aminodiphenyl (4-Aminobiophenyl)		
4-Chlor-o-toluidin		
ANTU Nagetierbekämpfungsmittel (a-Naphtylthioharnstoff)		
Aromatische Amine in jeder Form		
Arsen		
Auramin (nur Herstellung)		
Azofarbstoffe		
b-Naphthylamin (2-Naphthylamin), N-Phenyl-2-Naphtylamin		
wässrige Beizen für Holz		
Benzidin		
Bitumen gemischt mit Teer		
Carbolineum		
Chlordimeform		
Diesel (intensiver Hautkontakt)		
Dinitrotoluol (DNT) / Trinitrotoluol (TNT)		
Epoxydharze (Zweikomponenten)		
Haarfärbemittel (neue Bundesländer vor 1980, alte Bundesländer vor 1990, mindestens 7 Berufsjahre)		
Kabelummantelung		
Kokereigas		
eingefärbte Kraftstoffe bis 1985, Marine-Gasöl		
Kühlschmiermittel / Schmieröle		
Magenta (keine Magentapigmente)		
o-Toluidin		
Pech		
Schweißrißprüfspray (rot-weiß-Verfahren) für Metalle		
Steinkohleteerpech		
gefärbtes Heizöl		
Teer / Teeröl (Kreosot)		
Staufferfett		
Tetrachlorethylen (PER), Trichlorethylen (TRI)		
Verbrennungs- / Pyrolyseprodukte (z.B. Teer, Rauch, Kokereirohgase)		

=> Risiko für berufsbedingte Genese eingeschätzt als:

    nicht gegeben / gering
    möglich (Meldung an die zuständige BG)
    hoch   (Meldung an die Zuständige BG)

Abb. 12.1 (Fortsetzung)

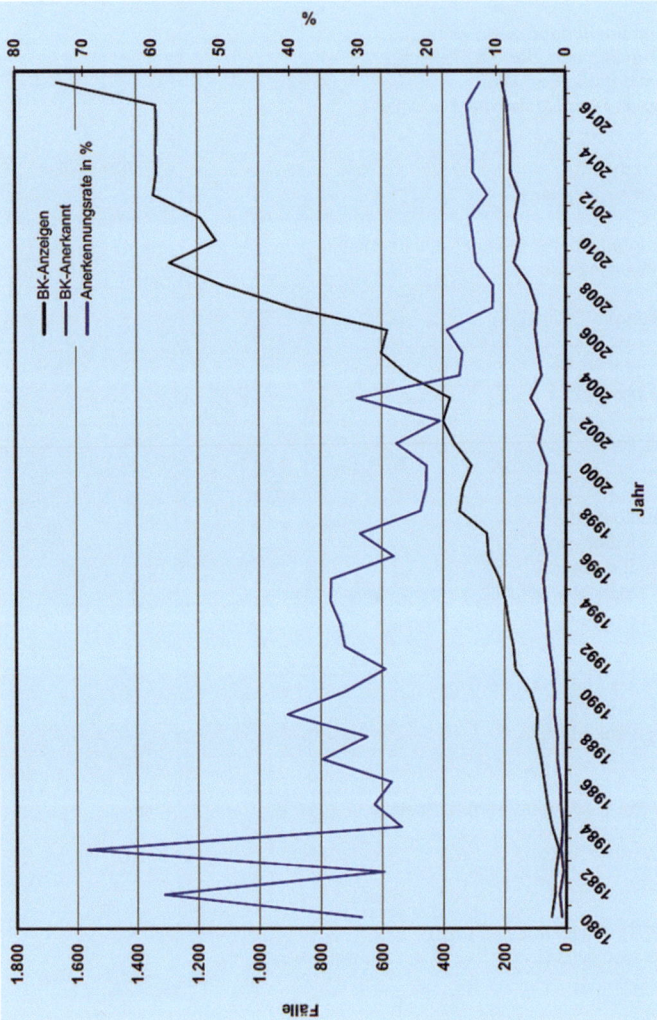

Abb. 12.2 Angezeigte und anerkannte Fälle BK Nr. 1301 zwischen 1980 und 2018. (DGUV 2018). schwarze Linie gemeldete BK, hellblaue Linie anerkannte BK, dunkelblaue Linie prozentualer Anteil anerkannter BK an den gemeldeten BK

Tab. 12.1 Anzeigen auf Verdacht einer Berufskrankheit. (Quelle: DGUV, Referat Statistik, erstellt am 11.07.2018; Jungmann et al. 2019)

BK-Nr. 1301 Aromatische Amine						
Meldende Stelle	2012 Anzahl	2013 Anzahl	2014 Anzahl	2015 Anzahl	2016 Anzahl	Gesamtanzahl (Anteil, %)
Arzt	508	534	501	478	474	2495 (37,3)
Versicherter	149	131	134	164	142	720 (10,7)
Krankenkasse	625	624	641	645	651	3186 (47,6)
Sonstige	62	45	60	47	69	283 (4,2)
Gesamt	*1344*	*1334*	*1336*	*1334*	*1336*	*6684*

BK Berufskrankheit; *DGUV* Spitzenverband der Deutschen Gesetzlichen Unfallversicherung

Aufwand nicht unterschätzt werden, der lediglich bei der Meldung eines begründeten Verdachtsfalles entsprechend honoriert wird (s. Abschn. 12.5). Ebenso ist eine umfassende Erfassung der Berufsanamnese, beginnend mit Eintritt in die Berufsausbildung und/oder Berufstätigkeit, im klinischen Setting als eher unrealistisch einzuschätzen. Darüber hinaus darf nicht übersehen werden, dass ein Betroffener in dieser Phase hoher seelischer Anspannung (maligne Diagnose, bevorstehende invasive Behandlungsmaßnahmen) (Dinkel 2021) wenig Motivation für die Reflektion seiner beruflichen Biografie aufbringen wird. Hier bietet die Einbettung des Betroffenen in die enge persönliche ärztliche, sozialmedizinische und psychologische Begleitung im Rahmen der stationären Rehabilitation die Möglichkeit einer qualifiziert unterstützten, umfassenden, beruflichen Risikoanalyse und die Schaffung der Grundlage für die Wahrung potenzieller sozialer Sicherungsmaßnahmen (z. B. BK-Rente).

12.2 Folgen der Anerkennung einer Berufskrankheit

Wird eine urotheliale Krebserkrankung als Berufserkrankung anerkannt, so hat dies sowohl für den Versicherten als auch für die Behandler einige, durchaus als positiv zu bewertende Auswirkungen. Je nach Tumortyp, Therapieform, Tumor- und Therapiefolgeerkrankungen stehen dem Versicherten eine Entschädigung in Form einer Rentenzahlung in Abhängigkeit der von einem urologischen Gutachter vorzuschlagenden Minderung der Erwerbsfähigkeit (MdE) und ggf. eine Entschädigung für einen erhöhten Kleider- und Wäschemehrverschleiß zu. Diese Entschädigungen werden unter Berücksichtigung der Verjährungsbestimmungen auch rückwirkend gezahlt. Darüber hinaus werden durch den Unfallversicherungsträger (in der Regel die Berufsgenossenschaften) die Behandlungskosten getragen, die durch den Tumor sowie Tumor- und Therapiefolgeerkrankungen hervorgerufen werden. Die Vergütung erfolgt wie bei einem „Privatpatienten" extrabudgetär nach der UV-GOÄ (Gebührenordnung für Ärzte Gesetzliche Unfallversicherung). Insbesondere im Bereich der Hilfsmittelversorgung ist der Patient in aller Regel besser gestellt als im Rahmen seiner Versicherung bei der gesetzlichen Krankenversicherung (GKV).

Rehabilitative Maßnahmen werden, so denn medizinisch sinnvoll und vom Behandler empfohlen, mit geringeren Restriktionen bewilligt. Schlussendlich wird auch die GKV entlastet, da die urothelialen Tumoren aufgrund des oft jahrelangen Verlaufs mit vielen auch interventionellen Behandlungen und Untersuchungen zu den teuersten Krebserkrankungen für die Kostenträger zählen.

12.3 Ursachen berufsbedingter urologischer Krebserkrankungen

Die Berufskrankheitenverordnung (BKV) (Bundesministerium der Justiz und für Verbraucherschutz, Bundesamt für Justiz 2017) definiert auf der Basis wissenschaftlicher Erkenntnisse Berufskrankheiten (BK), die in dieser Verordnung mit Nummern gelistet sind (Bundesanstalt für Arbeitsschutz und Arbeitsmedizin 2017).

12.3.1 Tumoren der ableitenden Harnwege

Tumoren der ableitenden Harnwege (Schleimhautveränderungen, Krebs oder andere Neubildungen der Harnwege) sind die häufigste urologische und vierthäufigste krebsbedingte Berufskrankheit. Sie können nach Exposition gegenüber aromatischen Aminen (BK 1301), polyzyklischen aromatischen Kohlenwasserstoffen (PAH) (BK 1321), Arsen (BK 1108) und ionisierenden Strahlen (BK 2402) als Berufskrankheit anerkannt werden. Auch nach berufsbedingter Bilharziose-Infektion, z. B. nach Auslandseinsätzen, können entsprechende Veränderungen und Tumoren als BK 3101 anerkannt werden (Schönberger et al. 2017) (Tab. 12.2).

Die unterschiedlichen Ursachen eines Karzinoms der Harnwege führen weder zu klinisch noch histopathologisch fassbaren Unterschieden. Daher unterscheidet sich das Krankheitsbild der BK 1321 nicht von dem der BK 1301 (Golka et al. 2021). Nachdem die urotheliale Auskleidung des oberen Harntraktes etwa 7 %, die der Blase 93 % ausmacht (Rübben 2014), darf die Aufmerksamkeit nicht nur auf die Blase gerichtet sein, sondern muss auch den oberen Harntrakt (Nierenkelche, Kelchhälse, Nierenbecken, Ureter) berück-

Tab. 12.2 Urologische Erkrankungen nach Berufskrankheitenverordnung (BKV)

BK-Nr.	
1301	Schleimhautveränderungen, Krebs oder andere Neubildungen der Harnwege durch aromatische Amine
1321	Schleimhautveränderungen, Krebs oder andere Neubildungen der Harnwege durch polyzyklische Kohlenwasserstoffe
1108	Erkrankungen durch Arsen und seine Verbindungen
2402	Erkrankungen durch ionisierende Strahlen

sichtigen. Der Kontakt mit den reaktiven Metaboliten der Expositionsstoffe, z. B. krebserzeugenden aromatischen Aminen, kann die urothelialen Zellen so schädigen, dass es in der Folge zur malignen Transformation kommt (Golka und Schöps 2021). Neben Urothelkarzinomen können sich auch andere Mailgnome entwickeln wie z. B. Plattenepithelkarzinome (3–6 %) und Adenokarzinome (0,2–2 %) (Rübben 2014). Auch diese Tumoren können die Anerkennung einer BK 1301 begründen (haftungsausfüllende Kausalität) (Golka und Schöps 2021).

Aromatische Amine

Der wichtigste berufliche Risikofaktor für Harnblasenkrebs sind krebserzeugende aromatische Amine. Chemisch gesehen weisen diese Stoffe einen aromatischen Ring („Benzolring") und eine an diesem Ring befindliche Aminogruppe („NH_2-Gruppe") auf (Abb. 12.3). Aromatische Amine besitzen ein sehr unterschiedliches krebserzeugendes Potenzial. Die maßgeblichen Stoffe waren in bestimmten Bereichen der chemischen Industrie anzutreffen, in denen aromatische Amine v. a. als Grundstoffe für Farben und beispielsweise auch als Alterungsschutzmittel („Antioxidationsmittel") für Gummi und Fette produziert wurden. Benzidin und β-Naphthylamin als Vertreter der Kategorie 1 werden seit Jahrzehnten in Deutschland nicht mehr hergestellt, da ihr krebserregendes Potenzial bekannt ist. Diese Stoffe waren Zwischenprodukte in verschiedenen Bereichen der chemischen Industrie, v. a. bei der Farbstoffherstellung. Ebenso fanden sie sich in Holzbeizen und Steinkohleteerprodukten wie Carbolineum. Wichtig ist, dass das Arbeiten mit dem fertigen Farbstoff und den gebrauchsfertigen Farben im Allgemeinen ungefährlich ist, es sei denn, durch Stoffwechselvorgänge werden krebserregende aromatische Amine freigesetzt. Betroffene Berufsgruppen sind hier u. a. Maler, Zimmerleute, Straßenarbeiter, Dachdecker und eben Arbeiter in der chemischen und in der Gummiindustrie (Nowak 2016; Golka und Schöps 2021). In anderen Ländern wurden krebserzeugende Stoffe z. T. wesentlich länger hergestellt. So endete die Benzidinproduktion in Südkorea erst im Jahr 2000 (Kim et al. 2007). In Asien sind auch noch vereinzelt Produkte mit Farbstoffen auf Benzidinbasis erhältlich, wie gelegentliche Rückrufe von Produkten in Deutschland belegen. Zudem werden entsprechende Farbstoffe auch aktuell noch im Internet von asiatischen Händlern zum Verkauf angeboten (IndiaMART 2019). Das einzige aromatische Amin der Kategorie 1, das derzeit in Deutschland noch in größeren Mengen produziert und z. B. in der Gummiindustrie Anwendung findet, ist o-Toluidin (Deutsche Forschungsgemeinschaft 2007). Es wurde in Deutschland erst im Jahr 2006 als krebserzeugend beim Menschen eingestuft. Eine Meldung sollte ebenso überlegt werden bei Anlagenreinigern, Reparaturschlossern oder anderen Personen, die sich regelmäßig in einem der genannten Tätigkeitsbereiche aufgehalten haben (Golka 2019).

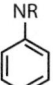

Abb. 12.3 Grundstruktur aromatischer Amine

Polyzyklische aromatische Kohlenwasserstoffe (PAK)
Nach der Exposition gegen Verbrennungsprodukte, wie Teer, Rauch, Pech und Kokereirohgase, kann es ebenfalls zu Tumoren der Harnwege kommen. Erst 2016 wurde die Berufskrankheit BK 1321 „Schleimhautveränderungen, Krebs und andere Neubildungen der Harnwege durch polyzyklische aromatische Kohlenwasserstoffe" vom Verordnungsgeber bekanntgemacht. Diese Verbrennungsprodukte enthalten große Mengen verschiedener, krebserzeugender, polyzyklischer aromatischer Kohlenwasserstoffe (PAK). Es handelt sich um Pyrolyseprodukte aus organischem Material, die eine hohe Konzentration an Benzo[a]pyren enthalten und darüber hinaus geringe Mengen an krebserzeugenden aromatischen Aminen enthalten. Bis zum Inkrafttreten der BK 1321 waren daher bestimmte Expositionen gegen Teere und/oder Peche als BK 1301 anerkannt und entschädigt worden (Golka et al. 2021). Es hat sich bei den gesetzlichen Unfallversicherungsträgern inzwischen etabliert, bei Verdachtsmeldungen auf das Vorliegen eines berufsbedingten Malignoms der ableitenden Harnwege, sowohl die Exposition gegen PAK als auch andere aromatische Amine zu ermitteln, da es im potenziellen Expositionszeitraum bei einer Vielzahl von Berufen und Branchen zu einer simultanen Exposition gekommen sein könnte (Golka und Schöps 2021). Daneben kann es, z. B. in der Gummiindustrie, zu Expositionen gegen verschiedene krebserzeugende Stoffgruppen kommen, sodass hier neben krebserzeugenden aromatischen Aminen z. B. auch an Nitrosamine gedacht werden sollte (Hidajat et al. 2019).

Blasenkrebs bei Querschnittlähmung
Nicht selten sind in der Regel traumatisch bedingte Querschnittlähmungen berufsbedingt. Auf der Grundlage der verfügbaren, aktuellen, medizinisch-wissenschaftlichen Literatur zeigt sich, dass es nach einer Lähmungsdauer von mindestens 10 Jahren und im weiteren Verlauf deutlich progredient, zu einem erhöhten Erkrankungsrisiko für Harnblasenkarzinome kommt. Unabhängig von dem praktizierten Blasenmanagement treten deutlich häufiger Plattenepithelkarzinome auf. Im Vergleich zur nichtgelähmten Bevölkerung treten die Karzinome in deutlich jüngerem Lebensalter auf (Böthig et al. 2020, 2021). Eine derartige Konstellation sollte Anlass für die Anzeige einer Verschlimmerung der berufsbedingten Unfallfolgen sein.

12.3.2 Nierenzellkarzinom

Nierenzellkarzinome können als BK 1302 (Erkrankungen durch Halogenkohlenwasserstoffe – Nierenkrebs durch Trichlorethylen) anerkannt werden (Merkblatt zur BK Nr. 1302 1985), wenn es mindestens 3 Jahre lang zu sehr hohen Expositionen kam, die zu pränarkotischen Zuständen geführt haben (Bundesanstalt für Arbeitsschutz und Arbeitsmedizin 2018, Wissenschaftliche Stellungnahme zur Berufskrankheit Nr. 1302).

> **Beispiele für die industrielle Verwendung von Trichlorethylen (Synonyme: Trichlorethen, TRI)**
> - Lösungsmittel für die Entfettung von Metallen
> - Intermediäre Chemikalie für die Herstellung von Polyvinylchlorid
> - Intermediäre Chemikalie für die Herstellung von chlorierten und fluorierten Kohlenwasserstoffen
> - Einsatz in der Textilindustrie, u. a. beim Färben von Textilien
> - Lösungsmittel in Farben, Lacken, Pestiziden u. a. m.
> - Lösungsmittel in der Trockenreinigung von Textilien (bis Mitte der 1950er-Jahre)
>
> (Bundesanstalt für Arbeitsschutz und Arbeitsmedizin 2018, Wissenschaftliche Stellungnahme zur Berufskrankheit Nr. 1302)

Dass es sich bei Nierenkrebs (C64) um eine sehr selten berufsbedingte Erkrankung handelt, zeigt die geringe Anzahl von 46 als BK 1302 anerkannten Fällen über einen Zeitraum von 15 Jahren (2002–2016) (Jungmann et al. 2019). Dennoch sollte auch hier eine mögliche, wenn auch potenziell geringe Dunkelziffer als Folge eines restriktiven Meldeverhaltens bedacht werden (Jungmann et al. 2019).

12.3.3 Mesotheliom der Tunica vaginalis des Hodens

Mesotheliome müssen grundsätzlich als Verdacht auf das Vorliegen einer Berufskrankheit gemeldet werden. Das gilt auch für die sehr seltenen Mesotheliome der Hodenhülle, einer Ausstülpung des Bauchfells. Hinweise auf eine Asbestexposition sind bei der Anzeige nicht erforderlich (Jungmann et al. 2019; Ebbinghaus et al. 2020)!

12.4 Berufsanamnese in der täglichen Praxis

Die zur Tumorentwicklung erforderliche Expositionszeit beträgt gemäß arbeitsmedizinischer Erfahrung für die überwiegende Zahl der Noxen mindestens 10 Jahre (Valentin et al. 1988; Golka und Schöps 2021). Als sehr hilfreich für einen strukturierten sowie ökonomischen Ablauf der Erhebung der Berufsanamnese hat sich die Anwendung entsprechender Fragebögen bewährt. Sie beinhalten die genannten Berufe, Branchen und zusätzlich Arbeitsstoffe, mit denen möglicherweise in anderen Berufen gearbeitet wurde (Abb. 12.1). Als weitere Arbeitshilfe sei das UROTOP 17 „Berufsbedingte Urothelkarzinome" genannt, das neben druckfähigen Fragebögen für die Arbeitsanamnese, u. a. umfassende Informationen über das Meldeverfahren sowie eine ausführliche Zusammenstellung von Hintergrundinformationen über Risikoberufe und -stoffe enthält, die helfen können, den Verdacht auf eine Berufskrankheit zu begründen (Golka et al. 2021).

12.5 Meldung bei begründetem Verdacht einer Berufskrankheit

Der begründete Verdacht einer Berufskrankheit wird an den zuständigen Träger der Gesetzlichen Unfallversicherung (GUV) oder die staatlichen Stellen für Arbeitsschutz, z. B. Landesanstalten für Arbeitsschutz, gerichtet. Die ärztliche Anzeigepflicht ist gesetzlich verankert und hat dadurch eine höhere rechtliche Qualität:

▶ In § 202 SGB VII ist weder eine Einwilligung noch ein Widerspruchsrecht des Versicherten vorgesehen. Nach den Vorstellungen des Gesetzgebers soll eine Anzeigepflicht für gelistete Berufskrankheiten offenbar auch dann bestehen, wenn der Versicherte eine solche Anzeige nicht wünscht.

Der Betroffene ist lediglich über das Vorgehen zu informieren. Ein Arzt, der gemäß § 202 SGB VII eine Berufskrankheitenanzeige erstattet, macht sich daher auch dann nicht wegen der Verletzung der ärztlichen Schweigepflicht strafbar (§ 203 StGB), wenn der Versicherte der Anzeigeerstattung widerspricht (Drexler und Brandenburg 1998). Vor einigen Jahren erfolgte eine große Umstrukturierung bei den Trägern der GUV, infolge derer durch Fusionen die Anzahl der Berufsgenossenschaften deutlich reduziert wurde. Manchmal ist es durchaus nicht selbsterklärend, welche Berufsgenossenschaft (BG) für den jeweilig infrage kommenden Beruf zuständig ist. Sollte die Meldung an eine BG erfolgen, die sich dann als nicht zuständig herausstellt, so ist es deren Aufgabe, für die Weiterleitung der Meldung an die zuständige BG zu sorgen. Die Meldung des Verdachts auf das Vorliegen einer Berufskrankheit kann formlos erfolgen. Der Spitzenverband der Deutschen Gesetzlichen Unfallversicherung (DGUV) bietet auf seiner Homepage einen Vordruck an (www.dguv.de/medien/formtexte/aerzte/F_6000/F6000.doc). Die Meldung wird nach Ziffer 141 der UV-GOÄ (Gebührenordnung für Ärzte, Gesetzliche Unfallversicherung) in der jeweils gültigen Fassung (UV GOÄ 2021) zuzüglich Schreibgebühr (UV-GOÄ 190), evtl. Portokosten und Mehrwertsteuer vergütet.

Nach Klärung der Zuständigkeit ermittelt der Präventionsdienst, ob und in welcher Höhe eine Exposition gegenüber den angeschuldigten krebserzeugenden Substanzen bestanden hat. Hierbei muss zunächst mit an Sicherheit grenzender Wahrscheinlichkeit (Vollbeweis) nachgewiesen werden, dass der Versicherte im Berufsleben mit Stoffen in Kontakt war, die geeignet sind, eine solche Erkrankung auszulösen (Stoffe der Kategorie 1, einige Stoffe der Kategorie 2) (Drexler und Brandenburg 1998; Golka und Schöps 2021). In aller Regel erfolgen Ermittlungen im Betrieb, ebenso erfolgt eine Befragung des Versicherten, ggf. auch von Zeugen. Die Ermittlungsergebnisse des Präventionsdienstes sind die Basis für die Zusammenhangsbeurteilung im Berufskrankheitenverfahren. Der Fall wird in der Regel einem auf diesem Gebiet erfahrenen Arbeitsmediziner vorgelegt, um die Plausibilität der Ermittlungen zu prüfen und um festzustellen, mit welcher Wahrscheinlichkeit eine BK vorliegt. Die Entscheidung zur Anerkennung erfolgt dann durch die Verwaltung nach Empfehlung des arbeitsmedizinischen Gutachters. Meist erfolgt parallel der Auftrag an den urologischen Gutachter, die Minderung der Erwerbsfähigkeit

(MdE) (die sich aus der tumorbedingten und stadienabhängigen „Basis-MdE" und einer MdE durch evtl. Funktionseinschränkungen durch Tumor- und/oder Therapiefolgen zusammensetzt) einzuschätzen. Als Rechtsanwender entscheidet die Verwaltung auf der Basis des arbeitsmedizinischen und des urologischen Gutachtens über die Anerkennung der BK und deren MdE.

> **Fazit**
> - Es besteht eine gesetzliche Meldepflicht für Ärzte bei begründetem Verdacht auf Berufskrankheit.
> - Es besteht keine Zustimmungspflicht des Betroffenen für eine begründete Meldung.
> - Die Meldung erfolgt an den zuständigen Träger der Gesetzlichen Unfallversicherung (GUV) oder die staatlichen Stellen für Arbeitsschutz, z. B. Landesanstalten für Arbeitsschutz.
> - Unverändert besteht ein (zu) restriktives ärztliches Meldeverhalten.
> - Mit Fragebögen (Abb. 12.1) können Risikoberufe und Expositionsrisiken standardisiert und ökonomisch abgefragt werden.
> - Die Anerkennung einer Berufskrankheit stellt eine umfassende, extrabudgetäre medizinische Versorgung und eine MdE-abhängige Entschädigung sicher.

Literatur

Böthig R, Schöps W, Zellner M, Fiebag K, Kowald B, Hirschfeld S, Thietje R, Kurze I, Böhme H, Kaufmann A, Jungmann O, Zumbé J, Porres D, Lümmen G, Nehiba M, Kadhum T, Forchert M, Golka K (2020) Harnblasenkarzinom als Folge einer Querschnittlähmung. Urologe 6:702–709

Böthig R, Tiburtius C, Schöps W, Zellner M, Balzer O, Kowald B, Hirschfeld S, Thietja R, Pietsch A, Kurze I, Forchert M, Kadhum T, Golka K (2021) Urinary bladder cancer as a late sequela of traumatic spinal cord injury. Mil Med Res 8: 29; https://doi.org/10.1186/s40779-021-00322-7. Zugegriffen am 10.05.2021

Bundesanstalt für Arbeitsschutz und Arbeitsmedizin (BAuA) (2017) Liste der Berufskrankheiten. https://www.baua.de/DE/Angebote/Publikationen/Praxis-kompakt/F3.html. Zugegriffen am 07.04.2021

Bundesanstalt für Arbeitsschutz und Arbeitsmedizin (BAuA) (2018) Wissenschaftliche Stellungnahme zur Berufskrankheit Nr. 1302 „Erkrankungen durch Halogenkohlenwasserstoffe"– Nierenkrebs durch Trichlorethen. https://www.baua.de/DE/Angebote/Rechtstexte-und-Technische-Regeln/Berufskrankheiten/pdf/Stellungnahme-1302-1.pdf?__blob=publicationFile&v=2. Zugegriffen am 07.04.2021

Bundesministerium der Justiz und für Verbraucherschutz, Bundesamt für Justiz (2017) Berufskrankheiten-Verordnung vom 31. Oktober 1997 (BGBl. I S. 2623), zuletzt geändert durch Artikel 1 der Verordnung vom 10. Juli 2017 (BGBl. I S. 2299). https://www.gesetze-im-internet.de/bkv/BKV.pdf. Zugegriffen am 07.04.2021

Bundesministerium für Arbeit. Merkblatt zur BK Nr. 1302: Erkrankungen durch Halogenkohlenwasserstoffe, Merkblatt für die ärztliche Untersuchung. Bek. des BMA v. 29. März 1985, BArbBl. 6/1985

Deutsche Forschungsgemeinschaft (Hrsg) (2007) Gesundheitsschädliche Arbeitsstoffe. Toxikologisch-arbeitsmedizinische Begründungen von MAK-Werten. Wiley-VCH, Deutsche Forschungsgemeinschaft, 43. Lieferung

DGUV (2018) Referat Statistik, erstellt am 11.07.2018

Dinkel A (2021) Psychische Komorbidität bei Krebserkrankungen. In: Letzel S, Schmitz-Spanke S, Lang J, Nowak D (Hrsg) Krebs und Arbeit. Arbeits- und sozialmedizinische Aspekte. Reihe Jahrestagung DGAUM. ecomed Medizin, Landsberg

Drexler H, Brandenburg S (1998) Berufskrankheiten: Pflichtwissen für jeden Arzt. Dtsch Arztebl 95:1295–1300

Ebbinghaus MD, Ebbinghaus R, Prager H M, Schöps W, Golka K (2020) Das Mesotheliom der Tunica vaginalis des Hodens – ein Fall für die Meldung eines Verdachtes auf eine Berufskrankheit. Meeting Abstract. 66. Kongress der Nordrhein-Westfälischen Gesellschaft für Urologie. Bochum, 12.–13.03.2020. https://doi.org/10.3205/20nrwgu52. Zugegriffen am 10.05.2021

Golka K, Schöps W (2021) Aromatische Amine (BK 1301). In: Letzel S, Schmitz-Spanke S, Lang J, Nowak D (Hrsg) Krebs und Arbeit. Arbeits- und sozialmedizinische Aspekte. Reihe Jahrestagung DGAUM. ecomed Medizin, Landsberg

Golka K, Goebell PJ, Rettenmeier AW (2007) Ätiologie und Prävention des Harnblasenkarzinoms. Dtsch Arztebl 104:719–723

Golka K, Schöps W, Felten C, Zellner M (2019) Berufsbedingte Urothelkarzinome. UROTOP 17, 3. Aufl., medac. https://international.medac.de/healthcare-professionals/specialist-areas/urology/occupational-risks-for-transitional-cell-carcinoma/. Passwortgeschützte kostenlose Zugangsberechtigung nur für Ärzte. Zugegriffen am 10.05.2021

Golka K, Schöps W, Prager HM, Hallier E (2021) Polyzyklische aromatische Kohlenwasserstoffe (BK 1321). In: Letzel S, Schmitz-Spanke S, Lang J, Nowak D (Hrsg) Krebs und Arbeit. Arbeits- und sozialmedizinische Aspekte. Reihe Jahrestagung DGAUM. ecomed Medizin, Landsberg

Hidajat M, McElvenny DM, Ritchie P, Darnton A, Mueller W, van Tongeren M, Agius RM, Cherrie JW, de Vocht F (2019) Lifetime exposure to rubber dusts, fumes and N-nitrosamines and cancer mortality in a cohort of British rubber workers with 49 years follow-up. Occup Environ Med 76:250–258

IndiaMART (Hrsg) (2019) Directblack 38 dye. https://www.indiamart.com/proddetail/direct-black-38-dye-15113911748.html. Zugegriffen am 07.04.2021

Jungmann OP, Schöps W, Golka K, Rohde D (2019) Beruflich bedingte urologische Tumoren. Zentralbl Arbeitsmed Arbeitsschutz Ergon. https://doi.org/10.1007/s40664-019-00368-4

Kassenärztliche Bundesvereinigung. UV-GOÄ (2021) https://www.kbv.de/media/sp/UV-GOAE_01.01.2021.pdf. Zugegriffen am 07.04.2021

Kim Y, Park J, Shin YC (2007) Dye-manufacturing workers and bladder cancer in South Korea. Arch Toxicol 81:381–384

Nowak D (2016) Verdacht auf Berufskrankheit? 2. Aufl. Aufl. ecomed Medizin, Landsberg am Lech

Rübben H (Hrsg) (2014) Uroonkologie, 6. Aufl. Aufl. Springer, Berlin/Heidelberg

Rushton L, Hutchings SJ, Fortunato L, Young C, Evans GS, Brown T, Bevan R, Slack R, Holmes P, Bagga S, Cherrie JW, Tongeren M (2012) Occupational cancer burden in Great Britain. Br J Cancer 107(Suppl 1):S3–S7

Schönberger A, Mehrtens G, Valentin H (2017) Arbeitsunfall und Berufskrankheit, 9. Aufl. Erich Schmidt, Berlin

Valentin H, Hartung M, Raithel KJ (1988) Kolloquium Krebserkrankungen und berufliche Tätigkeit. Süddeutsche Eisen- und Stahlberufsgenossenschaft Mainz, 13.07.1988

ANHANG

1. Selbsthilfegruppen

Folgende wichtige Ansprechpartner bzw. Internetadressen im Rahmen der Urologie bzw. Uroonkologie werden (u. a. von NAKOS) aktuell dafür beispielhaft empfohlen. Über sie sind u. a. auch lokale Selbsthilfegruppen zu finden, die Ansprechpartner für den jeweiligen konkreten Patienten sein können.

Bundesverband Prostatakrebs Selbsthilfe e. V. (BPS)
Tel.-Nr.: 08 00/708 01 23 Prostatakrebs-Beratungshotline (gebührenfrei)
  E-Mail: info@prostatakrebs-bps.de
  Internet: http://www.prostatakrebs-bps.de
  Regionale Angebote: https://prostatakrebs-bps.de/gruppensuche/

Selbsthilfe-Bund Blasenkrebs e. V.
Tel.-Nr.: 02 28/33 88 9-150 (Mo–Do 9–15, Fr 9–13 Uhr)
  E-Mail: info@blasenkrebs-shb.de
  Internet: http://www.blasenkrebs-shb.de
  Regionale Angebote: http://www.blasenkrebs-shb.de/selbsthilfe/

Bundesverband Niere e. V.
Selbsthilfe Niere – Prävention, Dialyse, Transplantation
  Essenheimer Straße 126
  55128 Mainz
  Tel.-Nr.: 061 31/851 52 (Mo–Fr 8–12, Mo–Do 13–16, Fr 13–14 Uhr)
  E-Mail: geschaeftsstelle@bnev.de
  Internet: https://www.bundesverband-niere.de
  Regionale/örtliche Angebote: http://www.bundesverband-niere.de/bundesverband/unsere-selbsthilfegruppen/elternvereine.html

Deutsche Kontinenz Gesellschaft e. V.
Friedrichstrasse 15
   60323 Frankfurt
   Tel.-Nr.: 069/795 88 393
   E-Mail: info@kontinenz-gesellschaft.de
   Internet: https://www.kontinenz-gesellschaft.de

Selbsthilfegruppe Erektile Dysfunktion (Impotenz)
Weiherweg 30 A
   82194 Gröbenzell
   Tel.-Nr.: 0 8142/59 70 99
   E-Mail: kontakt@impotenz-selbsthilfe.de
   Internet: https://impotenz-selbsthilfe.de/
   www.shg-erektionsstoerungen-muenchen.de

NAKOS
Nationale Kontakt- und Informationsstelle zur Anregung und Unterstützung von Selbsthilfegruppen
   Otto-Suhr-Allee 115
   10585 Berlin
   Tel.-Nr.: 030/31 01 89 60 (Di Mi Fr 10–14, Do 14–17 Uhr)
   E-Mail: selbsthilfe@nakos.de
   Internet: https://www.nakos.de

BAG SELBSTHILFE
Die Bundesarbeitsgemeinschaft Selbsthilfe von Menschen mit Behinderung, chronischer Erkrankung und ihren Angehörigen e. V. ist die Vereinigung der Selbsthilfeverbände behinderter und chronisch kranker Menschen und ihrer Angehörigen in Deutschland.
   Internet: https://www.bag-selbsthilfe.de/

Deutsche Krebsgesellschaft DKG
Internet: https://www.krebsgesellschaft.de/onko-internetportal/basis-informationen-krebs/leben-mit-krebs/beratung-und-hilfe/selbsthilfe.html

Stichwortverzeichnis

A
Abwehr, primäre unspezifische 194
Acetylcystein 80
Alprostadil 48
Alterungsprozess 169
Amine, aromatische 203, 209
Anämie, megaloblastäre 70
Angst 117
Antidiarrhoika 78
Antioxidans 174
Anwendung
  balneologische 95
  physikalische 95
Arbeitsmarktrente 160
Arsen 208
Ascorbinsäure 175
Atmung, richtige 92
Ausdauertraining 133
Ausdauerübung 137
Azidose, metabolische 66

B
Bakteriurie, asymptomatische 63
Base Excess 67
Belastung, finanzielle 119
Benzo[a]pyren 210
Beratung, sozialmedizinische 155
Berufsanamnese 202
  Fragebogen 211
Berufskrankheit 202, 207
Berufskrankheitenverordnung 208
Bewegung, körperliche 90
Bewegungsart 132

Bewegungsmangel 130
Bewegungstherapie 131
Biofeedback 17
  EMG- oder druckgetriggertes apparatives 20
  externes druckgesteuertes 21
Bioimpedanzvektoranalyse 178
Blasenfunktionsstörung 11
Blasenkrebs 118, 143
  Risikoreduktion 143
Blutzuckerhomöostase 185

C
Calcidiol 71
Calcitriol 71
Cobalamin 68, 70
Colestyramin 69, 78

D
Darmmotilität 79
Demineralisierung 75
Depressivität 117
Diarrhö
  chologene 77
  sekretorische 77
Drucknephropathie 76
Dysbiose 79
Dysfunktion, erektile 3, 41, 136, 139

E
Elektrolytstörung 73
Elektrostimulation 26
Elektrotherapie 95

© Der/die Herausgeber bzw. der/die Autor(en), exklusiv lizenziert an Springer-Verlag GmbH, DE, ein Teil von Springer Nature 2022
M. Zellner, T. Seyrich (Hrsg.), *Urologische Rehabilitation*,
https://doi.org/10.1007/978-3-662-63784-5

Entstauungstherapie, komplexe
  physikalische 104
  Kontraindikationen 107
Entzündung, chronische 186
Erektionsstörung, persistierende 42
Erholungspause 133
Ernährung 169
  artgerechte 184
  ausgewogene 188
  gesunde 170
  ketogene 186
Ernährungsbedingung 171
Erwerbsminderungsrente 159
Extremitätenlymphödem 107

F
Faktoren, psychosoziale 115, 125
  standardisierte Erhebung 122
Fatigue 132
Female Sexual Function Index 56
Fibrose 104
Folsäure 69

G
Gallensäureverlust 69
Gallensäureverlustsyndrom 78
Ganzkörpervibration 28
GdB 156. *Siehe auch* Grad der Behinderung
Grad der Behinderung 156

H
Halogenkohlenwasserstoffe 210
Harnableitung 61
  Folgen und Komplikationen 61
Harninkontinenz 3, 11, 136, 138
  persistierende nächtliche 86
Harnsäure 189
Harnwegsinfekt 62
  symptomatischer 63
Hilfsmittelversorgung 15, 164
Hodenkrebs 145
  Risikoreduktion 145
Holotranscobalamin 70
Hypergastrinämie 79
Hyperkontinenz 86

I
Ileus 79
Immunsystems 147
Inaktivität, körperliche 142
Inflammasom 189
Inkontinenz 11. *Siehe auch* Harninkontinenz
International Classification of Functioning,
  Disability and Health 9
Intervalltraining, hochintensives 146
Intervention, psychoonkologische 123, 125

K
Kalorienrestriktion 169
Kalzium 72
Katabolie 6, 64
Katheterismus, intermittierender 85
Klassifikation therapeutischer Leistungen 95
Klimakterium praecox 54
Knochenstoffwechsel 75
Kohlenhydrat- und Stärkekonsum 185
Kohlenwasserstoffe, polyzyklische,
  aromatische 210
Kolonmassage 79
Kompressionstherapie 104
  intermittierende pneumatische 107
Kondomurinal 86
Kontinenzstörung 6, 44
Kontinenztraining
  häusliches 34
  multimodales 16
Kontraindikationen 134
Koordination 134
Körperbildveränderung 53
Körperzusammensetzung 65
Krafttraining 134
Krankenhausaufenthalt 2
Krankheitsanfälligkeit 89
Kreislauf, enterohepatischer 69
Kurzdarmsyndrom 69, 77

L
Lebenserwartung 168
Lebensqualität 119, 135
  reduzierte 115
Lebensstiländerung 35
Lebensstilfaktor, modifizierbarer 143

Lebensweise, gesunde 91
Leistungsbeurteilung, sozialmedizinische 162, 163
Leistungsfähigkeit 89
Lichttherapie 95
Lubrikationsstörung 54
Lymphadenektomie 102, 111
Lymphödem 101
  Stadien 103
Lymphozele 111

M
Magnesium 72
Magnetstimulation, transpelvine 30
Malabsorption 68
Mangelernährung 63, 178
Mangelerscheinung 183
Mangelkrankheit 183
Medicated Urethral System for Erection 48
Mesotheliom der Hodenhülle 211
Methylmalonsäure 69
Minderung der Erwerbsfähigkeit 207
Modell, biopsychosoziales 116
Muskelkachexie 134

N
Nährstoffminderversorgung 172
Nahrungsmittelevolution 182
Narbe als Störfeld 92
Natriumbikarbonat 67
Natriumzitrat 67
Nebenwirkungen 51, 135, 147
Neoblase
  nächtliche Volumenbelastung 86
  pathologischer Restharn 85
Nierenkrebs 140
  Risikoreduktion 140
Nierenstein 75
Nierenzellkarzinom 210
Nitrosamine 210

O
Osmolaritätsausgleich 80
o-Toluidin 209
Oxygenspezies, reaktive 174

P
Parathormon 71
Partizipation 115
PDE-5-Inhibitoren 43, 45, 46
Peniskrebs 147
Phosphodiesterase 5 45
Physiotherapie 16, 93
PLISSIT-Modell 56
Polychemoprävention 179
Präventionsdienst 212
Probiotika 79
Prognose 119
  des Heilungsverlaufs 164
Prostatakrebs 117, 136
  Risikoreduktion 136
Proteinverlust, postoperativer 65
Psyche 147
Psychoonkologie 120, 125
Pyelonephritis, chronische 76

Q
Querschnittlähmung 210

R
Reaktions- und Regulationsvermögen 91
Reflux, vesikorenaler 76
Rehabilitationsbedarf 5
Rehaentlassbericht 161
  als Gutachten 160
Reiz-Reaktions-Prinzip 95
Rekonvaleszzeit 134
Ressource 2
Rezidivrisiko 132
Roborierung 89

S
Sauerstoffaufnahme, maximale 133
Säure-Basen-Haushalt 66
Schleimbildung 80
Schmerzreduktion 132
Schwellkörperautoinjektionstherapie 48
Schwellkörperrehabilitation 43
Schwellkörpertraining 44
Selbstbehandlung 104
Selbstmanagement 104

Selbstwahrnehmung 91
Sexualfunktion 6, 41
Sexualität 44
Sexualstörung 53
Sildenafil 45
SKAT 48. *Siehe auch*
    Schwellkörperautoinjektionstherapie
Steatorrhö 78
Stimulation, cholinerge 79
Stoffwechselstörungen 68
Stomabandage 87
Stoma, kontinentes 85
Stomaleckage 87
Stomaversorgung 87
Strahlen, ionisierende 208
Strahlentherapie 102
Stressbelastung 64
Stress, oxidativer 174
Stressreaktion 64, 186
Subileus 79. *Siehe auch* Ileus
Substanz, phytochemische 176
Suizid 119
Symptome, neuropsychiatrische 70
Syndrom der überaktiven Blase 12
Syndrom, metabolisches 169

T
Tadalafil 45
Tagesablauf, geregelter 90
Trainingshäufigkeit 145
Trainings- und Bewegungstherapie,
    onkologische 130
Transmissionskonzept der Kontinenz 12

Transrektalsonografie 25
Trichlorethylen 211
Trinkwasser 190

U
Unterdruckbehandlung, intermittierende 110

V
Vaginalatrophie 54
Vakuumerektionshilfesystem 49
Vakuumpumpe 49
VEHS 49. *Siehe auch*
    Vakuumerektionshilfesystem
Verhaltens- und Lebensstilfaktor 169
Viagra 46
Videoendoskopie 24
Vitalstoffbedarf 177
Vitamin B12 68. *Siehe auch* Cobalamin
Vitamin D 71. *Siehe auch* Calcidiol, Calcitriol

W
Wasser, gesundes 190
Wiedereingliederung, stufenweise 157
Wohlstandserkrankung 169

Z
Zellregeneration 191
Zellvitalität 191
Zivilisationsernährung 172

If you have any concerns about our products,
you can contact us on
ProductSafety@springernature.com

In case Publisher is established outside the EU,
the EU authorized representative is:
**Springer Nature Customer Service Center GmbH
Europaplatz 3, 69115 Heidelberg, Germany**

Printed by Libri Plureos GmbH
in Hamburg, Germany